癌瘤与大霸微补

主 编 郭志雄 谢 刚

副主编 张智敏 向生霞

四川科学技术出版社

·成都·

图书在版编目（CIP）数据

癌瘤与大霸微补／郭志雄,谢刚主编. －成都：四川科学技术出版社,2015.11（2022.1 重印）

ISBN 978 - 7 - 5364 - 8230 - 2

Ⅰ.①癌… Ⅱ.①郭…②谢刚… Ⅲ.①肿瘤－中医治疗法 Ⅳ.①R273

中国版本图书馆 CIP 数据核字（2015）第 261944 号

癌瘤与大霸微补

主　　编　郭志雄　谢　刚

出 品 人　程佳月
责任编辑　戴　林
责任出版　欧晓春
出版发行　四川科学技术出版社
　　　　　成都市槐树街2号　邮政编码610031
　　　　　官方微博:http://e.weibo.com/sckjcbs
　　　　　官方微信公众号:sckjcbs
　　　　　传真:028 - 87734039
成品尺寸　142mm×210mm
印　　张　8.5　字数220千
印　　刷　成都市新都华兴印务有限公司
版　　次　2015 年 11 月第 1 版
印　　次　2022 年 1 月第 2 次印刷
定　　价　78.00 元
ISBN 978 - 7 - 5364 - 8230 - 2

编　委　会

作者简介

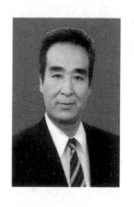

郭志雄，男，甘肃庆阳人，汉族，中共党员，毕业于陕西中医学院，从事中医药临床医疗、教学、科研工作45年。主任中医师，国务院特殊津贴专家，全国第三批老中医药专家学术经验继承工作指导老师，国家中医药管理局"十一五"中医肿瘤重点专科学科带头人，四川省名中医，四川省学术技术带头人。全国中西医结合学会肿瘤专委会副主任委员，四川省中西医结合学会肿瘤专委会主任委员，四川省中医药肿瘤防治中心负责人，硕士生导师。获省科学技术进步二等奖1项，主编出版专著2部，撰写发表专业学术论文50余篇。

作者简介

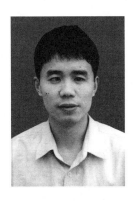

谢刚，男，四川仁寿县人，汉族，九三学社社员，毕业于泸州医学院中医系，从事中医药防治恶性肿瘤临床医疗、科研、教学工作 23 年。主任中医师、硕士生导师、全国第三批老中医药专家学术经验继承工作继承人、国家中医药管理局"十一五"中医肿瘤重点专科负责人，四川省中医药管理局学术技术带头人、四川省中医药学会肿瘤专业委员会副主任委员，承担各级科研项目 6 项，获得四川省科技进步三等奖 1 项，出版著作 2 部，发表学术论文 10 余篇。

前　言

据世界卫生组织报道,2012 年全球癌症新增病例出现惊人的增长,中国首当其冲。全球有 1 400 万新增癌症病例,癌症死亡人数达 820 万。中国新增病例 350 万,死亡人数为 250 万。

毋庸置疑,肿瘤已成为人类的常见病和多发病,是众所周知的难治性疾病,目前的治愈率平均不到 30%,超过 70% 的病人将面临死亡,而造成死亡的最常见原因就是并发症。即使有幸得以长期生存或治愈的病人,或多或少也要承受肿瘤治疗带来的副作用,所以重视肿瘤并发症是每一个肿瘤科临床医生的职责。长期以来,本着人文精神和科学精神的统一,我们致力于肿瘤并发症的治疗,在临床中孜孜以求"仁"与"术"的结合。在多年的探索过程中,我们和同道达成了共识——中医治疗肿瘤并发症有不可替代的优势。这也是本书重点讨论肿瘤并发症的原因。

眼下之肿瘤治疗,西医多遵循对抗性思维,即以有效杀灭肿瘤细胞为主要手段;中医则采用调和性思维,以调动、激发人体自我调节能力为主要手段。不同的思路,决定了不同的治疗方式,多能异曲同工,殊途同归。可是,随着科技在医学中的应用日趋广泛,医学技术实体和病人客体常常出现分离,临床医生对仪器的依赖日增,对病人的人性关爱日减。医学的本质是人文科学,以提高生命质量为关键,不是冷冰冰的纯技术。我们的祖先早就看到了这种危害,两千多年前就讲了郑人买履的故事,可"宁信尺度,不信己足"的悲剧还在上演。在当前肿瘤治疗非人性化日趋明显的情况下,强调整体思维方式的中医优势凸显,它全面考虑了人体本身、人与自然关系及人的社会属性。我们也在无数中医前辈的积淀中,提出了"大霸微补,活血调气"的中医治疗肿瘤原则,旨在通过大霸微补调节邪正二气状态,活血调气调动自我修复能力,弥补西医治疗的不足,让肿瘤病人有更好的生存状态。

为方便临证,特附癌瘤常用中草药和中成药,望裨益于读者及患者。一家之言,还望方家指正。

作者　郭志雄　谢刚

2015 年 3 月

目　　录

第一章 概 述

第一节 癌瘤的流行病学特点

1. 癌症正在成为人类第一杀手

2006 年 WHO 将肿瘤定位为慢性病:肿瘤的形成和发展是一个慢性过程。我们通过统计几千例病人的资料发现,云锡矿工从下矿到发生肺癌的时间大概需要 31 ~ 32 年,在这个过程中无疑是可防可治的,通过采取预防措施,该地区肺癌的发病率和死亡率已经下降。子宫颈癌从原位癌发展到浸润癌要很多年,也是一个很漫长的过程,每年做一次子宫颈细胞学检查就能得到早期诊断。目前的情况是,多年来我们致力于将所有肿瘤细胞完全消灭以"根治"肿瘤,有时远远超越了肿瘤细胞侵犯的范围和病人可能承受的限度。今天,我们可以看到,很多慢性病虽然不能根治,但病人能长期正常工作,保持良好的生活质量;从肿瘤的情况来看,已有相当多的肿瘤如慢性白血病、低度恶性淋巴瘤、浆细胞肿瘤,甚至少数乳腺癌、前列腺癌老年病人,都可以长期带瘤生存。我们或许可能像对待其他慢性病一样,最大限度地提高病人机体的抗病能力,尽可能调理以减少疾病负荷,控制和减少肿瘤对机体的危害,长期使病人保持良好的生活质量来与肿瘤"和平共处"。目前这种观点已经为更多的临床医师所接受。

癌症是以细胞异常增殖及转移为特点的一大类疾病,其发病与有害环境因素、不良生活方式及遗传易感性密切相关。2000 年全球新发癌症病例约 1 000 万,死亡 620 万,现患病例 2 200 万。预计 2020 年癌症新发病例将达到 1 500 万,死亡 1 000 万,现患病例 3 000 万。癌症正在成为新世纪人类的第一杀手。

2. 中国癌症的危害日趋严重

全国肿瘤登记中心发布的《2012 中国肿瘤登记年报》披露,全国每年新发肿瘤病例估计约为 312 万例,平均每天 8 550 人,全国每分钟有 6 人被诊断为恶性肿瘤。我国居民一生罹患癌症的概率为 22%,这主要是源于我国的人口老龄化。据统计,全国肿瘤发病率为 285.91/10 万,发病率无论男女,城市均高于农村。从年龄段上看,40 岁以上年龄组发病率快速升高,80 岁年龄组达到最高,城市和农村变化趋势基本相同。全国 35 ~ 39 岁年龄段恶性肿瘤发病率为 87.07/10 万,40 ~ 44 岁年龄段恶性肿瘤发病率几乎翻番,达到 154.53/10 万,50 岁以上人群发病占全部发病的 80% 以上,60 岁以上癌症发病率超过 1%。

全国肿瘤死亡率为 180.54/10 万,估计每年因癌症死亡病例达 270 万例,我国居民因癌症死亡的概率是 13%,即每 7 ~ 8 人中会有 1 人因癌症死亡。50 岁以前肿瘤死亡率处于较低水平,但男性 45 岁以上,女性 50 岁以上死亡率有较大升高,并随年龄增长而升高,60 岁以上癌症死亡占癌症死亡总数的 63% 以上,死亡率达 1%。

全国恶性肿瘤死亡第一位的仍是肺癌,其次为肝癌、胃癌、食管癌和结直肠癌,前 10 位恶性肿瘤占全部恶性肿瘤 84.27%。死亡率最高的男女均为肺癌,其次为肝癌、胃癌、食管癌和结直肠癌,女性其他主要死因癌症包括胃癌、肝癌、结直肠癌和乳腺癌。很多人有这样的感觉,癌症患者越来越多,癌症离每一个人越来越近。癌症为什么会有如此高的发病率? 首先,医疗条件的改善使人们的寿命不断延长,而癌症的高发人群是老年人,癌症随着老年人口的不断增加而增加;其次,随着生活条件的不断改善,患病后到医院就医的人员越来越多,使诊断出的癌症病例总数大大增加;第三,生存环境的恶化可能也有一定的关系,如空气污染、水污染、食物中的添加剂、蔬菜水果的残留农药等因素与癌症的发病有很大关系。

我国的肿瘤高发区有:鼻咽癌——广东中山市、四会县;食管癌——河南林州市、河北磁县、四川盐亭县;胃癌——山东临朐、栖霞;肝癌——江苏启东、广西梧州;肺癌——云南个旧;宫颈癌——山西襄垣、阳城、陕西略阳;肠癌——浙江嘉善。

第二节 肿瘤的临床特征

一般恶性肿瘤在早期症状很少或症状不典型,发展到一定阶段后才逐渐表现出一系列的症状和体征。恶性肿瘤的表现分为局部表现、全身性症状和系统功能紊乱三个方面。

1.局部表现

肿块是瘤细胞异常增生所形成的,可以在体表发现或在深部摸到肿物,也可以看到器官(如肝脏、甲状腺)或淋巴结的肿大。良性肿瘤所形成的肿块生长较慢,表面光滑,界限清楚,活动度好;恶性肿瘤一般生长较快,表面不平,不易推动。肿瘤引起的疼痛开始多为隐痛或钝痛,夜间明显,以后逐渐加重,疼痛难忍,昼夜不停,且疼痛部位常伴明显触痛。溃疡是肿瘤组织坏死所形成的,呈火山口状或菜花样,不一定疼痛,有时因并发感染而使表面出现恶臭的血性分泌物,此时可伴有溃疡部疼痛。肿瘤破裂或侵犯血管可致出血。若肿瘤在体表,出血可直接发现;若肿瘤在体内,出血可表现为血痰、黏液血便或血性白带等。大量出血可表现为咯血、呕血或便血,且反复不止。

2.全身性症状

乏力和消瘦是由于肿瘤生长快,消耗能量多,加之病人进食量下降,消化吸收不良所造成。由于肿瘤供血不足,发生坏死或合并感染,故肿瘤病人常有发热。贫血是由于肿瘤反复出血、造血障碍或造血物质吸收不良而引起。恶病质指肿瘤患者晚期出现的全身衰竭的表现。

3.系统功能紊乱

系统功能紊乱是指肿瘤组织引起所在器官系统和生理功能紊乱。例如,颅内肿瘤除引起头痛外,还能引起视力障碍、面瘫、偏瘫等神经系统症状;肝肿瘤除有肝肿大或肝区疼痛外,还可引起食欲不振、腹胀等胃肠功能失调的表现;功能性内分泌瘤如胰岛瘤、嗜铬细胞瘤、甲状旁腺瘤,可引起相应的内分泌异常症状。

恶性肿瘤的症状在某一个肿瘤病人身上不一定都出现,即使出现,也会表现为不同程度的症状,其早晚和程度也因人而异。

第三节　恶性肿瘤的诊断

(一)恶性肿瘤的病史

1.年龄

儿童多为胚胎性肿瘤或白血病,青少年肿瘤多为肉瘤,癌多发生于中年以上,但青年癌往往发展迅速。

2.病程

恶性者病程较短。低度恶性肿瘤发展较慢,老年的恶性肿瘤发展相对缓慢。

3.过去史

应注意以下几个方面:①有些肿瘤有家族多发史或遗传史:

如胃癌、大肠癌、食管癌、鼻咽癌。②有些癌有明显的癌前病变或相关疾病：如乙型肝炎与肝癌，鼻咽癌与 EB 病毒反复感染，肠道腺瘤性息肉与大肠癌。③有吸烟、长期饮酒、不良饮食习惯或与职业因素有关的接触与暴露史。

（二）体格检查

1. 肿块的部位
明确肿块部位，有助于分析肿块的组织来源与性质。

2. 肿瘤的性状
大小、形状、软硬度、表面温度、血管分布、有无包膜及活动度。

3. 区域淋巴结或转移灶的检查
如乳癌检查腋下与锁骨上淋巴结，咽部肿瘤需检查颈部淋巴结，肛管或阴道癌检查腹股沟淋巴结。

（三）实验室检查

1. 常规检查
包括血、尿及粪便常规检查。胃癌可伴贫血及大便隐血。白血病血象明显异常。大肠肿瘤可有黏液血便或大便隐血阳性。泌尿系统肿瘤可见血尿。多发性骨髓瘤尿中可出现 Bence-Jones 蛋白。恶性肿瘤病人常可伴血沉加快。这类阳性结果可为诊断提供线索。

2. 血清学检查
（1）肝癌、骨肉瘤血清碱性磷酸酶可升高。
（2）肝癌及恶性淋巴瘤血清乳酸脱氢酶增高。
（3）产生激素的器官发生肿瘤时，血中相应激素分泌增加。

（四）免疫学检查

1. 癌胚抗原（CEA）

结肠癌、胃癌、肺癌、乳腺癌均可增高。

2. 甲胎蛋白（AFP）

肝癌及恶性畸胎瘤均可增高。甲胎蛋白是用于肝癌病人普查、诊断、判断疗效和预测复发的检验项目的首选。

3. 肿瘤相关抗原

抗 EB 病毒抗原的 IgA 抗体（VCA—IgA 抗体）对鼻咽癌较特异。

4. 流式细胞分析术（FCM）

分析染色体特性，了解肿瘤细胞恶变程度。

5. 基因诊断

确定是否有肿瘤或癌变的特定基因存在。

（五）影像学检查

1. X 线检查

（1）透视与平片：平片是检查肺肿瘤、骨肿瘤的首选方法，钼钯 X 线可检查软组织肿瘤（乳腺癌）。

（2）造影检查：①应用对比剂：如钡剂做钡餐与灌肠，用碘剂做造影。主要用于消化道检查。②器官造影：可经口服、静脉注射或内镜下插管，注入碘剂等对比剂，以观察肾盂、输尿管、胆囊、胆管、胰管的形态。③血管造影：显示患瘤器官或肿瘤的血管图像。

2. 电子计算机断层扫描（CT）

应用计算机图像处理技术，显示肿瘤横切面图像，参考密度与 CT 值，判断肿瘤的部位与性质。

3. 超声

利用正常组织与病变组织对声抗阻的不同所产生超声反射

波的显像作诊断,有助于了解肿瘤所在部位、范围及判断阴影性质,广泛应用于肝、胆、胰、脾、肾、颅脑、子宫、卵巢、甲状腺、乳腺等疾病诊断。超声引导下进行穿刺活检,成功率可达80%～90%。

4. 正电子发射计算机断层显像(PET－CT)

PET－CT 将 PET 与 CT 完美融为一体,由 PET 提供病灶详尽的功能与代谢等分子信息,而 CT 提供病灶的精确解剖定位,一次显像可获得全身各方位的断层图像,具有灵敏、准确、特异及定位精确等特点,可一目了然地了解全身整体状况,达到早期发现病灶和诊断疾病的目的。PET－CT 的出现是医学影像学的又一次革命,受到了医学界的广泛关注,堪称“现代医学高科技之冠”。

5. 放射性核素显像(ECT)

将放射性药物引入体内后,以脏器内、外或正常组织与病变之间对放射性药物摄取的差别为基础,利用显像仪器获得脏器或病变的影像。常用的显像仪器为照相机和发射计算机断层、照像机(ECT),后者又分为正电子类型的 PECT 和单光子类型的 PECT,按显像的方式分为静态和动态显像两种。

由于病变部位摄取放射性药物的量和速度与它们的血流量、功能状态、代谢率和受体密度等密切相关,因此所得影像不仅可以显示它们的位置和形态,更重要的是可以反映它们的上述种种状况,可以统称为功能状态,故实为一种功能性显像。

6. 远红外热像检查

机体的体表不断地向周围发散出远红外辐射能,其变化与机体的循环,代谢及神经功能状态相关。利用红外热像仪采集人体表面的远红外辐射热,形成远红外热像图,可反映体表热场分布图,当人体患病某些生理状况发生变化时,全身或局部发散的远红外辐射热能将受到破坏或影响,在临床上表现为组织温度的升高或降低,具有反映疾病的价值。

7. 内镜检查

用内镜直接观察肿瘤或病变,并可取细胞或组织行病理学检查诊断,还可做某些 X 线造影,摘除小的病变或息肉。

· 8. 病理检查

这是目前诊断肿瘤的直接而可靠的依据。

(1)临床细胞学检查:①体液自然脱落细胞;②黏膜细胞:食管拉网、胃黏膜洗脱液、宫颈刮片及内镜下肿瘤表面刷脱细胞;③细针穿刺涂片或超声波导向穿刺涂片。

(2)病理组织学检查:切除送检,穿刺活检,快速(冰冻)切片诊断。

第二章 恶性肿瘤的治疗现状

毋庸置疑,由于肿瘤病因、发生发展以及生物学行为的复杂和不均一性,攻克癌症可能需要几代人才能完成。但无论如何,"不治之症"的论点和无所作为的观点都已经并将继续被证明是错误的。进入新世纪以来,很多国家的学者均在讨论,21 世纪临床肿瘤学有哪些新动向? 我们能通过哪些方面的努力使病人得到裨益? 下面仅就治疗方面介绍当前国际学术界的三点共识:循证医学、个体化和标准化。

一、循证医学

临床医学由于临床试验的发展和信息传递方面的革命,正在由经验医学(experience medicine)向循证医学(evidence - based medicine EBM)转变。循证医学即医生处理病人除经验以外,还要根据检查的数据和全世界处理这一疾病的种种试验和临床研究结果,把全人类的最合适的方法应用给病人以取得最佳疗效。

二、个体化

多数学者同意针对病人的特点制订个体化的诊疗计划,因其可以在一定程度上提高治愈率。我们多年来的理想是资源共享和看病个体化,我们希望 10 年后看病时可带一张自己的芯片,上面记录个人可能存在的遗传缺陷和既往病情,甚至全部的影像资料。那时,不但可以诊断很多疾病,而且可以预测将来会发生的疾病,因而可以早期采取预防措施,包括基因方面的预防。

三、标准化

我们相信,随着科学发展和临床经验的积累,肿瘤的治疗效果将不断提高。我们强调治疗肿瘤是一个综合工程,需要多方面的努力。在治疗方面,学术界最大的共识是通过规范性综合治疗可以提高很多常见肿瘤的治愈率。手术、放射治疗、内科治疗临床应用的指针和目的是不同的,只有很好地结合才能达到提高治愈率、改善患者生活质量的目的。医生应当根据病人的机体状况、肿瘤的病理类型、侵犯范围和发展趋向,合理、有计划地安排现有的治疗手段。当前,各国都有诊疗规范或指引。国际上最有名的当属美国 NCCN 每年出版两次的指南和美国临床肿瘤学会(ASCO)的诊疗规范。他们热衷于将这些理念和规范推广到我国和其他发展中国家,而且于 2005 年和 2006 年分别和我国权威学术组织启动了这一项目。但是,每个符合病人特点的治疗计划,都需要靠医生根据多方面的因素来决定,而且还要根据病人的具体反应进行调整。

目前具体用于肿瘤治疗的主要手段有以下几个方面:

(一)手术治疗

手术治疗通常包括根治性手术、姑息性手术和探查性手术。

1. 根治性手术

由于恶性肿瘤生长快,表面没有包膜,它和周边正常组织没有明显的界线,局部浸润明显,并可通过淋巴管、血管发生转移。因此,手术要把肿瘤及其周围一定范围的正常组织和可能受侵犯的淋巴结彻底切除。这种手术适合于肿瘤范围较局限、没有远处转移、体质好的病人。

2. 姑息性手术

肿瘤范围较广,已有转移而不能做根治性手术的晚期病人,为减轻痛苦、维持营养和延长生命,可以只切除部分肿瘤或做些减轻症状的手术,如造瘘术等。

3. 探查性手术

对深部的内脏肿物,有时经过各种检查不能确定其性质时,需要开胸、开腹或开颅检查肿块的形态,肉眼区别其性质或切取一小块活组织快速冰冻切片检查,明确诊断后再决定手术和治疗方案,为探查性手术。

(二)放疗及化疗

放疗和化疗是目前肿瘤治疗中广泛采取的两种手段。

1. 放射治疗

放射治疗简称放疗,它是利用高能电磁辐射线作用于生命体,使生物分子结构改变,达到破坏癌细胞目的的一种治疗方法。放射线能够治疗癌症是因为癌细胞对放射线敏感。目前临床上应用的放射线有 X 线和 γ 线两种。放射治疗对癌症是否有效,取决于许多因素,如治疗时间的早晚、肿瘤病理类型及其对放射的敏感性、病人的整体状况和肿瘤周围情况等。

肿瘤对放射线敏感性的高低与肿瘤细胞的分裂速度、生长快慢成正比。同一种肿瘤的病理分化程度与放射敏感性成反比,即肿瘤细胞分化程度低则放射敏感性高,而分化程度高者则放射敏感性低。因此临床根据肿瘤对不同剂量放射线的反应不同可分为三类:一类是对放射敏感的肿瘤,常照射 50～60Gy,肿瘤即消失,如淋巴瘤、精原细胞瘤、无性细胞瘤及低分化的鳞状上皮细胞癌、小细胞未分化型肺癌等。另一类属是中度敏感的肿瘤,要照射到 60～70Gy,肿瘤才消失。再一类是对放射不敏感的肿瘤,其照射量接近甚至超过正常组织的耐受量,放射治疗的效果很差,如某些软组织肉瘤和骨的肿瘤等。肿瘤的放射敏感性还和其生长方式有关,一般外突性生长的肿瘤如乳突型、息肉型、菜花型较为敏感,而浸润性生长的肿瘤如浸润型、溃疡型,则敏感性较低。

　　放射敏感性与放射治愈率并不成正比。放射敏感性高的肿瘤,虽然局部疗效高,肿瘤消失快,但由于它的恶性程度大,远处转移机会多,因而难于根治。鳞状上皮癌的放射敏感性属中等,但它的远处转移少,故放射治愈率较高,如皮肤癌、鼻咽癌、子宫颈癌。另外,淋巴肉瘤、髓母细胞瘤等对放射线较敏感。对放射线高度敏感的肿瘤有多发性骨髓瘤、精原细胞瘤、卵巢无性细胞瘤、尤文氏瘤、肾母细胞瘤等。高度敏感的肿瘤可以放疗为主。早期宫颈癌、鼻咽癌、舌癌及早期的食管癌等放疗的 5 年生存率均可达 90% 以上。这些癌症的晚期放疗有时也能取得一定的疗效。

　　2. 化疗

　　目前,肿瘤化疗的临床应用有四种方式。

　　(1)根治性化疗　对化疗敏感,通过全身化疗可以治愈或完全控制的肿瘤往往采用根治性化疗,如绒毛膜上皮癌、急性白血病、恶性淋巴瘤、睾丸肿瘤、肾母细胞瘤、神经母细胞瘤及胚胎性横纹肌肉瘤等恶性肿瘤。近年来医学界逐渐认识到此类肿瘤疗效与剂量强度密切相关。自 1989 年基因重组人粒细胞集落刺激因子和粒—单核细胞集落刺激因子(rhG – CSF 及 rhGM – CSF)进入临床使用,加上自身骨髓移植及外周造血干细胞移植的应用,使通过高剂量或超常规剂量化疗提高化疗疗效,尤其是对有治愈可能的肿瘤提高治愈率成为可能,并日益引起肿瘤临床工作者的重视。

　　(2)辅助化疗和新辅助化疗　辅助化疗是指采用有效的局部治疗(手术或放疗)后,主要针对可能存在的微小转移灶,防止复发转移而进行的化疗,例如骨肉瘤术后辅助化疗能明显提高疗效,有助于部分病人避免截肢。在高危的乳腺癌病人,术后辅助化疗能提高生存率和无病生存率。新辅助化疗又称诱导化疗或起始化疗,是指在局部治疗手术或放疗前先使用化疗,目的是希望化疗后局部肿瘤缩小,减小手术范围及清除或抑制可能存在的微小转移灶。现已证实新辅助化疗可在乳腺癌、喉癌、骨肉瘤和软组织肉瘤中缩小手术范围及其造成的伤残,并已提示在非小细胞肺癌、食管癌、鼻咽癌及其他头颈肿瘤中可能的好处。

(3)姑息性化疗 对于手术后复发,转移或就诊时不能切除的肿瘤病人,化疗多是为了使肿瘤缩小、稳定,以争取长期维持,这时的化疗称作"姑息性化疗"。事实上,很难统一规定"姑息性化疗"的时间,因为这种化疗会在"人瘤共存"中进行。姑息性化疗也发展为以化疗抑制肿瘤快速生长,用新药维持长期稳定的模式,以便"快药快用,慢药慢用",优势互补,相得益彰,以获得最大的抗癌效果,最小的毒副作用和最好的生活质量。姑息性化疗所要达到的目的并不是彻底地消灭肿瘤,而在于能够平稳的控制肿瘤的进度,缓解患者的痛苦,延长其生命。

(4)局部化疗,包括特殊途径化疗

①胸腔化疗:包括胸腔内化疗、心包腔内及腹腔内化疗,可治疗癌性浆膜炎和浆膜腔积液。

②鞘内化疗:通过腰椎穿刺鞘内给药,可使抗癌药进入脑脊液,常用于中枢神经系统原发性肿瘤及其他恶性肿瘤的中枢神经转移。

③介入化疗:通过高选或超选动脉或静脉插管与置管或穿刺,灌注大剂量抗癌药物以提高局部血药浓度,增强化疗效果,如肝动脉插管介入化疗常与栓塞合用,或门静脉穿刺介入化疗治疗原发性或转移性肝癌。

④癌体内注射药物,即直接将抗癌药注入癌体局部,如直接

对肝癌癌灶内注射无水酒精或丝裂霉素等,常在 B 超或 CT 引导下进行。

⑤膀胱灌注化疗:主要用于治疗膀胱肿瘤,通过导尿管给药,常用药物有丝裂霉素、吡喃阿霉素及卡介苗等。

3. 免疫治疗

将多种免疫治疗措施有机地组合起来,就形成肿瘤的联合免疫疗法(Combined Immunotherapy for Cancer,简称 CIC)。大量的资料表明,将 CIC 作为综合治疗的重要部分,对进展性或转移性肿瘤患者进行治疗,可明显延长患者生存期,阻止或减少复发;使手术后肿瘤复发率降低 50%,一半的进展期肿瘤患者治疗后可健康存活 10~15 年或更长。因为,癌症不会发生于免疫健全者,人体免疫功能低下是导致癌症发生或复发的重要原因;癌症患者免疫制剂的应用使免疫功能得以恢复可使残存的癌细胞处于"休眠"状态,从而患者得以长期生存。癌症是全身性疾病,血液、骨髓和组织中存在癌细胞,而某个部位的肿块仅是肿瘤的局部表现。仅治疗局部病变,不重视全身治疗,是肿瘤复发和转移的最主要原因。既重视肿瘤组织的消灭或减少,更重视患者整体机能的维护和提高;既重视对肿瘤的治疗,更重视"以人为本",改善患者生活质量,延长患者生命,让患者长期无病生存或带瘤生存,以达到世界卫生组织宣称的:"癌症是一可控制的慢性病"的目的。维护、调节和增强机体的抗癌免疫机制,已成为治疗肿瘤,使其作为慢性病而存在的重要策略。肿瘤免疫治疗,在临床运用中已经取得一定的疗效,这也是以后肿瘤治疗的一个新方向。

4. 靶向治疗

靶向治疗,是在细胞分子水平上,针对已经明确的致癌位点(该位点可以是肿癌细胞内部的一个蛋白分子,也可以是一个基因片段),来设计相应的药物,药物进入体内特异地选择致癌位点来相结合发生作用,使肿瘤细胞特异性死亡,而不会波及肿瘤周围的正常组织细胞。

针对肿瘤在器官组织、分子水平的靶点不同,可以使用不同的靶向治疗技术进行靶点治疗。局部的病灶靶点可以用局部靶向消融治疗、靶向放射治疗、放射性粒子植入靶向内照射治疗、高能聚焦超声治疗、血管内介入治疗和局部药物注射治疗。分子靶向治疗的靶点是针对肿瘤细胞的恶性表型分子,作用于促进肿瘤生长、存活的特异性细胞受体、信号传导等通道,通过对新生血管形成和细胞周期的调节,实现抑制肿瘤细胞生长或促进凋亡的抗肿瘤作用。与传统细胞毒化疗不同,肿瘤分子靶向治疗具有特异性抗肿瘤作用,并且毒性明显减少,开创了肿瘤治疗的新领域。现在广泛用于临床的分子靶向药物,如单克隆抗体药物赫赛汀（Herceptin）和美罗华（Rituximab）、酪氨酸激酶抑制剂药物易瑞莎（Iressa）和格列卫（Glivec）等。

5. 微创治疗

微创治疗,是近年来医学领域发展起来的一种新治疗手段,代表着医学发展的新方向。与传统手术相比,微创治疗具有伤口小、瘢痕细、手术中出血少、术后病人疼痛轻、恢复快等特征,越来越受到医生、病人的欢迎。当代科学技术的发展为微创治疗提供了有力的保障,在 X 光机、CT 以及先进的电子、光学设备的引导下,医生只要在皮肤上开不到 1 厘米的小口子,就可以通过特殊的仪器清楚地看到人体内部的各种"零部件",并且可以把它们放大。在这种情况下,不但能检查器官有无问题,还能当时把发现的问题(有时还是大问题)解决。肿瘤的微创治疗手段粗略归纳有如下方面:①瘤体内植入治疗:粒子植入治疗、缓释化疗药物注射治疗、同位素注射治疗、无水酒精、醋酸注射治疗。②热疗:射频、微波、超声聚焦、激光。③光动力治疗。④冷冻:氩氦刀、冷热刀、液氮。⑤介入栓塞。⑥热敏药物治疗。⑦介入热灌注治疗。⑧放疗：适形放疗、X 刀、光子刀、γ 刀、赛博刀等。⑨电化学治疗。⑩各种支架、椎体成形术（骨水泥）。

6. 生物免疫治疗

肿瘤生物免疫治疗是一种自身免疫抗癌的新型治疗方法。它是运用生物技术和生物制剂将从病人体内采集的免疫细胞进行体外培养和扩增后回输到病人体内，来激发、增强机体自身免疫功能，从而达到治疗肿瘤的一种方法。

肿瘤生物免疫疗法适用于防止多种实体肿瘤，包括恶性黑色素瘤、前列腺癌、肾癌、膀胱癌、卵巢癌、结肠癌、直肠癌、乳腺癌、宫颈癌、肺癌、喉癌、鼻咽癌、胰腺癌等实体瘤手术后复发，也可以用于防止多发性骨髓瘤、B 细胞淋巴瘤和白血病等血液系统恶性肿瘤的复发，还可以用于上述肿瘤的进一步巩固治疗，达到延长生存期、提高生活质量和抑制肿瘤恶化的目的。但生物免疫治疗不适用于 T 细胞淋巴瘤患者、器官移植后长期使用免疫抑制药物和正在使用免疫抑制药物的自身免疫病的患者。

7. 中医药治疗

近年来，中医中药在治疗恶性肿瘤中，其疗效的优越性已逐步得到广大中医工作者及肿瘤患者的认同。其优越性主要表现在：一是减轻肿瘤病人在放、化疗中的不适与毒副作用；二是增强肿瘤病人的免疫机能，从而防止癌症的复发、转移甚至可根除治愈肿瘤；三是还可减轻肿瘤病人的痛苦，以提高其生活质量。那么，如何运用中医中药治疗恶性肿瘤呢？主要有以下几个方面：

1）肿瘤的中医学特性

肿瘤属于中医学积证范畴。本病的形成在《中藏经》中叙述曰："皆五脏六腑，真气失而邪气并，遂万病生焉。"即《医宗金鉴》所谓"正虚之处，便是容邪之处也""邪之所凑，其气必虚"。其变化的过程是:"邪气日昌,正气日削。"由于恶性肿瘤病程较长,早期可无自觉症状,一旦确诊,往往已属于中晚期,或已发生了远处转移。中医认为恶性肿瘤为痰瘀互结所致,中晚期患者,由于痰瘀互结,日久则化火伤阴,且肿瘤的生长又耗气血,故中晚期恶性肿瘤者多表现为气阴两虚证。

2)扶正祛邪为治疗恶性肿瘤的基本大法

恶性肿瘤多属本虚标实之证,故在治疗上,以扶正祛邪贯穿于治疗的始终。运用扶正祛邪治疗原则时,既要重视整体情况,又不能忽视局部肿块,使扶正而不留邪,祛邪而不伤正,以达邪去正复之目的。扶正是通过调补气血阴阳,扶助正气,抗拒邪气,以补助攻而达到治疗目的。治疗上气虚可选用生黄芪、党参、白术、太子参、茯苓等;血虚常用阿胶、熟地、白芍、当归、鸡血藤;阴虚选用生地、熟地、淮山药、山茱萸、天冬、枸杞、女贞子、南沙参、北沙参、石斛等;阳虚则选用仙灵脾、仙茅、补骨脂、荜澄茄、附子等。在运用扶正法时,尤须注重调补脾肾,因为脾为后天之本、气血生化之源;而肾藏精为先天之本、元气之根、水火之宅,元阴、元阳内寄其中;通过脾肾双补,就可达到精血旺盛,元气充足,从而维持身体各脏腑组织器官的正常生理功能而达到抵御外邪,使邪去正复,身体恢复健康的目的。祛邪是通过对清热解毒、活血化瘀、软坚散结、祛痰利水等法的具体运用,以达到攻伐癌瘤、消除或控制肿瘤发展的目的。在运用祛邪法时重在祛除痰浊、瘀血,因为痰瘀互结是恶性肿瘤的主要病理基础。痰和瘀既是病理产物,又可作为一种病因作用于机体。在痰和瘀两者之中,治瘀又重于治痰,如朱丹溪提出:"气血冲和,万病不生,一有怫郁,诸病生焉"。古人还有"瘀血不去,新血难安"以及《金匮要略》中提示"血不利则为水之"说,而"水聚又可成为痰",在肿瘤病中常用的祛瘀药有:土鳖虫、水蛭、泽兰叶、益母草、地龙、壁虎、三棱、莪术、丹参等。

3）注重中西医诊断，指导临床合理用药

恶性肿瘤由于其病情的特殊性，临床上必须充分利用现代医学的诊断技术并与传统中医辨证相结合，做到辨病与辨证相互协调统一，从而指导临床合理用药。

（1）根据不同的病变部位，选用不同的抗癌中药进行治疗：参考现代中药药理研究结合中药的性味归经功效的理论合理用药。如肺癌可选用石上柏、石见穿、白花蛇舌草、山慈姑、干蟾皮、重楼、壁虎；胃癌选用野葡萄藤、藤梨根、菝葜、白花蛇舌草、石见穿、壁虎等；肝癌可选用半枝莲、岩柏、白花蛇舌草、重楼、干蟾皮、石燕、白毛藤等；乳腺癌选用露蜂房、蛇六谷、山慈姑、白花蛇舌草、石见穿、蒲公英等；食管癌可选用石见穿、壁虎、生南星、生半夏、急性子、威灵仙等；肾、膀胱、卵巢、子宫的恶性肿瘤，则可选白毛藤、龙葵、土茯苓、水蛭、益母草、泽兰叶、地龙、马鞭草、壁虎等；胰腺癌、胆囊癌则可选用野葡萄藤、藤梨根、苦参、半枝莲、红藤、白花蛇舌草等；恶性淋巴瘤则选用天葵子、野葡萄藤、蛇六谷、蛇莓、重楼、夏枯草、海藻、生牡蛎、生南星等；喉癌可选用石上柏、蛇莓、重楼、山豆根等；鼻咽癌、筛窦癌选用石上柏、山豆根、壁虎等；脑癌选用生南星、生半夏、天葵子、全蝎、蜈蚣、壁虎等；骨癌选用重楼、白毛藤、壁虎、蜈蚣、透骨草等。

（2）根据病期用药：根据癌症病人的术前、术后，放、化疗前，放、化疗中，放、化疗后各时期用药有所不同。一般癌症患者在术前，放、化疗前，在辨证论治的基础上选加较大比例的抗癌中药，处方中可加用5~7味；放、化疗中一般不宜用抗癌中药，治疗主要以调理脾胃功能为主，以减轻放、化疗中的胃部不适；手术及放、化疗后一周内仍以调理脾胃为主，并适当注意选用升高白细胞的中药，如黄芪、白术、黄精、女贞子、补骨脂、刺五加、骨碎补、石斛、天花粉、肉桂等,一周后,在辨证论治的基础上适当加用 2～3 味抗癌中药,一月后抗癌中药可增加至 5～7 味。总之,要根据病人体质和病情轻重,辨证施治,才能取得较好疗效。

研究表明,中医中药抗肿瘤的作用机理主要表现为:调控细胞周期诱导细胞凋亡,清除影响细胞分化的障碍,促使"去分化"逆转,以及清除自由基、调控免疫功能、调控酶的表达、调控癌基因等方面。手术固然能切除癌肿,但还有残癌或区域淋巴结转移或血管中癌栓存在等,运用中医中药术后长期治疗,可以防止复发和转移;放、化疗对消化道和造血系统有相当大的副作用,运用中医中药治疗既能减轻放、化疗的副作用,又能加强放、化疗的效果;对于晚期癌症或不能手术和放、化疗的患者也可以采用中医中药治疗延长患者寿命。最新研究表明,在手术和放、化疗中残留的癌细胞具有更坚强的生长特性,一旦具备了合适的环境,它就会以比自然生长快 200 倍的速度生长,同时释放出一些特殊物质,溶解并破坏周围的正常组织,进入血液导致转移或复发。此时,合理应用中医中药不仅有助于消除放、化疗的毒副反应,同时还可以避免癌症的转移或复发。

第三章 中医药在恶性肿瘤
治疗中的运用与地位

第一节 中医药对恶性肿瘤的认识及治疗

中医学源远流长,古代的中医典籍中早已有类似肿瘤疾病的记载。近50年来经过几代中医和中西医结合专家的不懈努力,中医对恶性肿瘤的认识不管在临床治疗还是在理论探索上均取得较大进展,逐步形成具有现代医学概念的新兴中医学科——中医肿瘤学。中国古代文献和中医典籍中很早就有关于肿瘤的记载。"癌"字最早出现在宋代的《卫济宝书》,宋人杨士瀛所著《仁斋直指方》中载有治癌疮方论。当时的医家直观地看到体衰患者的晚期癌块,表面高低不平,质地坚硬,状如岩石,因而命名为"癌"。在此之前,生于体内的肿瘤,不论良性、恶性,概称之为癥瘕、积聚等。据考证,远在殷墟甲骨文上就有"瘤"字的记载。《黄帝内经》中已经有"肠覃""石瘕""瘕结""癥瘕""积聚"等类似现代医学肿瘤疾病的病因病机的论述。《灵枢·刺节真邪篇》里,也有"筋瘤""肠瘤""昔瘤"等记载。认为"昔瘤"的病因病机主要是由于"已有所结,气归之,津液留之,邪气中之,凝结日以易甚,连以聚居"所致。积聚之名,首见于秦汉时期《灵枢·五变》:"人之善病肠中积聚者:皮肤薄而不泽,肉不坚而淖泽。如此,则肠胃恶,恶则邪气留止,积聚乃伤。"其病因病机,《黄帝内经》着重谈到寒邪外侵及内伤忧怒,以致"血气稽留""津液涩渗",着而不去渐结成积。诸如"伏梁""自贲""肥气""奔豚"等病名,亦皆属积聚范畴。在治疗方面,《素问·至真要大论》提出的"坚者削之""结者散之""留者攻之"等原则,具有普遍的指导作用。明代陈实功《外科正宗》对乳岩的症状描述极为详细:"初如豆大,渐若棋子;半年一年,二载三载不痛不痒,渐渐而大,始生疼痛,痛则无解,日后肿如堆栗,或如覆碗,紫色气秽,渐渐溃烂,深者如岩穴,凸者如泛莲,疼痛连心,出血则臭,其时五脏俱衰,四大不救,名曰乳岩。"《难经》说:"肺之积,名曰息贲,在右胁下,覆大如杯,久不已,令人洒淅寒热,喘咳,发肺壅。"清代祁坤《外科大成·论痔漏》说:"锁肛痔,肛门内外如竹节锁紧,形如海蜇,里急后重,便粪细而带扁,时流臭水,此无治法。"明代张景岳《景岳全书·积聚》说:"凡积聚之治,如经之云者,亦既尽矣。然欲总其要,不过四法,曰攻,曰消,曰散,曰补,四者而已。"唐代《晋书》说:"初帝目有瘤疾,使医割之"。

中医认为肿瘤形成的关键因素主要有气滞血瘀、痰湿凝聚、热毒内蕴、正气虚弱等。具体病变机理如下:

(1)气滞血瘀:是指气滞和血瘀同时存在的病理状态,其病变机理是:一般多先由气的运行不畅,然后引起血液的运行瘀滞,是先有气滞,由气滞而导致血瘀,也可由离经之血等瘀血阻滞,影响气的运行这就是先有瘀血,由瘀血导致气滞,也可因闪挫等导致气滞与血瘀同时形成。气滞可以导致血瘀、痰饮、水肿、脏腑功能失调、气郁化火等,血瘀的成因主要有气滞、血寒、血热、血虚、外伤等。病机主要表现,血瘀气滞,不通则痛,血瘀形成的瘀血积聚,发为肿物而形成肿瘤。

(2)痰湿凝聚:痰湿是脾运化水湿的功能失调的所产生的一种病理产物,由于它具有黏滞的特征,所以当产生后,又成为新的致病因子引起新的疾病。随着体质的不同,疾病的性质有寒化和热化之异。各种因素致使肺脾肾等脏腑气化功能失常,水液代谢障碍,以致津液不能正常布散,停滞而形成痰湿凝聚。

(3)热毒内蕴:火热病邪侵袭人体,或痰、湿、瘀等久存体内,经络、脏腑、气机阻碍,郁而生毒。热毒之邪是癌症发生的重要原因之一。

(4)正气虚弱:素体虚弱,禀赋不足,或大病久病之后,正气受损,机体抵抗力下降,各种病理因素易侵袭人体,形成疾病,而正气不足,又不能祛邪外出,致使疾病不断深入。正气弱尤以脾肾虚弱为主。

中医对恶性肿瘤的治疗主要采取辨证施治的基本原则,根据患者不同的辨证类型而采用不同的方药。而治疗法则主要根据患者就诊时的临床辨证来选择。一般有以下几个方面:

(1)活血化瘀法:主要适应证是肿块经久不消,坚硬如石,凹凸不平,唇舌紫暗或瘀斑,静脉怒张,皮肤黯黑,有斑块、粗糙,肌肤甲错,局部刺痛,固定不移,日轻夜重,脉涩滞,有其一便可以确定为血瘀证。此时可用活血化瘀法,常用药有:丹参、赤芍、桃仁、红花、郁金、当归、乳香、没药、川芎、三棱等。特别应该注意的是,胃癌可以大胆使用活血药,肝癌、肺癌要注意防止大出血,如果没有血瘀证,滥用活血药,会伤正气,导致癌症转移。应用活血药可以改善肿瘤患者的高凝血状态,改善微循环,某些有活血化瘀作用的中药可以直接杀灭癌细胞,或减少扩散和转移。另外,单独使用无抗癌作用的活血化瘀药,有可能促进肿瘤的扩散,因此,必须和抗癌药配合使用。正气虚弱者要配伍补益药,但出血患者、月经过多、孕妇慎用本法。

(2)化痰散结法:脾肺津液不布,水湿内停,兼之邪热熬灼,遂凝结成痰,凡人身上中下有块者,多是痰,故肿瘤与痰滞作祟有关。符合本型治疗的恶性肿瘤多是巨块型。本型药物可杀灭癌

22

细胞,善于消散囊肿及良恶性肿瘤,有减少或控制恶性肿瘤炎症分泌物的作用。常用药物有:天竺黄、昆布、海藻、石菖蒲、远志、贝母、海浮石等。

(3)清热解毒法:无论气滞血瘀、痰湿凝聚,或热毒内蕴、正气亏损,久之都能郁成邪毒。清热解毒要分清患者的体质状况,阴虚体质者主要用甘寒清解之品,而湿热体质多采用苦寒解毒之品。另外,本法药性多寒凉,易伤脾胃和阳气,有脾胃虚弱,胃纳不佳,肠滑易泻及阳气不足者应慎用或配伍健脾药等。常用的解毒药有:半枝莲、白花蛇舌草、半边莲、龙葵、金银花、蒲公英、紫花地丁、山豆根、夏枯草等。

(4)扶正培本法:气虚、阳虚者,机体功能衰退;血虚、阴虚者,体内精血津液亏虚。扶正补虚就是调整机体的阴阳气血,从而提高机体抵御肿瘤的能力,控制肿瘤的发展。正气不足是所有恶性肿瘤的基本病因,扶正培本应贯穿肿瘤治疗的全过程。食欲不振,是癌症的通病,加之癌症的消耗,常使患者极度消瘦,只有脾胃健运,使气血生化之源不竭,才能耐受祛邪药的攻伐。在恶性肿瘤中,气阴两虚是最常见的正虚,因此,益气养阴之法最常用。恶性肿瘤通过一定的治疗,正气亏虚的情况是可以逆转的,因此,扶正与祛邪何者为主,可随着治疗情况而不断调整。

第二节　中医药治疗癌瘤的优势与特色

中医肿瘤学是一门古老而又年轻的学科,其学术渊源根于两千多年前的《黄帝内经》《难经》《神农本草经》,辨证论治成形于汉代的《伤寒杂病论》,学术特点孕育于外科疮疡、内妇杂症之中,至上世纪中期在临床各科中脱颖而出,成为中医临床年轻的独立分科,在学科建设、学术内涵上亟待充实和完善。中医肿瘤学在表达、体现自身特色的同时向定量化、规范化、标准化过渡，其自身特色仍然是中医学的精髓——辨证论治和整体观念。随着肿瘤治疗学的发展，中医药治疗肿瘤的优越性日益得到显示。祖国医学治疗疾病强调整体观念，十分重视人之"正气"，其基本治疗原则之一就是"扶正祛邪"。在肿瘤的治疗中更是如此，一方面采用中医所谓"攻法"以祛其有形之邪，同时兼顾其正气，扶正以固本。祛邪与扶正相结合，祛邪而不伤正，扶正而不留邪，在很大程度上避免了常规疗法的副作用。中医治疗肿瘤的另一优势是辨病与辨证相结合，增强治疗的针对性，这也是中医药防治肿瘤的优势之一。有人曾把手术切除、放射治疗和化学药物治疗作为肿瘤的三大常规疗法，对早期癌症取得了肯定疗效。但是，三大疗法中的任何单一疗法的局限性和毒副作用越来越引起人们的重视。中医药治疗肿瘤在临床实践中日益显示出优势：毒副作用较低或无，延长患者生存期，改善患者的生存质量，调节机体免疫功能，无论是单独治疗还是配合三大常规疗法综合治疗，都已得到国内外的关注和承认。

中医药治疗恶性肿瘤有以下特点：①保持人体器官和功能的完整性，如催脱钉、三品一条枪等治愈宫颈癌。②抑制晚期癌症患者体内异常免疫球蛋白，降低细胞中 RNA 含量，有类似放疗的作用，如锦棉片等。③调节细胞或体液免疫功能，保持机体内环境平衡，既抗癌又减低放、化疗毒副作用，方药如脾肾方、养阴合剂等。④抑制细胞周期而对正常组织无明显杀伤作用，如抗癌灵1号等。⑤中医药对中晚期癌痛，均有显著的止痛效果，如蟾酥膏、癌症镇痛散等。⑥一些活血化瘀中药能阻止凝血酶对纤维蛋白原的作用，阻碍血液凝固，有利于抗癌药及免疫活性细胞进入癌组织而杀伤癌细胞，对癌瘤生长有抑制破坏作用，并且降低血小板凝聚，可减少肿瘤的转移。⑦纯动物中药制剂扶正解毒，益气补血、填精培元、化瘀散结，既提高机体免疫功能，又抑杀瘤细胞，同时能补充人体必需之氨基酸、微量元素及其他活性物质，且对放疗、化疗所致的骨髓抑制有明显的解毒作用，可显著升高白细胞及血红蛋白数量，为患者继续接受放疗、化疗提供了条件，如纯动物药"扶正荡邪合剂"等。

第三节　"大霸微补、活血调气" 治疗法则的提出与应用

四川省中医药科学院从事中医肿瘤临床研究肇始于郁文骏老院长，已历四十余年。20 世纪 70 年代，郁老便创立了"癌症防治的五因六法"学说，认为在中医治疗肿瘤时，治法的原则，关键是选方用药，应扬弃传统理论微观研究的不足，注意中药有效剂量的临床探索；攻补法当是主法，应贯彻治疗的全过程。郭志雄主任医师在此基础上提出了"大霸微补、活血调气"的治疗原则。从字面意思讲，"大"是指大剂量，甚至超剂量用药（有时数倍于药典剂量）以消灭、抑制癌细胞；"霸"即"霸药"，是指力量峻猛或有毒性的药物；"大霸"是大剂量应用"霸药"；"微补"是指用适当的扶正用药，以扶助人体正气；"活血调气"是活血祛瘀，调畅气机，目的是使气血畅通，恢复人体正常机能。关于"霸药"的使用，因其使用量远超出常规剂量，使用时需霸而不蛮，辨证准确，切中病机，方能万无一失，兴利除弊。我们认为恶性肿瘤最常见的病机是痰瘀互结，气血失和。痰瘀互结的形成往往是因为人体的脾胃虚弱不能运化水谷精微，导致湿聚而成痰；痰阻碍气血的正常运行而导致血液流通不畅产生瘀血，另外，也有因为脾虚失于统摄导致血溢脉外形成瘀血。而恶性肿瘤一旦被发现往往已经是晚期，此时以邪气亢盛为主，其表现形式为痰瘀互结，主要的治疗手段则为祛邪为主，扶正为辅，故需要用多种大剂量的祛痰活血、调

理气机的药物治疗才有可能改变已形成的肿块,同时佐以小剂量的补益脾胃肾气的药。旨在通过大霸微补调节邪正二气状态,通过活血调气调动自我修复能力,让肿瘤病人有更好的生存质量。其应用在本书各章中有具体的体现。

第四章　晚期癌瘤患者常见十大并发症中医药治疗

　　肿瘤并发症是指由于肿瘤疾病本身和在肿瘤诊断、治疗过程中所引起的一个、多个甚至是一系列的症状、体征以及其他疾病的总称。由于肿瘤疾病的特殊性，大量的病人每天都在承受着肿瘤所带来的各种各样的身心并发症的折磨。作为直接面对患者的临床医生，我们应该分出一部分精力，最大限度地利用现有的医学知识和技术，把病人的痛苦降到最低程度。由于肿瘤可发生在身体的任意部位，其并发症自然复杂多样，我们归纳了十多种临床常见且中医治疗有特色的并发症作如下的分型论治。

第一节　癌性发热

　　发热是由于各种原因引起体温超出正常范围的一种病理状态。中医学将其分为外感发热和内伤发热两种。外感发热是指感受六淫之邪或温热疫毒之气导致的发热，常伴有恶寒、面赤、烦渴、脉数等症。内伤发热是指以脏腑功能失调、气血阴阳亏虚为基本病机的发热。癌性发热是恶性肿瘤常见并发症，指与肿瘤本身直接相关的非感染性发热。癌性发热多见于癌症进展期，由于其产生的机理复杂，临床上患者的发热程度表现也不一样，主要为低热和中度发热，也有39℃以上的高热，其热型以不规则热或弛张热为多见。肿瘤发热多属于"内伤发热"范畴，多呈周期性出现，反复发作，缠绵难愈。

【病因病机】

癌性发热病因病机纷繁多杂,但总而言之不外由于人体脏腑功能衰退、气血阴阳不足,加之以外邪乘虚而入,少见实证,多为虚证、虚实夹杂等。

现代医学认为肿瘤发热主要与以下因素有关:肿瘤坏死组织吸收,肿瘤代谢产物致热源,肿瘤组织释放的前列腺素产生非特异性炎症,肿瘤组织继发感染等。

【辨证论治】

肿瘤发热病机多属正虚、湿阻、热毒所致。目前西医主要以消炎痛片剂、栓剂为主,能控制发热但不能去本。中医在辨证的基础上加入一些针对性强的有抑癌活性的药物,以退热为主,亦不忘其本,力图标本兼治。

1. 单纯的外感发热

(1)外感风寒,寒郁化热

[主症]恶风寒,鼻塞,流涕,汗出不爽,头痛,身重发热,舌红苔黄,二便如常或溲微黄便干,脉浮数,发热不定时。

[治则]散寒清里,解肌清热。

[方药]柴葛解肌汤(《伤寒六书》)加减　主方用葛根、柴胡、解肌清热为君。羌活、白芷助柴葛解肌,并除诸痛;黄芩、石膏清邪郁所致之热;桔梗宣肺以助疏散外邪;芍药、甘草合而和营泻热,皆是佐药。无头痛,可去羌活、白芷;咳嗽者加全瓜蒌、紫菀、款冬花;无汗而恶寒甚,去黄芩,加麻黄。热退则立即更方治本为主;热不退,立即更用方。一般本方只用2～3剂。

[按语]肿瘤发热,不必拘泥于治疗肿瘤本身,从症治疗,故本方温清并用,侧重于辛凉清热;表里同治,侧重于疏泄透散。它和一般辛凉解表以治风热表证之方,当有区别。若太阳表邪未入里者,不宜使用本方,恐其引邪入里;若里热而见阳明腑实(大便秘

结不通)者,亦不宜使用。

(2)外感风热,肺卫热毒

[主症]但热不寒,发热无时,多汗头痛。舌红苔黄,便干或结或稠黏,口干渴饮,涕黄稠,脉浮滑数或洪数。

[治则]辛凉解表,表里两清。

[方药]柴蚤银翘汤。方用柴胡解毒清热为君,金银花、连翘透邪清热,避秽解毒;板蓝根、蚤休清热解毒凉血;生石膏、知母各清热润燥滋阴。本方退热作用较强,对上下呼吸道感染的细菌、病毒或混合感染均有效。本方标本兼治,清泄肺热同时也有消肿散结之功效。

(3)邪遏卫气,湿阻中焦

[主症]身热不扬,午后热象较显,身重倦怠,胸脘痞闷,舌苔厚腻,脉虚而濡。

[治则]芳香化浊,宣通表里。

[方药]藿朴夏苓汤(《医原》)加减。藿香辛散风寒、芳香化浊、升清降浊;半夏、厚朴行气化湿、散结除痞;杏仁宣利肺气,豆豉、薏苡仁渗湿健脾,蔻仁芳香化湿、行气宽中,猪苓、泽泻利水透湿,豆豉清热除烦。服本方热无大减,加青蒿、柴胡、知母、滑石、白薇之属。舌苔腻胸痞纳差,加苍术、佩兰。大便干结或稠黏不畅,宜加大黄,取"通下泄热"之意,无恶寒怕风之表证减豆豉,因湿邪逗留缠绵,非一二日难见其效,需服用一段时间。

[按语]本方集治湿三法为一方,外宣内化,通利小便,可谓治湿之良方。郭志雄主任医师辨证精准,用药轻灵,能于治重症前敢用轻剂,用芳香辛散、宣化表里湿邪之藿朴夏苓汤加清热解毒之青蒿、柴胡、知母、滑石等,既利湿又清热,能开上、畅中、渗下,宣化表里之湿邪,正如石芾南所言:"湿去气通,布津于外,自然汗解"。

2. 癌性发热

癌性发热多属里证、虚证。病机重点在于正虚、瘀阻、热毒。由于患病日久，正气虚损，阴阳失调，痰瘀湿阻，毒郁生热而导致发热。热毒积聚，不仅可见实热，亦可伤阴而夜间虚热。因而癌性发热多表现出不同程度的热象，或为低热，或为高热，或为持续发热，稽留不退，亦可呈弛张热或疟疾发热，或潮热，也可夜间发热，可伴有恶寒、寒战，也可有大汗淋漓。

（1）气虚发热

[主症]长期低热，热势或高或低，多于劳累后发生，多见于午后，夜暮尤甚，气短，动则急，少气，面色㿠白，出汗，易感冒，食少便溏，舌质淡，苔薄白，脉虚大而芤。

[治则]补中益气，甘温退热。

[方药]补中益气汤（《脾胃论》）加减。本方为甘温除热的代表方，气虚发热而不损血，故内含当归补血汤，为组方之妙处。阳生阴长，补气生血乃《黄帝内经》之要义。黄芪补中益气，升阳固表为君，党参、白术、甘草健脾补气为臣，笔者常以西洋参代替党参，增强益气之功效。陈皮理气，柴胡、升麻并举气升阳。本证常伴有大便干结，手足心热，乃阳气郁而不达，邪热内陷阳明。虽是虚证，阳明以通为补，加大黄、知母、银柴胡、白薇、青蒿、黄芩等。

[按语]本方一则补气健脾，使后天生化有源，脾胃气虚诸症自可痊愈；一则升提中气，恢复中焦升降之功能。本方还能提高机体免疫机能，降低肿瘤化疗的毒副作用。

（2）阴虚发热

[主症]午后或夜间发热，多为低热，手足心热，或骨蒸潮热，盗汗，形体消瘦，烦躁，口干咽燥，舌红少津或有裂纹，脉细数。

[治则]滋阴降火，除蒸退热，滋补肝肾。

[方药]青蒿鳖甲汤加减。方中鳖甲滋阴退热，入络搜邪，青

蒿清热透络,引邪外出,生地甘凉滋阴,知母苦寒滋润,滋阴透热,丹皮配青蒿,内清血中伏热,外透伏阴之邪。阴虚之癌热常属顽症,热不易消退,临床中常见夹湿,可加用胡黄连、黄柏、银柴胡、赤芍之属。盗汗或兼出汗明显,加用麻黄根,效果更佳。

[按语]本方用小柴胡法而小变之,却不用小柴胡之药者,小柴胡原为伤寒立方,疟缘于暑湿,其受邪之源,本质不同,故必变通其药味,以同在少阳一经,故不能离其法。青蒿鳖甲汤,以青蒿领邪,青蒿较柴胡力软,而芳香逐秽开络之功,则较柴胡有独胜。寒邪伤阳,柴胡汤中之人参、甘草、生姜皆护阳者也,胃热伤阴,故改用鳖甲护阴,鳖甲乃蠕动之物,且能入阴络搜邪。柴胡汤以胁痛、干呕为饮所致,故以生姜、半夏通阳降阴而清饮邪,青蒿鳖甲汤以邪热伤阴,则用知母、天花粉以清热邪而止渴,牡丹皮清少阳血分,桑叶清少阳络中气分。宗古法而变古方者,以邪之偏寒偏热不同也,此善用古方,岂他人之死于句下者所可同日语哉。

(3)瘀血发热

[主症]低热,多于夜间或午后出现,口干咽燥,但漱口不欲饮,局部疼痛,痛有定处,面色晦暗,舌质紫暗或有瘀斑,脉涩。

[治则]活血化瘀,凉血解毒。

[方药]血府逐瘀汤加减。方中桃仁四物汤活血化瘀而养血,四物汤养血散行,桔梗开肺气,载药上行,枳壳行上焦之气,牛膝引血下行,使气行血行。临症常加用西洋参以益气养阴,眠差加合欢皮、枣仁。

[按语]清代李用粹《证治汇补·发热》中认为:"发热除外感外,气郁、劳倦、挟瘀等,皆可引起发热",并将发热分为阴虚、气虚、郁火、瘀血等。瘀血引起发热,在临床并不少见,其诊断重在掌握瘀血所致的各种征象和理解其机理。王清任在《医林改错》中说:"内有瘀热,血瘀轻者,惟日落前后烧两时,再轻者,或烧一

时,后半日发热,前半日更甚,后半日轻,前半日不烧,此是血府血瘀。"本方从桃红四物汤化裁而来,不仅可行血分之瘀滞,又可解气分之郁结,活血而不耗血,祛瘀又能生新,使"血府"之瘀逐去而气机畅通,从而诸证悉除,故名"血府逐瘀汤"。

(4)湿阻发热

[主症]身热不畅,汗出热不退,午后身热,体温忽高忽低,缠绵不退,口干欲饮,纳呆,胸闷身重,心烦,恶心呕吐,舌质红,苔白黄,厚腻,大便稠黏不畅,脉濡而数。

[治则]宣畅三焦,清热利湿。

[方药]三仁汤(《温病条辨》)加减。方中杏仁行上焦,白豆蔻仁利中焦,薏苡仁健脾利湿通下焦,通三焦气机,再辅以清利湿热之通草、滑石、竹叶。临证中加用青蒿、黄芩、银柴胡、白薇清热透邪。

[按语]本方药用辛开苦降淡渗以宣上、畅中、渗下,使湿热之邪从三焦分消,调畅三焦气机。但临证杏仁用量不宜过大,常用量为15 g,过量后易出现呼吸困难甚至窒息、死亡。

(5)热毒炽盛

[主症]高热不退,面赤汗出,神志模糊或嗜睡,或烦躁不安,大渴引饮,饮则呕,甚则紫斑吐衄,大便干结,小便黄赤,舌质红,苔黄燥,脉洪数。

[治则]清热泻火,凉血救阴。

[方药]清瘟败毒饮加减。此证多系肿瘤合并严重感染致DIC。此方由白虎汤、犀角地黄丸、黄连解毒汤加减而成。便秘数日不通者加大黄,同时予Ⅰ号方灌肠,口舌干燥少津加生脉饮以生津。

[按语]本方为综合《伤寒论》白虎汤、《外台秘要》引《小品方》之芍药地黄汤、《外台秘要》引《崔氏方》之黄连解毒汤等三方

加减而成,为大寒解毒、气血两清之剂,能损人阳气,故素体阳虚,或脾胃虚弱者忌用,临证时应加薏苡仁、粳米等固护脾胃,以防脾胃正气受损。

【典型病例】

1.赵某某,男,20岁。2012年3月就诊突然高热39℃,全身软弱无力,食欲减退,牙龈及双下肢皮下出血。外周骨髓穿刺诊断为急性粒细胞白血病。予化疗后心悸、心慌,牙龈及皮下出血加重,外周血象急剧下降,故而终止化疗。症见:面色苍黄,心悸气短,发热多汗,肌衄、齿衄,咽部充血,大便色黑,小便短赤,舌质红绛,质干,苔黄腻灰黑。治以清热解毒,凉血消瘀,益气摄血,予犀角地黄汤合化斑汤,处方:水牛角(先煎)60g,赤、白芍各15g,丹皮20g,天冬60g,生地40g,玄参20g,仙鹤草30g,龟板(先煎)15g,青黛(包)15g,阿胶(烊化)15g,三七头10g。予上方5剂,热退汗减,肌衄、齿衄消失,心悸渐平,食欲增加。二诊原方量减1/3,加西洋参、焦楂各15g,黄芪30g,守方15剂,血象稳定,症状明显缓解,带药出院。

2.赵某某,男,44岁。2012年5月10日就诊3个月前发现右侧颈部有一大枣大小肿块,后逐渐增大。经穿刺行细胞学检查,确诊为淋巴瘤,来院要求中医治疗。诊见肿块3cm×4cm,质地坚硬,推之不移,不红,但局部胀痛,胸闷气短,午后烦热,夜间多汗,口干纳呆,舌质暗红,脉弦滑数。证属痰热交织,邪毒瘀结。治以理气化痰,解毒行瘀。处方:①连翘30g,昆布15g,海藻30g,夏枯草30g,升麻15g,赤、白芍各15g,当归15g,生南星、生半夏(先煎1小时)各15g,壁虎2条,鳖甲(先煎1小时)20g,皂角刺30g,黄芪30g,半枝莲30g,水煎,日服4次,2日1剂。②蜜合犀黄丸与汤药同时服用。予上方①加减合犀黄丸配合治疗半年余,症状渐消失,肿块明显缩小。2012年11月查肿块为1cm×1cm,全身情况尚好,现仍在治疗中。

3.王某某,女,46岁。2012年8月26日就诊主诉大便变形,大便带血,偶有暗红色血块,肛门下坠近半年。直肠镜检及切片病理报告为直肠腺癌。术后第7天患者突然高热,体温40℃,口腔黏膜溃烂,全身皮肤有散在出血点,且见精神萎靡,少气懒言,便干尿赤,舌质淡红少津,脉滑数无力。证属热入营血,拟牛(犀)角地黄汤清热解毒。药用:水牛角(先煎)30 g,生地60 g,天冬90 g,银花30 g,黄连10 g。3剂后热退,便通,饮食增加。原方减量去大黄、山栀子,加西洋参,外用金黄散(《外科正宗》,由西牛黄、冰片、真珍、煅石膏组成)涂敷口腔。1周后血检,白细胞、中性粒细胞、淋巴细胞趋于正常,精神好转,唯独大便仍有下坠感,小腹时胀。变上方为补中益气汤加黄药子、喜树果、苡仁、香附等,病情稳定,继续治疗中。

【护理】

(1)密切观察体温变化,注意伴发症状,如怕冷、出汗、口渴、面白、舌脉、神志及二便等变化,观察服药前后的反应。

(2)有汗出时,宜用毛巾擦干,及时更换衣被,避免受凉加重病情。

(3)饮食以清淡,易消化,富有营养为原则。多食新鲜蔬菜和水果,忌食辛辣、肥腻等助湿生热之品。气虚发热可食健脾益气食物,阴虚发热可食滋阴清热食物。

(4)中药汤剂一般宜温服,气虚发热及风寒所致者,汤药宜热服,阴虚发热者宜凉服。

(5)解除患者思想顾虑,安慰、鼓励患者树立战胜疾病的信心。

第二节　癌性出血

呕血、便血均是消化道出血症状,在中医学属"血证"范畴。呕血,又称"吐血",由上消化道而来,经呕吐而出,常挟食物残渣,血色紫黯,甚则鲜红。便血,则血从肛门排出,或便前后下血,或血便夹杂而下,色鲜红、暗红或柏油样黑色,其色可作为辨别出血部位远近的参考。《景岳全书·血证论》指出:"血在便前者其来近,近者或在广肠,或在肛门;血在便后者其来远,远者或在小肠,或在胃。"明确指出了远血、近血部位。

呕血、便血是消化道恶性肿瘤的常见并发症和伴随症状,多见于胃癌、大肠癌、食管癌、原发性肝癌等。常因肿瘤浸润生长,侵犯周围组织血管使血管破裂,或肿瘤生长过度,自身供血不足,发生坏死溃破,也有因放疗引起局部组织损伤,血管通透性增加造成渗血。还有因恶性肿瘤本身及其治疗引起全身性凝血功能障碍(如 DIC)所致出血。根据其生长部位不同,可表现出不同的出血症状,在疾病发展的某些阶段,往往会出现不易控制的大量出血,引起病情恶化。

【病因病机】

恶性肿瘤所致呕血、便血,病机关键是气、火、瘀三方面,可归纳为火热熏灼、气虚不摄、瘀血阻滞。常见病因多为邪毒侵袭、饮食不节、情志内伤、劳倦太过、久病入络等。早期多由肿瘤伴火毒湿热之邪,灼伤血络,造成出血;病久则阴津耗伤,阴虚火旺,迫血妄行或久病入络及离经之血蓄积,血行不畅,血不循经而外溢;疾病晚期正气不足,气虚不摄,而血溢脉外。由此可见,本病发展是一个由实转虚或虚实夹杂过程,脏腑以脾、胃、肠为主,与肝、肾亦有关。

【辨证论治】

首先要分清出血部位及脏腑部位。同样是便血,有上、下消化道之分,其脏腑病位有在食道、肝、胃、肠的不同。其次还要分清、实火、虚火、气虚、血瘀的不同和夹杂变化。治疗上以治气、治火、治血为原则,实火当清热泻火,虚火当滋阴降火,气逆当清气降气,气虚则补气益气,血热则凉血止血,血瘀则活血化瘀。无论何种治则,都要合并抗肿瘤综合治疗。

1. 实证

(1)热毒内蕴

[主症]呕血或便血,血色鲜红或紫红,或有黑便,口燥咽干,口臭作恶,舌红苔黄腻,脉滑数。

[治法]清热泻火,凉血止血。

[方药]犀角地黄汤合黄连解毒汤加地榆、紫草、仙鹤草、槐花等。常以水牛角代替犀角,注意不宜过用寒凉之品,以免损伤脾胃,反致气滞血凝,出血迁延难治。

[按语]本方治证由热毒炽盛于血分所致。心主血,又主神明,热入血分,一则热扰心神,致躁扰昏狂;二则热邪迫血妄行,致使血不循经,溢出脉外而发生吐血、衄血、便血、尿血等各部位之出血,离经之血留阻体内又可出现发斑、蓄血;三则血分热毒耗伤血中津液,血因津少而浓稠,运行涩滞,渐聚成瘀,故舌紫绛而干。此时不清其热则血不宁,不散其血则瘀不去,不滋其阴则火不熄,正如叶天士所谓"入血就恐耗血动血,直须凉血散血",治当以清热解毒、凉血散瘀为法。方用苦咸寒之犀角为君,凉血清心而解热毒,使火平热降,毒解血宁;臣以甘苦寒之生地,凉血滋阴生津,一以助犀角清热凉血,又能止血,一以复已失之阴血。用苦微寒之赤芍与辛苦微寒之丹皮共为佐药,清热凉血,活血散瘀,可收化斑之功。四药相配,共成清热解毒、凉血散瘀之剂。本方配伍特

36

点是凉血与活血散瘀并用,使热清血宁而无耗血动血之虑,凉血止血又无冰伏留瘀之弊。

（2）肝火犯胃

［主症］吐血色红或黯红,便黑或紫,胃脘痞胀灼热,烦躁易怒,口苦胁痛,反酸,寐少梦多,舌质红绛,苔薄,脉弦数。

［治则］清肝泻火,凉血止血。

［方药］龙胆泻肝汤合左金丸加减

［按语］本方药物多为苦寒之性,内服每易有伤脾胃之弊,故对脾胃虚寒和阴虚阳亢之证,或多服、久服皆非所宜。

（3）瘀血内阻

［主症］血色紫黯,脘腹刺痛或如刀割,痛有定处而拒按,或可扪及肿块,固定不移,舌质紫黯或有瘀斑、瘀点,脉涩。

［治则］活血化瘀,理气止血。

［方药］血府逐瘀汤加减。疼痛明显可合用金铃子散。

［按语］本方为王清任用于治疗"胸中血府血瘀"诸症之名方。即由于肝郁气滞、气滞血瘀所致头痛、胸痛、憋闷、急躁、肝气病及用归脾治疗无效的心跳心慌、胸不任物或胸任重物、夜睡多梦、失眠不安、发热、饮水即呛、干呕、呃逆、食从胸后下等症,均可用本方治疗,此处临证必须辨证准确方可使用,暗合"通因通用"之理。

2. 虚证

（1）脾虚不摄

［主症］吐血、便血反复不止,时轻时重,血色较淡,脘腹隐痛,喜按,面色苍白,肢倦体乏,心悸气短,舌淡苔白,脉细。

［治则］健脾益气摄血。

［方药］归脾汤加减。若气损及阳,中虚有寒,则配合用黄土汤或附子理中汤温中止血。若出血量多,出现面色苍白、心慌气短、汗出肢冷、元气随血而出的脱证,当急用独参汤益气固脱或参

附汤益气回阳固脱。

[按语]本方心脾同治,重点在脾,使脾旺则气血生化有源,方名归脾,意在于此;二是气血并补,但重在补气,意即气为血之帅,气旺血自生,血足则心有所养;三是补气养血药中佐以木香理气醒脾,补而不滞。

(2)阴虚火旺

[主症]血色红量多,或便干黑,头晕目眩,脘腹隐痛,腰酸耳鸣,面色潮红,口渴引饮,烦躁不安,舌红,少苔,脉细数。

[治则]滋阴清热,凉血止血。

[方药]三才汤加减。方中天冬、生地、沙参、玄参滋阴清热,养血凉血,仙鹤草、田三七活血止血,清热凉血。对于阴虚明显,火热不甚者,应酌情减去凉血之品,以免阻碍脾运,损伤正气。

[按语]古来以天冬、熟地、人参为三才,组成三才丸(《儒门事亲》)、三才丹(《症因脉治》)、三才汤(《温病条辨》)等。笔者虽也用此三才,但与古今时方不同:①因癌症出血系阴虚内热,故易熟地为生地;人参(古来一般用党参)改用沙参,再加玄参以加强清热养阴止血之功效。②天(冬)、地(黄)、人(参)三才剂量成3∶2∶1之比例,即90 g,60 g,30 g。超常规剂量,但无须考虑其滋腻之弊,有饮水自救之意。

【典型病例】

1.李某某,男,74岁。因"消瘦、黑便"2012年1月在当地医院胃镜检查及病理诊断为"胃底腺癌"。因年龄较高,家属拒绝手术及放化疗,在当地予中药治疗,黑便偶可出现,最近一月出现呕吐胃内容物,夹有少许咖啡色液体,纳差,上腹胀闷不适,舌淡苔白腻,脉细数。拟降逆止血,扶正抗癌,方药旋覆代赭石汤加减:旋覆花(包)10 g,代赭石30 g,法半夏15 g,西洋参10 g,生姜10 g,大枣10 g,柴胡10 g,枳壳15 g,白芍30 g,蜈蚣3 g,苡仁60 g,半枝莲

30 g,云苓 30 g,仙鹤草 30 g,甘草 6 g。1 日 1 剂,少量频服,饭后服。4 剂后呕吐消失,偶有恶心,继服 3 剂,未见恶心呕吐及呕血。调剂方药:减去旋覆花、代赭石、生姜、大枣,加莪术、青皮、麦芽,一直服至今,食欲有好转,上腹胀减轻,门诊随访。

2. 徐某某,男,65 岁,工人。2012 年初因上腹疼痛,体重锐减,解多量柏油样便,体力不支而来本院行胃镜及钡餐透视诊断为"胃窦部癌",胸片见右上肺大于 1 cm × 1 cm 团块影,边界不清楚,疑为转移灶。术中见肝及胃周淋巴结广泛转移,术后病情每况愈下,进食 1 ~ 2 两/日,声嘶,黑便,全身衰竭;血红蛋白 65 g/L,血沉 56 mm/h,大便隐血试验阳性。四川大学华西医院检查诊断为胃窦癌并肝、肺、胃周淋巴结广泛转移,恶病质;高血压病。因体况不佳不能承受化疗等,嘱返单位姑息治疗。来本院行中药治疗,初服用藤梨根、北豆根、胡桃枝为主药的煎剂,以后改服抑癌扶正片共 1 年,病情逐渐好转,自觉症状减轻,每日能进食 500 g 左右,体力恢复,可持续步行 1.0 ~ 1.5 km,体重由术前 45 kg 恢复至 50 kg,大便色泽正常。复查胸片示"右肺上叶中野一约花生大的微密影阴",血红蛋白 115 g/L,血沉 8 mm/h,白细胞 $9 × 10^9$/L,肝功正常,遂恢复工作,并持续服本药治疗。追踪观察 3 年以上,健在。疗效属显效。

3. 查某某,女,49 岁,2013 年 6 月 26 日因反复便血 2 年余,加重 1 月入院。2 年前先大便干燥出血,呈线形出血,色鲜红,每次估计 5 ~ 10 ml,无疼痛,服药或打止血针后有好转,但大便都带血,到医院多次检查疑为内外痔或肛裂,6 月 26 日再次来我院肛肠科行内外痔消痔灵注射术等,术后出血好转,但始终出血,出血多达 100 ~ 200 ml,每天给予止血敏 0.5 ~ 1.0 ml 肌注,12 小时 1 次,口服云南白药 0.4 g,每日 3 次,血仍不止,9 月 1 日来肿瘤科门诊。就诊时见:神差,自觉气不够用,面、唇苍白,脉细数,舌淡,苔薄白,怕冷,易汗出。为气血两虚。处方:三才汤加味:天冬90g,生地60g,玄参30g,仙鹤草30g,益母草30g,田三七12g。患者首剂服药后3小时解鲜血约15ml,次日大便带血少许,第2日大便血全止,后又连服4剂巩固疗效,便血终止。

4.李某某,女,25岁。患者2012年6月因"大便习惯改变1年,肛门坠胀,便血3个月"在当地医院行肠镜检查提示直肠癌周围浸润(膀胱、阴道),患者拒绝行手术,来院求中药治疗。入院症见:神疲,乏力,头晕,大便时干时稀,肛门坠胀,大便变细,舌红苔白,脉细数。治当补气健脾止血,扶正抗癌。方药:黄芪40g,知母20g,白术15g,陈皮15g,柴胡10g,广东参10g,无花果40g,贯众15g,小蓟15g,大蓟20g,仙鹤草20g,苡仁40g,当归6g,枳壳20g,甘草6g。服7剂后,自觉坠胀感有减轻,血便量减少,继服上述药物,门诊随访,已存活1年。

【护理】

(1)呕血、便血期间卧床休息,头偏向一侧,防止血液流入气道,病情稍稳定后可以适当活动。

(2)严密观察呕血便血的量、质、色、味,观察有无腹痛、心悸、出冷汗情况。

(3)若见面色苍白、气息短促、冷汗出、四肢厥冷时,应立即报告医师配合抢救。

(4)大量呕血者暂禁食,血止后宜给流质或半流质饮食,忌辣、煎炸等动火之品。

(5)呕血者做好口腔护理,有便血者,保持大便通畅,做好肛门及周围皮肤的护理。

咯 血

咯血是指血由气道而出,痰血相兼,或痰中带血,或整口鲜血。呼吸系统出血通常表现为咯血,一般指气管、支气管或肺实质病变引起的出血,常见于原发性支气管肺癌、气管内肿瘤,肺部各种良性、恶性肿瘤或转移性肿瘤等。主要机理是由于肺癌源于各级支气管上皮,肿瘤组织血管丰富,生长迅速,支气管表面结构受到破坏,失去了原来的生理功能,易产生炎症改变,血管壁的通透性增加,频繁而剧烈的刺激性咳嗽,常损坏了黏膜表面引起咯血。如果肿瘤坏死或咳嗽损伤较大的血管可引起中等量或大量咯血。从临床表现来看肺癌咯血特点为间断性、反复性或持续性咯少量鲜红色痰血,偶见大咯血。

【病因病机】

肿瘤性咯血以邪热、痰瘀和肺损为病因病机之关键。它既有外感又有内伤,两者交错,互为因果,病情复杂。正如《秘传证治要诀及类方·嗽血》所言:"热壅于肺能嗽血。久嗽损肺,亦能嗽血,壅于肺者易治,不过凉之而已;损于肺者难治,久已成劳也。"

常见病因有感受外邪、情志过极、阴虚火旺,三者均能引起机体"热"甚至"火"的病理改变,并迫血妄行而成。《景岳全书·血证》言:"血本阴精,不宜动也,而动则为病;血主营气,不宜损也,而损则为病。盖动者多由于火,火盛则逼血妄行;损者多由于气,气伤则血无以存。"

【辨证论治】

1.燥热伤肺

[主症]咳嗽咽干,咯痰不利,痰中带血,身有微热,口渴鼻燥,舌红少津,苔薄黄,脉数。

[治则]清热润肺,宁络止血。

[方药]桑杏汤加白茅根、茜草、侧柏叶。若出血多,加云南白药或三七粉;伴发热、头痛、咳嗽、咽痛,加银花、连翘、牛蒡子;若燥热伤津明显,表现出干咳、少痰或痰不易咳出,舌红苔少乏津明显者,可加用天冬、麦冬、石斛、花粉,在祛邪清热同时,不忘润养

41

肺阴,两者兼顾。

[按语]本方原为治疗外感温燥证之名方。温燥外袭,肺津受灼,故以杏仁与桑叶为君,配伍清热润燥、止咳生津药品,所谓辛凉甘润法,意在轻宣温燥,凉润肺金,必使燥热清而津液复,其症方除,用于此处,取其润肺功能,增强宁络止血之功效。

2. 肝火犯肺

[主症]咳血或痰中带血,伴咳嗽气逆,痛引胸胁,烦躁易怒,胸闷不舒,善太息,脘腹胀满,疼痛,舌红苔黄燥,脉弦数。

[治则]清肝泻肺,凉血止血。

[方药]泻白散合咳血方加减。若出血多酌加生地、白茅根、大小蓟、藕节以凉血止血;肝火较甚,症见头晕、面赤、心烦易怒,可加丹皮、栀子、黄芩以清肝泻火;兼阴伤,见口干、舌红苔少,脉细数,加柔肝养阴,生津润肺之白芍、麦冬、天冬等;咯血量多,纯血鲜红,为肺络损伤之重症,应予犀角地黄汤加三七粉。

[按语]本方中桑白皮清肺热,泻肺气,平喘咳;地骨皮泻肺中深伏之火,对于阴虚有热者尤宜;甘草、粳米养胃和中,四药合用,清热而不伤阴,泻肺而不伤正,使肺气清肃,再加凉血止血之药,治疗肺癌咯血效果明显。

3. 阴虚肺热

[主症]咳嗽痰少,痰中带血或反复咯血,伴咽喉燥痛,手足心热,骨蒸盗汗,潮热颧红,舌红少苔,脉细数。本证多见于肺部放疗后反应。

[治则]养阴润肺,化痰止咳。

[方药]百合固金汤加白及、藕节、白茅根、茜草。反复咯血量多,加阿胶、三七粉;有瘀血证,加蒲黄、茜草、赤芍;阴虚火旺,潮热盗汗甚加青蒿、鳖甲、地骨皮、白薇、五味子、乌梅。肺部肿瘤,热毒犯肺,病程日久,势必耗劫阴液,阴虚生内热,灼伤肺脉而咯

42

血,故在平时,应注重养阴润肺,保养肺络,对放疗后损伤更应注意。

[按语]肺部肿瘤放疗后,热毒犯肺,病程日久,势必耗劫阴液,阴虚生内热,灼伤肺脉而咯血,故在平时,应注重养阴润肺,保养肺络,本方重在养阴润肺固本。

【典型病例】

1. 王某某,男,64 岁,2012 年 6 月因"咯血"在当地医院确诊为"左上肺周围性鳞癌",在四川大学华西医院给予放化疗治疗后咯血仍未停止,来我院服中药治疗。症见:患者消瘦,咳嗽,少痰,痰中带血丝,晨起整口鲜血,活动后气促,纳差,二便尚可,舌红苔薄白,脉细数。拟滋阴润肺,扶正抗癌。方剂:白及 20 g,枇杷叶(包)30 g,阿胶(烊)10 g,生地 30 g,藕节 15 g,仙鹤草 30 g,薏苡仁 40 g,一枝香 20 g,西洋参 10 g,白英 20 g,葶苈子 10 g,白术 15 g,枳实 10 g,百合 30 g,甘草 10 g。一日 1 剂,15 剂。二诊见:咯血有减轻,食量稍增加,仍咳嗽。前方加白前 20 g。三诊见:偶有痰中带血,自觉食欲同患病前,偶有反胃,上方加半夏 15 g,云苓 30 g。四诊见:咯血少量,胸闷,气急,痰多,苔白腻,舌淡红,原方加全瓜蒌 30 g,减生地、阿胶、藕节。目前已口服中药汤剂一年余,患者咳嗽减轻,偶有痰中带血丝,纳可,活动后有气紧,复查 CT 左肺包块有缩小,继服中药,在原方基础上加黄芪 20 g,大蓟 15 g,五味子 15 g,天冬 30 g。门诊随访。

2. 袁某某,男,80 岁,退休工人。患者 2012 年 4 月 10 日咯血,有时为痰中带血,有时呈整口鲜血,右颈部可扪及一包块,彩超示右颈部 4.0 cm×5.1 cm 团块,MRI 示右侧甲状腺一肿块大小约 3.3 cm×3.7 cm×0.6 cm,双肺未见占位,甲状腺针吸活检示乳头状癌,患者拒绝行放化疗及手术治疗,来院求中药治疗。就诊时见患者咯血,喉中痰鸣,舌红苔少,脉细数。中药予养阴止血,扶正抗癌。汤剂如下:黄独20g,泽漆15g,玄参30g,浙贝10g,生牡蛎(包)40g,夏枯草30g,白及20g,阿胶(烊)10g,枇杷叶30g,生地30g,甘草10g。二诊,口服4剂后复诊,仍咯血,舌淡红苔薄少,调整方药如下:阿胶(烊)10g,白及20g,枇杷叶30g,生地30g,甘草10g,煅牡蛎(包)40g,藕节20g,薏苡仁60g,三七粉6g,无花果50g,天麻10g,蚤休20g,7剂。三诊,患者诉咯血有减轻,右颈部包块疼痛减轻,调整方药如下:黄独20g,阿胶(烊)10g,白及20g,枇杷叶30g,生地30g,甘草10g,煅牡蛎(包)40g,藕节20g,苡仁60g,三七粉6g,无花果50g,天麻10g,蚤休20g。四诊,口服7剂中药后咯血基本消失,右颈部包块有缩小,食欲有增加,偶咯白色泡沫痰,原方去阿胶、白及、藕节,加泽漆20g,玄参30g,浙贝10g,夏枯草30g。门诊随访。

3. 张某某,男,62岁,干部。2012年2月因反复咳嗽,痰中带血而行纤支镜取活检检查,病理诊断为"左肺腺癌"。同年3月在华西医院外科行左上肺切除术,术后第3周开始发热,痰中带血,潮热盗汗,心烦少寐,口干,尿黄,舌质红瘀,苔少,脉细数。治拟养阴清热止血,解毒散结抗癌。方用抑癌扶正颗粒(汤剂)加减:天冬、全瓜蒌、蚤休、地骨皮、黄芩、牛蒡子各30g,玄参、浙贝、三七、西洋参、杏仁各15g,阿胶30g,生地60g。每日1剂,日服4次,每服60ml,7剂后咳减血止,口干始减,原方去阿胶加白术、云苓各30g,薏苡仁60g,改为2日1剂,再进7剂后纳增寐安,热退汗止,精神好转。后加减守方继续治疗3年余,至今健在,且能积极参与各种社会活动。

【护理】

(1)卧床休息,大量咯血者应头低脚高位,头偏向一侧,保持呼吸道通畅,防止窒息。嘱患者不要用力吸气、屏气,如喉间有痰,应鼓励患者轻轻咳出。

（2）观察咳血的色、质、量以及伴随症状,有无胸痛、咳嗽等情况。监测病人体温、血压、呼吸、心率、脉搏等生命体征情况,同时备好急救药品及急救器材。

（3）宜食清淡易消化富含营养的饮食。可食用百合、梨、甘蔗等润肺之品。

尿　血

尿血指小便中混有血液或夹杂血块,随出血量多少的不同,可使小便呈淡红色、鲜红色或棕色。《素问》称"溺血""溲血"。

尿血是肾癌、膀胱癌常见症状之一,其特点为间歇性无痛性血尿,可为镜下血尿或肉眼血尿可有血块或无血块。肾癌出现血尿表明肿瘤已侵犯引流系统,为晚期症状。膀胱癌则首先表现为全程血尿,有时可引起尿频、尿急、尿痛等膀胱刺激症状。另外其他系统的恶性肿瘤转移至泌尿系统也可出现血尿。尿血的产生,大多与湿热、淤积及脾肾不固有关。

【病因病机】

恶性肿瘤所致尿血多为肾气虚弱,水湿不化,湿毒内生,结于腰府;或感受邪热,盛于下焦,湿热蕴毒,损伤肾脉,血液渗络而出。故其病位在下焦,湿热为其标,肾虚属其本。

1. 湿热蕴结

多食肥甘,热积下焦,移注膀胱,热浊互结,酿成湿热,灼伤脉络,迫血妄行,溢于膀胱,随尿而出而为尿血。

2. 肝郁气滞

恼怒伤肝,气滞不宣,气郁化火,停于下焦,气化不利,热移膀胱,血络受伤,气血受阻,统摄无度,血行不畅,血不循经,络破血溢,随尿排出为尿血。

3. 脾肾亏虚

久病伤正,湿热耗气,脾肾亏虚,脾虚中气下陷,肾虚下元不固,统摄失司,固摄无力,血失统固,不循常道,外溢脉络,流于膀胱,气化不利,血随尿出。

【辨证论治】

尿血的病位在肾及膀胱,其主要病机是湿热蕴结,扰动血液,渗入水道;或癥块迁延,耗气伤阴,使脾肾不固。脾虚者,中气不足,统血无权,血随气陷;肾虚者,下元空虚,封藏失职,血随尿出。治疗时当辨明病期早晚,标本虚实。若病期较早,湿热较重者,应以清利湿热,凉血解毒为主。根据肿瘤性尿血的病理特点,还应予祛瘀消积攻坚之品,使气血通畅,血归经脉。若病期较晚,本虚标实时,当注意气血双亏,脾肾失固,应予健脾固肾,滋阴宁血。

1. 湿热蕴结

[主症]尿血鲜红,小便黄赤灼热,或尿频、尿急、尿痛,伴心烦,夜寐不安,面赤,口干苦,舌苔黄腻,脉滑数。

[治则]清热利湿,凉血止血。

[方药]小蓟饮子加减。若邪热过盛,刺激膀胱,使小便不利而涩痛时,可增加萹蓄、瞿麦等八正散之品,加强清热解毒,利湿通淋之效。心烦口渴热甚者,加黄芩、天花粉清热生津;尿血较甚而不止者,加槐花、白茅根、生侧柏叶等;尿血呈块状时,加桃仁、红花、牛膝活血化瘀,或琥珀、三七粉活血利水。由于尿血起因为下焦癥积,故在止血同时,当注意软坚散积,消除癥块。

[按语]本方以凉血止血与利水通淋药配伍,且止血之中兼以化瘀,使血止而不留瘀;利水通淋之中兼以养阴血,使利尿而不伤阴。

2. 气血瘀阻

[主症]尿血多呈血块,腰府刺痛,痛处固定,或可触及癥块,面色晦暗,舌质紫暗,或见瘀斑、瘀点,苔薄白,脉弦涩。

[治则]理气活血,化瘀止血。

[方药]桃红四物汤加减。若出血量较多,可加用炒蒲黄、三七等活血止血之品,痛甚者,加川楝子、延胡索、莪术。

[按语]本型尿血特点与气滞血瘀有关,故处方用药时,应注意补血不滞血,行血不破血,补中有散,散中有敛,以治理血脉,使血行常轨。

3. 肾虚火旺

[主症]小便短赤,腰腿酸软,五心烦热,头晕耳鸣,颧红潮热,舌红少苔或光,脉细数。尿血起因为下焦癥积,故在止血同时,当注意软坚散积,消除癥块。

[治则]滋阴降火,凉血止血。

[方药]知柏地黄丸加减,可根据病情添加二至丸、大蓟、小蓟、生地、藕节、蒲黄等凉血止血之品。若颧红潮热较明显者,加地骨皮、秦艽、白薇清退虚热,甚至加龟板育阴潜阳;兼肾阳虚者,加菟丝子、肉桂、补骨脂、杜仲等。

[按语]虚寒性病证患者不适用,其表现为怕冷,手足凉,喜热饮。

4. 脾肾不固

[主症]血尿淡红,面色不华,少气懒言,纳少便溏,四肢乏力,头晕耳鸣,腰脊酸痛,舌质淡,苔薄,脉细沉。

[治则]补益脾肾,固摄止血。

[方药]归脾汤合六味地黄汤加减。本方着重补益脾肾,可酌情增加仙鹤草、蒲黄、槐花、茜草、三七、阿胶等止血之品,以增强止血之力。若有气虚甚者,可加用西洋参,以增强益气摄血作用;或者发现气虚下陷,少腹坠胀者,可以补中益气汤替换归脾汤益气举陷。尿血反复不止,可再加牡蛎、金樱子、补骨脂等固涩止血。肾阳亏虚较甚,腰脊酸痛,畏寒神怯者,予龟鹿二仙胶、附片、狗脊温补肾经督脉。

［按语］本方对于长期尿血反复不止,可加牡蛎、金樱子、补骨脂等固涩止血,肾阳亏虚较甚,腰脊酸痛,畏寒神怯者,予龟鹿二仙胶、附片、狗脊温补肾经督脉。

【典型病例】

1.患者钟××,男,90岁,退休工人,2011年初因"尿血,消瘦,大便形状改变",在四川大学华西医院查CT肠镜确诊为直肠癌膀胱转移,因高龄,其家属拒绝行手术及放化疗,西医给予抗感染、止血对症治疗,效果不佳,来院要求中药治疗。就诊时患者消瘦,诉尿少,点滴而下,呈鲜红色,偶夹有血块,下腹胀满不适,双下肢浮肿,舌淡苔白滑,脉濡,拟行水止血,扶正抗癌。方药:萹蓄30g,木通15g,栀子15g,白茅根50g,冬葵子30g,白芍60g,小蓟30g,车前子30g,桂枝10g,猪苓20g,三七粉6g,西洋参5g,甘草10g。1日1剂。二诊见:仍尿血,有灼热感,原方加牛膝10g,阿胶(烊)10g,白芍加至100g,水牛角粉(包)30g,同时口服云南白药胶囊,上方连服两月后,尿血基本消失。患者食欲有增加,排尿通畅,白芍减至80g,继服上方。

2.患者周××,女,50岁。2012年9月因无痛性血尿在四川大学华西医院膀胱镜检查示:膀胱癌(2cm×15cm),行局部切除术并行放疗20次化疗4次。来院服中药治疗,就诊诉:尿后有少许血丝,尿频尿涩有灼热感,口干苦,纳差,舌红苔黄腻,脉濡数。拟清热利湿,扶正抗癌,方药予八正散加减:木通15g,车前子30g,当归6g,白茅根50g,桂枝10g,苡仁60g,广东参10g,赤芍15g,甘草10g,瞿麦30g。服7剂后,自觉尿涩痛明显减轻,口苦减轻,诉眠差,原方加琥珀10g,继服15剂,尿血消失,尿涩痛不明显,随证加减一直服中药至今,一般情况下,能正常工作生活。

【护理】

(1)严重尿血者,宜卧床休息。

（2）饮食宜清淡，多吃新鲜蔬菜水果，忌食膏粱厚味之品。肾虚者，可适当给予温补食物。

（3）观察尿血的色、质、量、有无血块，及尿频、尿痛、恶寒发热、腰腹疼痛情况。

（4）观察病人神志、血压、心率、脉率、体温等生命体征情况。如见面色无华、出冷汗、四肢厥冷、气短息微、脉沉细弱时，立即报告医生配合抢救。

（4）口渴、心烦、尿频、尿急、尿痛者，可适当多饮温开水。

（5）加强会阴部护理，保持外阴清洁。

第三节　癌性咳嗽

咳嗽是肺系疾病的主要证候，在中医肿瘤学认为，癌性咳嗽主要为肿瘤浸润，病及肺脏，邪毒壅滞，腐蚀娇脏，肺失宣降而出现的症状，同时也可能是其他脏系肿瘤转移至肺出现的症状。正如《素问·宣明无五气篇》所言："五气所病……肺为咳。"《素问·咳论篇》也提出："五脏六腑皆令人咳，非独肺也。"

【病因病机】

中医肿瘤学认为，正气内虚，脏腑阴阳失调，是罹患肿瘤的主要基础。正如金代《活法机要》云："壮人无积，虚人则有之。"明代《医宗必读》云："积之所成，正气不足，而后邪气踞之。"加之外因相引，促进了肿瘤的产生，比如烟毒废气，矿石粉尘，环境污染，嗜食烟酒则是癌性咳嗽的常见外因。肺为娇脏，易受毒侵，肺气失宣，脉络瘀滞，毒瘀互结，日久变异，滋生腐蚀之性，逐渐侵蚀肺脏，而使肺气衰败，出现咳嗽症状。脾为生痰之源，肺为贮痰之器，肺脾金土之脏易受外浊影响，生痰化浊，痰浊相引，流连传化，日久成液，而成癌性积液所致的咳嗽；烟酒不节，烟为火邪，极易耗伤阴液,肺为清虚之体,不耐火邪灼伤,火热烟熏,炼津成痰,化腐酿瘀,毒热瘀浊互成癌积,其中食道癌、喉癌、舌癌都是此因所致,而出现相同的咳嗽症状。若加上病患情志抑郁,肝气郁滞,生痰结瘀,停滞于上焦,必然也会出现癌性咳嗽的症状。总的来说,本证病因病机是:外毒内伤间杂,外毒(烟毒废气,矿石粉尘,烟酒)长期刺激,致使内脏耗伤,毒瘀成积,刺激上焦,破坏上焦肺气宣降,而成咳嗽之症。

肺癌:癌性咳嗽是肺癌的首发症状,中央型肺癌尤其明显,主要由肺癌或其分泌物刺激支气管黏膜引起。转移性肿瘤的肺部刺激:其他肿瘤肺转移后会导致咳嗽,如肝癌腹水刺激膈肌引起的咳嗽,食道癌术后刺激等。积液性咳嗽:肿瘤引起的胸腔积液或心包积液压迫周围神经,或刺激支气管也会引起咳嗽。

【辨证论治】

癌性咳嗽多因肺系肿瘤引起,也可因其他脏系肿瘤病变或转移至肺所致。癌性咳嗽多为内伤久疾,临证时应仔细分析本症状的特点,并作为辨别其病理性质的重要依据,达到辨证与辨病的有机结合。

临证时要注意咳嗽的时间、性质、特点及加重的因素。如干咳少痰,咳声频急,声音嘶哑,手足心热,舌红嫩,苔少,脉细数,多为阴虚肺热,常由化疗后或放疗后引起;干咳夹血丝,血色鲜红,手足心热,心悸烦闷,面色深黯,舌红赤,苔少,脉沉细多为血热内结,常常因放疗后引起;痰稠难咳,质多黏稠,痰色偏黄,口气热秽,咳声气息粗促,舌红,苔黄腻,脉滑数,此多为痰热郁肺,多伴有感染;咳声呛急,胸闷心悸,兼夹痰涎亦可无痰,身乏无力,或兼夹冷汗频出,舌暗紫,苔微腻,脉弦紧,此多为胸水阻滞;咳嗽兼夹清稀痰液,入夜加重,不渴,小便频数,形寒神疲,舌质淡,苔薄滑,脉虚弱,此多为虚寒饮停,多伴有全身机能衰退。

总之癌性咳嗽的辨证应当区别咳嗽的特点及病因病机,把握住癌性咳嗽多属于内伤久病,同时多伴有放疗及化疗的毒副反应,全身机能较差,临证时应考虑全面,扶正补虚的同时应标本兼顾,分清虚实主次处理,治疗过程中应该结合现代操作手段,如对胸腔积液性咳嗽,中低量的咳嗽中药疗效明显,但是当积液量很大时,应该考虑行穿刺术抽取积液,急则治标。

1. 阴虚肺热

[主症]干咳少痰,咯之难出,咳声频急,声音嘶哑,口干欲饮,手足心热,舌红嫩,苔少,脉细数。

[治则]养阴生津,清泄肺热。

[方药]四白汤(白英、白前、百合、百部)加减,可加玄参、泽漆、无花果、野兰荞。

[按语]四白汤为自拟方,方中白英清利湿热,解毒消肿,有明显抗癌作用,外用可以治痈疮肿毒,在此是辨病用药的思路;白前化痰止咳,百合滋养心肺阴液,百部润肺止咳,以此四药共奏养阴化痰、止咳抗癌之功,此方中加泽漆,取其化痰散结之功,玄参、无花果润肺止咳,清热润肠,解毒消肿;野兰荞能解毒消肿,理气止痛;且泽漆、野兰荞都有一定的抗癌作用。

2. 血热内结

[主症]干咳夹血丝,血色鲜红,手足心热,心悸烦闷,面色深黯,舌红赤,苔少,脉沉细。

[治则]养阴凉血散结。

[方药]生脉散或百合固金汤、二至丸、四逆散加减。

[按语]对于血热内结阴虚血热的证型多用生脉散(西洋参5g,甘草15g,五味子15g),百合固金汤(百合60g,生地30g,麦冬20g,白芍20g,玄参30g,浙贝15g,甘草5g)滋养心肺阴血,养阴凉血,止咳化痰,用二至丸滋补肝肾之阴,四逆散开散肝胆肺肠之

气结,气行则血行,津液畅行,改变阴虚血结之状。

3.痰热郁肺

[主症]痰稠难咳,质多黏稠,痰色偏黄,口气热秽,咳声气息粗促,舌红,苔黄腻,脉滑数。

[治则]宣肺止咳、清热化痰。

[方药]桔梗汤、生脉散,加法半夏、黄连、桂枝、白英、白前、无花果、野兰荞。

[按语]桔梗汤出自《伤寒论·少阴病篇》:"少阴病,二三日咽痛,……不差者,与桔梗汤。"桔梗汤主药桔梗、甘草,专治肺热痰咳,一般重用桔梗60 g,甘草10 g,取大霸祛痰热邪气之意,因痰热郁肺,用黄连、法半夏、白前清热化痰,用白英30 g,无花果30～60 g,野兰荞30～60 g是辨病论治,用以化痰散结抗肿瘤,兼用生脉散益气养阴。

4.痰饮阻肺

[主症]咳声呛急,胸闷心悸,兼夹痰涎,亦可无痰,身乏无力,或兼冷汗频出,舌暗紫,苔微腻,脉弦紧。

[治则]降气泄水,宣肺止咳。

[方药]泽漆汤加葶苈大枣泻肺汤加减。

[按语]泽漆汤出自《金匮要略·肺痿肺痈咳嗽上气病脉证并治》"咳而脉沉,泽漆汤主之。"泽漆汤逐水通阳,止咳平喘(半夏、紫菀、泽漆、白前、黄芩、生姜、桂枝、甘草、人参),主治水饮内停,咳喘身肿,多用于哮喘、肺气肿、肺心病、细菌性胸膜炎、淋巴结结核、结核性瘘管、结核性胸膜炎、胸腔积液及肺部癌肿以及细菌性痢疾、食管癌、腮腺炎等属寒热错杂之证。此方中笔者习惯用广东参;半夏、紫菀、白前、泽漆化痰利水;生姜、桂枝温阳化气,气行水行;广东参、甘草养阴生津;葶苈子泻肺平喘,兼能利水消肿,共奏泻肺消水之功。

葶苈大枣泻肺汤出自《金匮要略·肺痿肺痈》篇:"肺痈,喘不得卧,葶苈大枣泻肺汤主之。"也出自《金匮要略·痰饮咳嗽病》篇治疗支饮不得息。方中葶苈苦寒滑利,能开泄肺气,具有泄水逐痰之功,又恐其峻猛,有伤正气,故佐以大枣之甘温安中,而缓和药性,使祛邪而不伤正,这与治痰浊壅肺的咳逆上气证之皂荚丸用枣膏,悬饮病之十枣汤用大枣,其理相同。本方多配合其他适当药物用以治疗渗出性胸膜炎、喘息性支气管炎、急/慢性支气管炎、肺气肿、肺脓疡、肺源性心脏病心力衰竭、肺性脑病、顽固性呃逆等属实邪壅肺、气机阻滞,症见咳嗽喘息不能平卧、胸胁胀满者。还有报道可用此方治疗肺内含液性肿块、中毒性肺水肿、心包积液等病。

5. 虚寒饮停

[主症]咳声低沉兼夹清稀痰液,入夜加重,背寒喜暖,喜唾涎沫,胸满不舒,不渴,小便量数,形寒神疲,舌质淡,苔白薄滑,脉弦迟虚弱。

[治则]温肺散寒,化饮止咳。

[方药]苓甘五味姜辛汤、葶苈大枣泻肺汤加减。

[按语]苓甘五味姜辛汤出自《金匮要略》,主治寒饮犯肺,此即"形寒寒饮则伤肺"(《灵枢·邪气脏腑病形》)之义。寒饮停肺,宣降违和,故咳嗽痰多,清稀色白;饮阻气机,故胸满不舒;饮邪犯胃,则喜唾涎沫,治当温阳化饮。苓甘五味姜辛汤具有温肺散寒、化饮止咳的作用,可治疗寒饮蕴肺而体质偏虚之人出现的咳喘证,其证候特点可见咳嗽,气喘,胸闷,痰多色白而清稀,背寒喜暖,苔多白滑、脉迟,亦可用此方治疗虚寒饮停的癌性咳嗽,此证多见于极其衰竭的肿瘤病人,气阳耗竭,运用本方时可加用白英、泽漆、无花果、野兰荞等抗癌药物,达到辨证用药与辨病用药相结合的效果。常用茯苓30 g,五味子15 g,干姜5 g,白英30 g,白

前 15g,法半夏 30g,细辛 10g,桂枝 10g 葶苈子 20g,大枣 5g,泽漆 20g,无花果 60g,野兰荞 30g 治疗虚寒饮型病人。

不论何种癌性咳嗽,都可酌情加用的药物:法半夏 30～60g,白英 15～30g,泽漆 15～30g,无花果 30～60g,野兰荞 60g,意在辨病用药;对于癌肿包块较大或晚期癌痛较重者,可加用虫类药物消散痈毒结肿,行瘀止痛,如蜈蚣 3g,全蝎 10g,僵蚕 15g 等。

【典型病例】

1. 陈某,男,63 岁,因"食道癌放疗后 2 月"就诊。症见:干咳少痰,不易咯出,口咽干燥,盗汗,五心烦热,大便干,舌红苔少,脉细数。辨证为阴虚肺热,养阴清热,润肺止咳以四白汤加减:白英 15g,白前 15g,百合 15g,百部 10g,玄参 15g,天花粉 10g,五味子 6g,天冬 10g,无花果 20g,北沙参 20g。1 周后咳嗽明显减轻,以前方去五味子,加野兰荞 20g,连服 2 周,诸症大减。

2. 李某,男,72 岁,因"肺癌术后 1 月"就诊。症见:咳嗽少痰,夹血丝,血色鲜红,手足心热,心悸烦闷,大便干结,舌黯红赤,苔少脉沉。治以养阴润肺,凉血活血。以百合固金汤加减:百合 60g,生地 30g,天冬 10g,白芍 20g,玄参 20g,浙贝 15g,赤芍 10,丹皮 10,白茅根 20,三七粉 5,甘草 5g,7 剂后血止嗽减。以前方去白茅根、丹皮,加北沙参、无花果巩固治疗。

3. 李某,女,58 岁,因"肺癌化疗后 6 月"就诊。症见:咳嗽气促,痰多黄稠,咳吐不爽,有腥味,胸胁胀满,咳时引痛,面红,口苦口渴,舌红,苔黄腻,脉滑数。治以清热化痰,宣肺止咳。以桔梗汤加减:桔梗 40g,薏苡仁 30g,桃仁 10g,白英 30g,无花果 40g,野兰荞 40g,鱼腥草 20g,瓜蒌皮 15g,黄芩 10g,麦冬 15g,法半夏 10g,甘草 10g。5 剂后黄痰明显减少,去黄芩、鱼腥草,加天花粉、蚤休等,7 剂后咳嗽大减,胸胁满痛、口干苦消失。

4. 苏某,女,61 岁,因"乳腺癌术后胸膜转移"就诊。症见:气紧,咳嗽,动则尤甚,不能平卧,痰少而黏,右胸掣痛,舌暗,苔白,脉弦。以泽漆汤加葶苈大枣泻肺汤加减宣肺利水,降气止咳:半夏15g,紫菀15,泽漆15g,生姜6g,半边莲20g,黄芩10g,人参10g,桂枝6g,葶苈子10g,大枣10g,甘草g。服7剂后咳喘减轻,前方去葶苈子,加白术,再服10剂气紧基本消失,复查胸水量明显减少。

【护理】

(1)咳嗽严重得卧床休息,痰多者取侧卧位,经常变换体位,将痰排出,必要时协助翻身拍背。

(2)注意观察咳嗽声音、时间、性质、节律和咯出痰的性状、颜色、气味等特征,以及有无发热、紫绀、汗出等伴随症状。

(3)饮食宜清淡、易消化、富营养之品,忌肥甘、厚腻、煎炸、辛辣刺激性饮食及烟酒。

(4)中药汤剂一般宜温服,服用止咳糖浆后暂勿饮水。

第四节　癌性胸水

胸水即胸腔积液,中医文献中称为"悬饮""癖饮",以胁下胀满,咳嗽或唾涎时两胁引痛甚则转侧及呼吸均牵引作痛为主症,或兼干呕、短气等。

癌性胸水为肿瘤细胞直接侵犯或转移至胸膜,阻塞毛细血管和淋巴管所致,同时晚期癌症患者多伴有低白蛋白血症,胸膜腔漏出液增多也造成胸水量增加。癌性胸水最常见于肺癌、乳腺癌、恶性胸膜间皮瘤、恶性纵隔肿瘤等。它可以是疾病的主要症状,也可以是伴见症状。

中医认为,胸水的形成主要由肺、脾、肾、肝功能失调,水液输布运化失常,饮停胸胁所致。胸水有多少之分,形成速度有快慢之别,机体正气有虚实之差,故治疗上或以攻逐水饮为主,或以扶益正气为主,或攻补兼施,在辨证施治基础上配合中西医结合疗法可获满意疗效。

【病因病机】

《素问·经脉别论》曰:"饮入于胃,游溢精气,上输于脾,脾气散精,上归于肺,通调水道,下输膀胱,水精四布,五精并行。"胸水的形成外因多为外感寒邪或寒湿之邪或饮食不当;内因多为劳倦内伤,两者相互作用使肺脾肾功能障碍,肺居上焦,有通调水液的作用;脾居中焦,有运输水谷精微的功能;肾处下焦,有蒸化水液、分清泌浊的职责,三焦气化不利,水液停滞,留于胁下而发病。两胁为肝经所主,水流胁下,阻碍气机,影响肝之疏泄,三焦水道不利,饮积加重,故病亦涉于肝。

(1)外感寒湿　体虚不固,感受寒湿、水湿之邪,侵袭肺脏,肺气不宣,水液输布不利,积于胸胁,而为胸水。感受水湿,困遏脾胃,脾胃气化障碍,以致水液停滞,积于胸胁成为胸水。

(2)饮食不当　中阳素虚,饮食不节,饥饱不匀或过食生冷,冷与热结,中阳暴遏,脾不能运,湿从中生,津液水湿停聚成为胸水。

(3)劳倦内伤　劳倦太过,或病程日久,伤及脾肾之阳,水液失于输布,脾转输无权,肾蒸化失职,水液停则胸水生。体虚气弱,伤于水湿,肺脾肾三脏功能失调,水液不能转输,水停胸胁而成胸水。

胸水,论其病理性质总属阳虚阴盛,输化失调,因虚致实,水液停滞为患。中阳素虚,脏气不足实为发病内在病理基础。脾阳一虚,上不能输精以养肺,水谷不从正化,反为痰饮而停于肺;下不能助肾以制水,水寒之气反伤肾阳,由此必致水液内停中焦,流溢各处,波及五脏。

【辨证论治】

胸水初起积液不多,脉络失和,治以和解疏导;久而饮邪壅盛,形体尚实者,治以攻逐水饮;若积饮虽多但正气已伤,或素体虚弱者,治以泻肺利水;胸水经治疗尚有少量饮邪去而不尽者,以消痰破饮为法。后期气滞血瘀者,治以理气活血;肺脾气虚者,治以健脾益气,培土生金;阴虚内热者,治以滋阴清热。肿瘤患者,多虚实夹杂,本为虚,中阳虚衰,脏气不足;标为实,饮邪停聚,支撑胸胁。治疗需时时固护正气,保护脾胃功能,并合以抗癌之法。

1. 邪犯胸肺

[主症]不规则发热或者寒热往来,咳唾引痛,干呕,口苦,咽干,咳嗽少痰,心下痞闷,气短,苔薄白或黄,脉弦数。

[治则]和解疏利。

[方药]小柴胡汤合小陷胸汤加减。方用柴胡、黄芩、半夏、生姜、大枣、甘草,和解少阳,少阳经气疏达则"上焦得通,津液得下",三焦水道通畅,饮邪得除。黄连、全瓜蒌、半夏,清热化痰,宽胸散结导饮,可酌加枳壳、桔梗、杏仁,宣肺化饮。

[按语]本方和解少阳,少阳经气疏达则"上焦得通,津液得下",三焦水道通畅,饮邪得除,可加用葶苈子清泻肺热,利水渗湿,葶苈子为治疗本病有效药物,用量宜大,一般在30g左右。

2. 饮停胸胁

[主症]咳唾引痛较前轻,但呼吸困难加重,气喘息短,不能平卧,甚则病侧肋间胀满,胸廓隆起,苔白,脉沉弦。

[治则]攻逐水饮。

[方药]十枣汤或控涎丹。两方均攻逐水饮峻剂,均适用于体实证实,积饮量多者。十枣汤力更峻,方中甘遂善行经隧水湿,大戟善行脏腑水湿,芫花善攻胸胁癖饮,三药等量研末,每次1~3g,大枣10枚,煎汤送下,清晨空腹顿服,益气健脾以防攻饮伤正。

控涎丹力稍缓,系十枣汤去芫花加白芥子而成。白芥子搜剔停痰积饮,善去皮里膜外之痰,逐胸腔水饮,以甘遂、大戟、白芥子三药等份研末,糖丸如梧桐子大,每服 5 ~ 7 丸,姜汤送下。两方服后当从二便排出,并用糜粥调养,扶助正气,剂量宜从小到大渐增,以防峻猛伤正,连服 3 ~ 5 日,若需再用,可停药 2 ~ 3 日继用。如服后呕吐、腹痛、腹泻过剧应减量或停服。

[按语]若积液量大但正气已伤,见形体虚羸,说话气怯,脉细弱,则宜宣肺利水,用椒目瓜蒌汤加减,方用生姜、椒目温经利水导饮;葶苈子、桑白皮泻肺利水;橘红、瓜蒌宽胸化痰;紫苏子、半夏、茯苓降气化痰;白蒺藜疏肝调畅气机。若水饮渐退,少量饮邪留而不去,见包裹性积液或胸膜炎性粘连时,治以消痰破饮,偏热者用小陷胸汤加减,方用瓜蒌、半夏、黄连清热化痰,宽胸散结;偏寒者香附旋覆花汤加减,方用香附、旋覆花善通肝络而逐胁下之饮,紫苏子、半夏、陈皮降气化痰,茯苓、薏苡仁健脾利水。可酌加活血通络之品如桃仁、赤芍药、地鳖虫及葶苈子清肺热、利水渗湿清留饮。

3. 气滞血瘀

[主症]胸胁胀闷,积饮之侧上下牵引疼痛,胸痛如灼或者刺痛,呼吸不畅,活动及阴雨天加重且迁延难愈,甚则患侧胸廓凹陷变形,舌暗或见瘀斑,脉弦细涩。

[治则]行气活血通络。

[方药]桃红四物汤合香附旋覆花汤加减。方用桃红四物汤(去熟地黄)之桃仁、红花、当归尾、赤芍药、川芎养血活血逐瘀,香附旋覆花汤之旋覆花、紫苏子、半夏、茯苓、薏苡仁降气化痰,香附、陈皮理气解郁。刺痛甚者酌加延胡索、五灵脂、丝瓜络活血通络止痛。

[按语]本型胸水特点与气滞血瘀有关,故处方用药时,应注

意补血不滞血,行血不破血,补中有散,散中有敛,以治理血脉,使血行常轨,达到减少胸腔积液的效果。

4.肺脾气虚

［主症］胸胁胀闷疼痛,疲乏无力,气短懒言,畏风自汗,面色苍白,食欲不振,舌淡胖有齿痕,脉细无力。

［治则］健脾益气。

［方药］参苓白术散加减。方用四君子汤益气健脾,山药、白扁豆、薏苡仁、莲子补脾渗湿,砂仁和胃理气化湿,桔梗宣利肺气,载药上行。全方补土生金,补益肺脾兼以利湿行气化痰。

［按语］临床应用此方化裁,人参改用党参,变散为汤,治疗多种内科病证,屡获满意疗效。

5.阴虚内热

［主症］胸胁胀闷疼痛,咳呛时作,咯少量黏痰,口干咽燥,午后潮热,颧红盗汗,心烦,手足心热,消瘦,舌红少苔或无苔,脉细数。

［治则］滋阴清热。

［方药］沙参麦冬汤、百合固金汤加减。方用沙参、麦门冬、玉竹、天花粉滋阴润燥,百合、生地黄、熟地黄、当归、白芍滋阴,玄参滋阴清热,贝母化痰除饮,桔梗、甘草宣肺气,利咽喉。

［按语］本方是清热生津之剂,方中主要用沙参,养肺胃之阴,并辅以麦冬、花粉,清肺胃之热;用玉竹以补虚,扁豆以和中作为兼制之药;最后用桑叶之苦而轻宣肺热,和以甘草之甘而生津液。津液生,燥热除,诸证自愈。

【典型病例】

1.周某,男,60岁,广元市人,2009年10月在某医院做纤维支气管镜检取组织活检病理确诊为右肺腺癌,B超检查提示右侧中、大量胸腔积液,来院就诊。入院症见:低热(37.5～38℃),咳唾引痛,咳嗽少痰,心下痞闷,气短,苔薄黄,脉弦数。辨证为邪犯胸肺。治以和解疏利,利水通络。方以小柴胡汤合小陷胸汤加减。方用柴胡10g,黄芩10g,半夏15g,生姜10g,葶苈子30g,大枣15g,甘草6g,黄连6g,全瓜蒌15g,半夏15g,枳壳15g,桔梗10g,杏仁10g,冬瓜子30g。每日1剂,水煎服,每次100ml,每日3次,连服1月,症状大减,胸水中等量;葶苈子减至15g,继服2月,前述症状基本消失,胸腔积液消失。

2.刘某,女,52岁,南充市人,2010年11月在某医院做纤维支气管镜检取组织活检病理确诊为左肺腺癌,B超检查提示左侧大量胸腔积液,来院就诊。入院症见:咳嗽,痰多,气喘息短,甚至不能平卧,病侧肋间胀满,苔白,脉沉弦。辨证为饮停胸胁,治以攻逐水饮,方以十枣汤或控涎丹,用甘遂、大戟、芫花、白芥子等份研末,糖丸如梧桐子大,每服5~7丸,姜汤送下,服后并用糜粥调养。剂量宜从小到大渐增,连服3~5日,停药2~3日继用。胸水渐退,少量饮邪留而不去,方选香附旋覆花汤加减,香附10g,旋覆花10g,全瓜蒌15g,半夏15g,黄连6g,紫苏子20g,陈皮15g,茯苓30g,薏苡仁40g,桃仁15g,赤芍30g,地鳖虫10g,冬瓜子30g。每日1剂,水煎服,每次100ml,每日3次,连服1月,症状大减,胸水中等量;去地鳖虫,继服1月,前述症状基本消失,胸腔积液消失。

3.杨某,男,61岁,资阳市人,2009年12月在某医院做纤维支气管镜检取组织活检病理确诊为右肺腺癌,B超检查提示右侧大量胸腔积液,来院就诊。入院症见:咳嗽,气短,胸痛为刺痛,病侧胸廓凹陷变形,舌黯可见瘀斑,脉弦细。辨证为气滞血瘀,治以行气活血,利水通络,方以桃红四物汤合香附旋覆花汤加减,药物:桃仁15g,红花10g,当归尾20g,赤芍药30g,旋覆花10g,紫苏子15g,半夏15g,茯苓皮30g,薏苡仁40g,香附10g,延胡索30g,五灵脂10g,丝瓜络30g。每日1剂,水煎服,每次100ml,每日3

次,连服1月,症状大减,胸水中等量;去五灵脂,继服2月,前述症状基本消失,胸腔少量积液。

4.黄某,男,59岁,成都市人,2011年6月在某医院做纤维支气管镜检取组织活检病理确诊为左肺鳞状细胞癌,B超检查提示左侧中量胸腔积液,来院就诊。入院症见:神疲乏力,气短懒言,咳嗽痰少,不易咯出,食欲不振,舌质淡胖,脉细弱。辨证为肺脾气虚,治以健脾益气,利水通络,方用参苓白术散加减。处方:党参20g,山药30g,白扁豆30g,薏苡仁40g,莲子10g,砂仁15g,桔梗10g,大腹皮20g,葶苈子30g,冬瓜子30g。每日1剂,水煎服,每次100ml,每日3次,连服1月,症状大减,胸水基本消失;葶苈子改为15g,继服2月,前述症状基本消失,胸水未见复发。

5.田某,女,45岁,达州市人,2012年3月在某医院做纤维支气管镜检取组织活检病理确诊为右肺腺癌,B超检查提示右侧中量胸腔积液,来院就诊。入院症见:胸胁胀闷,咳嗽,咯少量黏痰,口干咽燥,舌红少苔,脉细数。辨证为阴虚内热,治以滋阴清热,利水通络,方以沙参麦冬汤、百合固金汤加减。药物:沙参30g,麦门冬15g,玉竹15g,天花粉15g,百合30g,生地黄15g,当归15g,白芍30g,玄参15g,浙贝母15g,桔梗10g,大腹皮20g,葶苈子30g,冬瓜子30g,甘草6g。每日1剂,水煎服,每次100ml,每日3次,连服1月,症状大减,胸水基本消失;去葶苈子,继服2月,前述症状基本消失,胸水消失。

【护理】

(1)饮食宜清淡,富营养,忌食肥腻、煎炸。酸性吸敛及助湿生热之品。

(2)中药汤剂宜温服。服用攻逐水饮药时,应向患者讲明服药方法,药物作用及服药后可能发生的反应等,并做好记录。

(3)胸水量多,胸满气急者,取半卧位,胸痛严重者取患者卧位,减轻疼痛,伴呼吸困难者,遵医嘱予以氧气吸入。年老体弱。长期卧床病人,预防发生压疮。

(4)观察病人体温、呼吸、咳嗽、胸痛与胸水情况及疼痛的性质程度。

(5)水量较多,呼吸困难明显,遵医嘱做好胸腔置管术前准备及术后的护理。

(6)鼓励患者树立战胜疾病的信心,配合治疗及护理。

第五节　癌性腹水

腹膜腔内有过量的液体存在,称为腹水。腹水属中医学"臌胀"的范畴,因腹部膨胀如鼓而命名。腹水以腹部胀大,皮色苍黄,甚则腹皮青筋暴露,四肢不肿或微肿为特征。本病在各家方书中有许多不同的名称,如"水蛊""蛊胀""蜘蛛蛊""单腹胀"等。《灵枢·水胀》曰:"鼓胀者,腹胀身皆大,大与肤胀等也。色苍黄,腹筋起,此其候也。"这段经文较详细的描述了腹水的特征。

本病可分为"气臌""血臌""水臌"三类,但气、血、水三者,常常互相牵连为患,临床表现有主次之分,而绝非单独为病。病机多为本虚标实,虚实互见,故治疗上宜谨守病机,以攻补兼施为基本原则。

现代医学认为,肿瘤累及腹膜是产生腹水最常见的原因,可由一系列疾病引起,如炎症、心肝肾疾病、原发性腹膜癌、各种癌瘤腹膜转移等。原发性腹膜癌临床上少见,主要为间皮细胞瘤。继发性腹膜癌或癌瘤腹膜转移则较常见,女性以卵巢癌最多,男性以胃肠道癌多见。其他如恶性淋巴瘤、间皮瘤、子宫癌及乳腺癌等也可以引起腹膜转移。腹水的成因可分为两类:一类为中心性腹水,主要由静脉或淋巴管阻塞所致;另一类为周围性腹水,由散布于腹膜表面的肿瘤结节刺激液体分泌而引起。腹水初期以气臌为多见,病情进一步发展到腹大如箕为水臌。至于血臌临床上可见腹膨、青筋暴露、血缕血痣、腹中结癥等。气臌、水臌、血臌实为同一疾病之不同阶段而已,很难截然分割。总之,腹水是气、血、水三者互相交融为患所致。

【病因病机】

恶性肿瘤所致腹水,其病因与饮食失节、情志内伤、劳欲过度、黄疸积聚失治有关。其病机为肝脾肾三脏受损,造成气结、血瘀、水停腹内所致。由于肝脾肾功能失调,使脏腑虚者愈虚,而气血水结聚腹中,水湿不化,又使实者愈实。故本虚标实,虚实交错为本病病机的特点。

(1)饮食失节　由于饮食失节,营养不佳,脾土失养,运化失职,使清阳不升,浊阴不降,气机不畅,开阖不利,气血瘀结,壅塞中焦,遂决渎无道,水湿泛滥,而成臌胀。

(2)情志内伤　情志抑郁,肝气不畅,气机不利,血液运行受阻,肝之脉络为气血壅滞;又肝气不舒,横逆犯脾,脾土运化失职,水液输化障碍,水湿内停,与瘀血蕴结,日久不化,阻塞气机,开阖不利,便成腹水。

(3)劳倦过度　劳倦过度,伤及脾胃,脾伤不能运化水谷,水湿内生,肾亏则气化不行,不能蒸腾水液,湿聚水生而化成腹水。

(4)黄疸、积聚失治　黄疸积聚,迁延日久,湿热寒湿,蕴积中焦,伤及肝脾二脏,肝失条达,气血凝滞,水饮内停,而成腹水。积聚日久,气郁血瘀,相互搏结,肝脾气血运行不畅,肾及膀胱气化失司,水湿停积,演成腹水。

从病因病机来看,恶性肿瘤所致腹水,是以虚为主,虚实夹杂,本虚标实,不论是饮食失节、情志内伤、劳欲过度或黄疸积聚失治,最终导致肝脾肾三脏受损而形成气结、血凝、水泛的临床表现。腹水的初期常以气臌为主,随着病情的发展可为水臌。至于血臌在临床可见腹臌,青筋暴露,面多血缕、血痣或腹中结癖等。

【辨证论治】

腹水出现的初期以脘腹部作胀为常见症状,作胀以食后更明显,继而出现腹部胀满,腹渐膨大,甚则高于胸部,形如覆锅,腹部有青筋暴露,脐孔突出,逐渐肌肉消瘦。全身症状有乏力、纳呆、尿少、大便溏而不爽,或秘涩难下、下肢浮肿或有出血倾向等。

恶性肿瘤所致腹水,其辨证的要点首先是辨虚实。也可根据腹水进展情况辨虚实,若腹水在半月至一月之间不断进展多为实证;若腹水迁延数月多为虚证。也可根据大小便情况辨虚实,小便黄赤,大便秘结为实;小便清白,大便溏泄为虚。可根据苔脉情况辨虚实,苔黄厚腻或白厚干腻为实;苔少舌光红绛为虚。在辨证过程中还应辨明气结、血瘀、水泛的主次,大凡腹水初起以气结为主,随着病情的发展或治疗不当,病情可逐步深入则以水泛或血瘀为主。

腹水的治疗大法以行气利水,消瘀化积为主。在应用以上诸种方法时,必须考虑腹水是肝脾肾三脏功能障碍,实中有虚一直贯穿于疾病的全过程,因此千万不要攻伐过猛,要遵循"衰其大半而止"的原则。

腹水至晚期,多属虚证,通常选用温补脾肾或滋养肝肾等方法培补根本。但腹水的病机总属气、血、水瘀结,培补易造成助邪增胀的结果,因此在补虚的同时要适当兼顾祛邪。总之在治疗过程中要根据患者的具体情况,或先补后攻,或先攻后补,或攻补兼施,随病情变化,不断修正治疗方案,才能收到较好的疗效。

1. 气滞湿阻

[主症]腹大胀满,胀而不坚,胁下痞胀或疼痛,纳食减少,食后胀重,嗳气,小便短少,大便黏滞不爽,矢气夹杂,苔薄白或腻。

[治则]理气调中,祛湿消胀。

[方药]柴胡疏肝散合平胃散加减。方用柴胡、赤芍、川芎、香附疏肝解郁,苍术、厚朴、枳壳、陈皮理气和中,除湿消胀。合方能够起到疏通肝经郁滞之气,宣通脾经困窘之湿的作用。本证属腹水初期,主要为气机阻滞,兼有少量水湿。若治疗得当,病情较易控制,若治疗不当,甚至失治延误,致水湿不能清泄,蓄积于内,则可从寒化或热化,或因气滞日久,瘀血内生,都会使病情进一步加重。

[按语]本证属腹水初期,主要为气机阻滞,兼有少量水湿。若治疗得当,病情较易控制,若治疗不当,甚至失治延误,致水湿不能清泄,蓄积于内,则可从寒化或热化,或因气滞日久,瘀血内生,都会使病情进一步加重。

2. 寒湿困脾

[主症]腹大胀满,按之如囊裹水,胸腹胀满,得热稍舒,精神困倦,怯寒懒动,小便少,大便溏,下肢浮肿,苔白腻,脉缓。

[治则]温中健脾,化湿利水。

[方药]实脾饮为主方。方用附子、干姜、草果温阳散寒除湿,白术、甘草健脾运湿,大腹皮、茯苓渗湿利水,厚朴、广木香宽中理气化湿。本方能使寒去阳复湿自化,气化水行肿自消。如尿少、胀满不消可加猪苓、王不留行、黑白牵牛子,下肢水肿明显加防己、黄芪。

[按语]本方温阳健脾,行气利水,用于脾阳不足,水湿内停,而见尿少浮肿下半身尤著,腹泻便溏,胸腹胀满,或身重肢冷,舌苔白腻而润,脉沉迟者。本方与五苓散合用也可治疗慢性肾炎水肿、心脏病水肿或各种原因引起的腹水之轻证而属于脾阳虚者。

3. 湿热蕴结

[主症]腹大坚满,脘腹拒按撑急,烦热口苦,渴不欲饮,小便

赤涩,大便秘结或溏垢,舌边尖红,苔黄腻或兼灰黑,脉象弦数,或面目皮肤发黄。

[治则]清热利湿,攻下逐水。

[方药]中满分消丸加减。方用黄芩、黄连、知母清泄热邪,茯苓、泽泻泻湿利水,枳壳、厚朴、陈皮、砂仁宽中行气导滞,白术运脾化湿。诸药合用,可起到清热退邪消胀的作用。

[按语]如水湿困重,正气尚实,可暂用舟车丸攻下逐水,得泻即止;若面目俱黄,可合用茵陈蒿汤,清化湿热,导热下行。若病势突变,骤然吐血、下血,此为热迫血溢,可用犀角地黄汤加减,凉血止血。如神昏谵语,乃湿热蒙闭心包,属危候,可用安宫牛黄丸或至宝丹,以清热开窍。

4. 肝脾血瘀

[主症]腹大坚满,络脉怒张,胁腹刺痛,面色黯黑,面颈胸臂有血痣,呈丝纹状,手掌赤痕,唇色紫褐,口渴,饮水不能下,大便色黑,舌质紫红或紫斑,脉细涩或芤。

[治则]活血化瘀,行气利水。

[方药]化瘀汤加减。方中丹参、当归、桃仁、红花养血活血,牡丹皮、赤芍凉血化瘀,穿山甲、牡蛎软坚破瘀,白术、青皮、泽泻健脾行气利水。

[按语]本方具有活血化瘀,通络行气,消坚利水的功效。如胀满过甚,体质尚好,能胜任攻逐者,临床可用十枣汤等逐水剂,以导水下行,但须时时注意顾护脾胃之气,不可攻伐太过。未尽之水邪,宜缓缓消之,不可强求速效。

5. 脾肾阳虚

[主症]腹大胀满不舒,早宽暮急,面色苍黄,或呈㿠白,脘闷纳呆,神倦怯寒,肢冷或下肢浮肿,小便短少不利,舌质胖淡紫,脉沉弱无力。

[治则]健脾温肾,化气行水。

[方药]附子理中汤和五苓散化裁。方中党参、白术、干姜、甘草益气健脾,并温中阳,肉桂、附子补肾壮阳,茯苓、泽泻、猪苓渗利水湿。本方具有补脾肾、温阳气、散寒邪、利水湿之功效。

[按语]本方为利水之剂,以小便不利,舌苔白,脉浮或缓为证治要点。本方能起到补脾肾、温阳气、散寒邪、利水湿的作用。

6. 肝肾阴虚

[主症]腹大胀满,或见青筋暴露,面色晦滞,唇紫,口燥,心烦,失眠,牙龈出血,鼻时衄血,小便短少,舌质红绛少津,脉弦细数。

[治则]滋养肝肾,凉血化瘀。

[方药]一贯煎合消瘀汤加减。一贯煎能滋肝肾,养阴血,而消瘀汤能化瘀血,消胀满。两方合用能起到滋肾清肝,养阴活血,化瘀消胀之功。若内热口干、舌绛少津可加玄参、麦门冬、石斛以养阴清热;午后潮热加柴胡、地骨皮以退热;小便短赤,加猪苓、白茅根、通草以养阴利水;若齿、鼻出血,可加犀角、茜草、牡丹皮、仙鹤草之类凉血止血。

[按语]本证阴虚液耗,津不上承,故咽干,舌红少津,肝气不舒,肝脉郁滞,时间久后则结为疝气瘕聚,治疗宜滋养肝肾阴血为主,配伍疏达肝气之品,故两方合用能起到滋肾清肝,养阴活血,化瘀消胀之功。

【典型病例】

1. 张某,女,55岁,乐山市人,2010年3月在某医院 CT 查及卵巢占位,行手术切除后病理确诊为卵巢癌,B 超检查提示腹腔大量积液,来院就诊。入院症见:腹大胀满,胁下痞胀,食后胀明显,小便短少,大便黏滞不爽,舌苔白腻,脉滑。辨证为气滞湿阻,治以理气调中,祛湿消胀。方以柴胡疏肝散合平胃散加减。方用柴胡 10 g,赤芍 30 g,川芎 15 g,香附 10 g,苍术 15 g,厚朴 20 g,枳壳 20 g,陈皮 10 g,牵牛子 10 g,椒目 15 g,大腹皮 20 g,核桃枝 30 g。每日 1 剂,水煎服,每次 100ml,每日 3 次,连服 1 月,症状大减,腹水中等量,去牵牛子、椒目,继服 2 月,前述症状基本消失,腹腔积液少量。

2. 李某,男,59 岁,简阳市人,2011 年 2 月在某医院 CT、肝穿刺活检确诊为肝细胞癌,B 超检查提示腹腔中、大量积液,来院就诊。入院症见:精神困倦,畏寒,腹大胀满,得热稍舒,胁下痞胀,双下肢浮肿,小便少,大便溏稀,舌苔白腻,脉滑。辨证为寒湿困脾,治以温中健脾,化湿利水,以实脾饮为主方。方用制附子 10 g,干姜 10 g,草果 15 g,炒白术 20 g,甘草 6 g,大腹皮 30 g,茯苓皮 30 g,厚朴 20 g,广木香 15 g,猪苓 15 g,王不留行 15 g,黑牵牛子 10 g,防己 10 g,黄芪 30 g。每日 1 剂,水煎服,每次 100ml,每日 3 次,连服 1 月,症状大减,腹水中等量;去附子、黑牵牛子,继服 2 月,前述症状基本消失,腹腔积液少许。

3. 钱某,男,58 岁,双流县人,2012 年 5 月在某医院行 CT 及肠镜活检确诊为结肠癌,B 超示腹腔中量积液,来院就诊。入院症见:神疲,身黄,目黄,口苦,腹大拒按,小便短赤,大便秘结,舌黄,脉弦滑。辨证为湿热蕴结,治以清热利湿,攻下逐水,以中满分消丸加减。用黄芩 15 g,黄连 6 g,知母 10 g,茯苓皮 15 g,泽泻 30 g,厚朴 30 g,陈皮 10 g,砂仁 10 g,生白术 15 g,黑牵牛子 10 g。每日 1 剂,水煎服,每次 100ml,每日 3 次,连服 1 月,症状大减,腹水中等量;去黑牵牛子,厚朴减至 15 g,枳壳减至 10 g,继服 2 月,前述症状基本消失,腹腔积液减至少量。

4. 林某,男,66 岁,南部县人,2011 年 2 月在某医院做 CT、肝穿刺活检确诊为肝细胞癌,B 超检查提示腹腔大量积液,来院就诊。入院症见:面色黧黑,腹大坚满,胁腹疼痛,口渴,饮水不欲下,大便干,舌质黯,舌苔厚腻,脉涩。辨证为肝脾血瘀,治以活血化瘀,行气利水,方以化瘀汤加减:丹参 40 g,当归 15 g,桃仁 20 g,藏红花 10 g,牡丹皮 15 g,赤芍 30 g,穿山甲 10 g,牡蛎 30 g,白术 30 g,青皮 10 g,泽泻 30 g,白牵牛子 10 g。每日 1 剂,水煎服,每次 100 ml,每日 3 次,连服 1 月,症状大减,腹水少量;去穿山甲,继服 2 月,前述症状消失,腹水基本消失。

5. 王某,女,45 岁,绵阳市人,2011 年 5 月在某医院 CT 查及胃窦占位,行手术切除后病理确诊为胃腺癌,B 超检查提示腹腔中量积液,来院就诊。入院症见:神疲乏力,面色黄,无华,畏寒肢冷,腹大胀满,早宽暮急,小便短少,大便稀,舌质淡胖,苔白腻,脉细弱。辨证为脾肾阳虚,治以健脾温肾,化气行水,方以附子理中汤和五苓散化裁:党参 30 g,炒白术 15 g,干姜 10 g,甘草 6 g,肉桂 10 g,制附子 10 g,茯苓皮 30 g,泽泻 40 g,猪苓 20 g,黑牵牛子 10 g,核桃枝 40 g。每日 1 剂,水煎服,每次 100 ml,每日 3 次,连服 1 月,症状大减,腹水减少;去附子、黑牵牛子,继服 2 月,前述症状基本消失,腹水基本消失。

6. 刘某,男,72 岁,成都市人,2012 年在某医院 CT 查及胰腺占位,行手术切除后病理确诊为胰腺癌,B 超检查提示腹腔中量积液,来院就诊。入院症见:面色晦暗,腹大胀满,左上腹疼痛,心烦,牙龈时有出血,小便短少,大便干,舌质红,苔少,脉弦细。辨证为肝肾阴虚,治以滋养肝肾,凉血化瘀,方以一贯煎合消瘀汤加减:西洋参 10 g,枸杞子 30 g,生地黄 15 g,当归 15 g,川楝子 10 g,丹参 40 g,赤芍 30 g,桃仁 15 g,核桃枝 40 g,麦冬 15 g,猪苓 20 g,白茅根 40 g,茜草 15 g,仙鹤草 30 g。每日 1 剂,水煎服,每次 100 ml,每日 3 次,连服 1 月,症状大减,腹水减少;去川楝子,继服 1 月,前述症状基本消失,腹水消失。

【护理】

(1)因腹胀而致呼吸困难者取半卧位,遵医嘱予以吸氧。

（2）饮食以富于营养、易消化为宜,气滞湿阻者,可多食理气健脾之品,忌食土豆、红薯等阻壅气机的食物;脾肾阳虚者,可食健脾益肾之品;寒湿困脾者,可食健脾利水之品。

（3）中药汤剂浓煎寒湿困脾者趁热服用,温热蕴结者凉服,服药后观察效果和反应。

（4）注意观察病人神志、腹部形态、尿量及喘促、出血、呼吸等情况。

（5）腹腔大量积液,病人呼吸困难者,配合医生做好腹腔穿刺置管术前准备及置管后的护理。

（6）寒湿困脾、肝肾阴虚者,遵医嘱予以艾灸治疗。

（7）遵医嘱予以消水方外敷神阙穴。

第六节 癌性疼痛

中医学典籍对癌性疼痛早有记载,古代医家将癌症所致的疼痛称为癌瘤痛,是指瘤毒侵犯经络或瘤块阻滞经络气血而致机体某部位的疼痛。癌瘤痛在中医文献中常出现于癥、积、瘤、石、瘕、乳岩、石疽、噎膈、反胃、脏毒等及其所致的气血衰败诸病候中。《素问·玉机真脏论》中有"大骨枯槁、大肉下陷、胸中气满、喘息不便、内痛引肩项"的描述,极似肺癌晚期疼痛。又《难经》有"积者阴气也,其始发有常处,其痛不离其部"的记载,说明积块开始产生时即有固定部位,其疼痛位于积块处,且痛处不移。晋·葛洪《肘后备急方·卷之四·治卒心腹癥坚方第二十六》中说:"治卒暴症,腹中有物如石,痛如刺,昼夜啼呼,不治之,百日死。"说明癌痛难忍,以致患者"昼夜啼呼",精神状态极差,严重影响患者生存质量。中医认为癌痛的病机有虚、实两个方面,虚者"不荣则痛",实者"不通则痛"。一般而言,早、中期癌痛以实痛为主,晚期以虚痛为主,或虚实并见。中医学认为癌症的形成是人体先有正气亏虚,而后邪毒入侵,而疼痛是因为"气机不畅,不通则痛",气滞血瘀是造成"不通"的主要因素;"瘀结成块"或"癥瘕积聚"是局部不通的后果。诚如《医学心悟》说:"痛有定处而不散者,血也。"《外证医案汇编》说:"正气虚则为癌。"由于正气亏虚,气血阴阳不足,脏腑经络失于荣养,也可见疼痛,即经云"脉泣则血虚,血虚则痛",也称之为"虚痛"。此外,疼痛也是其他有害于人体的各种刺激,诸如心理、精神及七情等情志变化、六淫等气候因素综合作用的结果,说明这种"疼痛"总的来说实为内因和外因共同作用。

根据急则治标的原则,疼痛一症升为主要矛盾,务以止痛为主,暂且应用强有力的止痛药物,以图急则治其标。《素问·举痛论》曰:"寒气客于五藏,厥逆上泄,阴气竭,阳气未入,故卒然痛死不知人,气复反则生矣。"

(据世界卫生组织(WHO)估计,全球每年约有1 000万新增癌症患者。现患者2 200万,预计2020年将达到3 000万。)癌症患者中50%的疼痛为中到重度,30%为难以忍受的重度疼痛。而在晚期癌症患者中,60%~90%伴有疼痛。我国现有癌症病人约200万,疼痛发生率40%~50%,其中25%的病人未得到治疗,中、重度疼痛占20%。因此,控制癌性疼痛被列入世界卫生组织癌症综合控制规划四个重点之一。在我国,由于多种原因,很多癌症病人在确诊时已属中、晚期,因此,癌性疼痛的治疗已刻不容缓。

中医药在癌痛治疗上具有独特优势,近年来,祖国医学以其独特的理论体系,采用中药内服、外用、针灸等方法,开展对癌性疼痛的治疗研究,取得了满意的进展,中医中药对控制癌痛的效果是值得肯定的,并有着无成瘾性、无耐药性及毒副作用少等优势,故逐渐在临床上得到了广泛应用。其次,中药较为经济、方便、无创伤,符合国人心理,依从性好,满意度高。最后,中医药的应用极大地丰富了一、二阶梯(非吗啡类药物)癌痛治疗的内容。中药止痛作用缓慢而持久,与西药止痛剂配合可减少西药的用量。

【辨证论治】

中医认为癌痛发生的根本原因在于阴阳气血的失衡,因此,中药治疗癌性疼痛不全靠止痛中药,而是依据辨证原则,选择药物贵在维持机体气血阴阳的平衡,及早发现致痛的病因,用中药防患于未然。如前所述,癌瘤的本质在于本虚标实,为全身属虚,局部属实的病证,其基本病理可概括为"虚""瘀""痰""毒""寒"五字,癌痛的发生与癌瘤紧密相关,其病理基础亦体现在"虚""实"两方面,虚者为"不荣则痛",实者为"不通则痛",因此,扶正补虚、化瘀通络不仅是治疗癌痛的大法,亦是预防癌痛的基本法则。但由于肿瘤不同的阶段发展过程中病机有异,虚实亦有偏重,一般而言,肿瘤早期、中期以实痛为主,晚期以虚痛为主,或虚实并见,故临床治法亦因癌痛病机不同而异。

中医认为癌痛的病因病机主要是气机失调、瘀血阻滞、痰浊凝结、寒凝经络、热毒结聚等几方面。各种病因可导致人体气机失调而致癌瘤产生,癌瘤本身又可阻滞脏腑经络,产生各种气机失调。瘀血是机体的病理产物,血行不畅多由气机失调所致。瘀血即是癌瘤产生的病理基础之一,也是疼痛产生的主要原因之一。瘀血阻滞经络则疼痛,瘀血日久可使机体失养而致羸瘦、肌肤甲错、脏腑功能失调等。痰浊由津液代谢失常凝结而成,痰浊凝聚也是癌瘤产生的病理基础之一。元·朱丹溪认为"凡人身上中下有块者多属痰。""痰之为物,随气升降无处不至。"而痰浊又可阻滞经络气血,致脏腑经络气血失调及疼痛。痰浊又常与气滞、血瘀、湿邪、火毒相互裹挟而致病。《灵枢·百病始生篇》云："积之始生，得寒乃生。"寒凝也是癌瘤及其疼痛的主要病因，寒凝经络，气血受阻，故寒邪常与瘀结而致病。癌瘤日久，热毒内生，伤及脏腑经络气血，或与痰浊相合，阻塞经络气血运行，或热毒伤络均可产生疼痛。

癌性疼痛的发生本身是多因素共同作用的结果，在其发病过程中，既存在病理性改变，又存在心理因素；既有"不荣则痛"的病机，又有"因实致痛"的病理等，因此，临床应用法则时，一定要注意结合辨证，综合分析，合理配伍，才能发挥更好的治疗效应。治疗上，常用分型如下：

1. 寒邪凝滞型

[主症]疼痛或缓或急，常有冷感，痛有定处，遇寒痛甚，得温痛减，或喜按。兼有面色苍白、形寒神怯、手足不温、大便溏薄、小便清长等全身症状。舌质淡暗、舌体胖大或有齿痕，舌苔薄白，脉沉细或弦紧。

[治则]温阳散寒，通络止痛。

[方药]常选用附子、肉桂、细辛、干姜、丁香、乌药、麻黄、桂枝、羌活、川椒、高良姜、荜茇、小茴香、吴茱萸、川乌等药。临床可根据不同部位，灵活选药：痛在上焦用薤白、桂枝、黄芪，在中焦用干姜、吴萸、丁香，在下焦用附子、小茴、乌药，在肢节用桂枝、细辛、威灵仙。对于晚期病人，多有肾阳虚衰，《素问·至真要大论》说："诸寒收引，皆属于肾。"故常加补肾助阳之品，如补骨脂、骨碎补、杜仲、续断、菟丝子、桑寄生等，可见温补肾阳也是中医学扶正抗癌的重要法则之一。因寒为阴邪，其性凝滞，易阻碍气机，导致气滞血瘀，故临床中常加入行气活血化瘀之品，如延胡索、川楝子、木香、桃仁、川芎、土鳖虫等。

[按语]《素问·痹论》曰："痛者，寒气多也，有寒故痛也。"

《素问·举痛论》又曰："经脉流行不止,环周不休,寒气入经而稽迟。泣而不行,客于脉外则血少,客于脉中则气不通,故卒然而痛。"充分说明了寒邪与疼痛的关系。寒邪凝滞,阳气不达,气血不畅,经气闭阻则可致疼痛的发生。中医学认为肿瘤为阴寒证,其本质在于"阴成形",而癌性疼痛的发生与肿瘤关系相当密切,癌瘤是产生癌性疼痛的病理基础,故癌痛的发生亦多与阴寒有关。可见于肿瘤进展期病人,或终末期病人。前者多属实寒,后者多属虚寒。

2. 火毒蕴结型

[主症]痛势较剧,局部肿块灼热疼痛,得冷稍减,或见局部红肿,或酿脓,皮肤变蜡黄色,溃破后流脓血,或出现高热、口渴、口臭、烦躁、尿赤、便秘等症状。舌质红绛,苔薄黄或黄腻,脉数。

[治则]清热解毒,泻火止痛。

[方药]黄连解毒汤加减,常用药物蚤休、红藤、败酱、半枝莲、黄连、黄柏、黄芩、银花、天葵子、蒲公英、石膏、山栀、白花蛇舌草、野菊花、龙胆草、山豆根、苦参、大黄、牛黄等。本类药物大多苦寒,能败伤胃气,体质虚弱者应用时勿忘调护胃气。此外,临床中肿瘤患者所表现出来的热性证候往往极为复杂,须辨别热邪所在的部位和病情发展的不同阶段,以及不同的兼证,辨证地应用不同的清热解毒药,才能取得比较满意的效果。如热毒蕴结的部位不同,其选药亦不同。热在上焦,选黄芩、玄参;在胃肠,选黄连、蒲公英;在下焦,选黄柏、红藤、败酱;在肝胆,选龙胆草、茵陈、核桃枝;三焦热,选山栀等。此外,清热止痛法也适用于虚火作痛者,表现为癌痛时轻时重,绵绵不止,手足心热或午后低热,虚烦不宁,颧红盗汗,口干咽燥,便干尿少,舌干红少苔甚至无苔,脉细数。此时用药不宜苦寒直折,而应用寒润之品滋阴退热,常用生地、玄参、麦冬、天花粉、赤芍、丹皮、知母、地骨皮、鳖甲等。

[按语]本法适用于邪毒化火,火毒蕴结于脏腑经络或机体某一部位而致的癌性疼痛。《素问·至真要大论》曰:"诸痛痒疮,皆属于心。"心主火,故认为火是疮疡疼痛发生的根本。又云"诸病胕肿,疼酸惊骇,皆属于火。"火热之邪,最易灼伤津血,壅塞经络,而致疼痛的发生。本型多见于中、晚期肿瘤患者,尤其是当肿瘤体积迅速增长、伴有坏死或继发感染时,更易发生。依据中医"治热以寒""热者寒之"的理论,治宜清热解毒、泻火止痛。

3. 气机郁结

[主症]多见于内脏肿瘤,尤其是消化系统的肿瘤。疼痛性质多为胀痛,痛无定处,遇情志刺激加重。患者往往精神抑郁,或表现为激动、躁动不安。伴脘腹满闷、嗳气、食少纳呆,善太息,舌淡苔薄白,脉弦。

[治则]疏肝理气,解郁止痛。

[方药]柴胡疏肝散加减:柴胡、青皮、香附、佛手、陈皮、川楝子、乌药、厚朴、八月札、青皮、枳实、木香、姜黄、薤白等。临床应用理气止痛药时,应根据疼痛的部位、性质等结合不同理气药的特点,辨证施药。如疼痛在胸肺者,选薤白、枳实、瓜蒌;疼痛在两胁者,选柴胡、香附、佛手、青皮、川楝子;疼痛在胃脘者,选延胡索、木香、厚朴、陈皮、乌药;疼痛在少腹者,选小茴香、莱菔子、荔枝核等。对于气滞疼痛,除选用理气止痛药外,亦应根据引起气郁的原因及兼证,进行合理配伍。本类药物多为辛温香燥之品,易耗气伤阴,故应中病即止,对于肿瘤病人,特别是晚期患者使用时应注意配伍益气养阴补血之品,以防更伤气阴。

[按语]气机郁结是导致癌性疼痛的重要病机。正如《医醇賸义·诸痛》云:"人之一身,自顶至踵,俱有痛病。其始也,或因于风,或因于寒,或因于火,或因于气,病各不同,而其为气凝血滞则一也。"气滞与疼痛的关系,于此可见。祖国医学认为气机郁滞在

肿瘤的发病中具有重要的地位。《灵枢·百病始生篇》曰:"若内伤于忧怒则气上逆,气上逆则六输不通……而积皆成矣。"由此可知,气机郁结与肿瘤及癌痛有着极为密切的关系。可以说,行气止痛法不仅贯穿了肿瘤治疗的始末,亦在癌性疼痛的治疗中占有重要的地位。中医学认为引起气机郁滞的病因主要是七情所伤。七情与人体气血有着重要的关系。七情太过或不及均可引起体内气血运行失常,气机阻滞,血为之停,津为之凝,经络为之不通,气血津液结聚而不行,日久则导致各种癌痛的发生。

4.瘀血阻滞

[主症]痛如针刺刀绞,痛有定处,拒按,持续时间长,夜间痛甚。常兼有面色晦暗,形体消瘦,肌肤甲错或有瘀斑、瘀点,痛处常触及包块。舌青紫或有瘀斑,舌底脉络迂曲,脉细涩。

[治则]活血化瘀,通络止痛。

[方药]丹参、川芎、赤芍、桃仁、红花、三七、刘寄奴、三棱、莪术、乳香、没药、蒲黄、土鳖虫、王不留行、当归、鸡血藤等。临床使用活血化瘀药时应注意辨证施药,区分不同活血药的特点。如三棱、莪术、土鳖虫、甲珠活血散结止痛之力强,宜于痛而兼有肿块者;赤芍、乳香、王不留行、刘寄奴活血通经止痛之力佳,宜于痛而持久难解者;当归、鸡血藤、三七活血养血止痛,宜于血瘀作痛而兼有血虚者;玄胡、川芎、郁金、莪术活血行气止痛之力强,宜于血瘀疼痛而兼气滞者。同时,应考虑到气血之间的关系,在应用此类药物时一定要配合行气药,这样才能达到"气行则血行"的目的,使活血药发挥更大的作用。

[按语]瘀血疼痛在癌性疼痛中最为常见。中医学认为血瘀既是癌瘤发生的病理机制之一,又是肿瘤病变过程中的病理产物,瘀血内阻致脉络不通,不通则痛,故通常在不同肿瘤的各个阶段均可见瘀血作痛的征象。清代名医叶天士曾针对痛证的病机,

提出了著名的"久痛入络"学说,强调脉络血瘀致痛。活血化瘀止痛不仅可以使瘀阻的络脉再通,疼痛缓解,亦可以通过化瘀消除癌瘤产生的病理因素,达到抑癌缩瘤、控制肿瘤发展的目的,从而解除癌痛发生的病理机制。

5. 痰浊阻络

[主症]疼痛多为钝痛、隐痛、胀痛、木痛等。同时,伴有痰涎壅盛,呕吐痰浊、咽喉不利,舌苔厚腻,脉滑。

[治则]化痰通络,散结止痛。

[方药]海藻玉壶汤加减:半夏、制南星、天竺黄、贝母、昆布、僵蚕、皂角刺、白芥子、甘遂、黄药子、山慈姑、瓜蒌、瓦楞子等。临床根据疼痛的不同部位、性质灵活选药。如脑瘤选僵蚕、石菖蒲、天竺黄、牡蛎;甲状腺及颈部肿瘤选昆布、海藻、黄药子、海蛤壳;肺癌选半夏、桔梗、贝母、紫菀、山海螺;乳腺癌选瓜蒌、皂角刺、牡蛎、山慈姑;消化道肿瘤选硇砂、急性子、海螵蛸、石打穿、莱菔子、旋覆花;妇科肿瘤选天南星、艳山姜、瓦楞子;骨与软组织肿瘤选白芥子、天南星、泽漆、肿节风。《丹溪心法》又云:"人之一身,无非气血周流,痰也随之……大抵气滞则痰凝,气行则痰行。"故应酌加行气活血药,如青皮、八月札、莱菔子、郁金等。

[按语]化痰止痛法在癌性疼痛的治疗具有重要作用,适用于痰浊流注,阻滞脏腑经络或结聚四肢百骸,经气不利而致的癌痛。中医学认为:痰湿凝滞与肿瘤的发生关系密切。正如朱丹溪所言:"凡人身上中下有块者,多属痰""自热成积,自积成痰,痰夹瘀血,遂成囊,此为痞痛、噎膈、翻胃之次第也。"说明了痰浊与肿瘤及癌痛的关系。痰浊是水液代谢失调的产物,痰浊内停,聚而为瘤,阻碍气血运行而导致癌痛。

6. 气血失荣

[主症]痛势隐隐,绵绵不休,疲劳后尤剧,伴形体消瘦,面色

无华,身倦乏力,神疲懒言,舌淡苔薄白,脉细弱等。

[治则]补益气血。

[方药]气虚者,以补气止痛,常用如黄芪、人参、党参、太子参、黄精、白术等;血虚而痛者,用当归、生地、首乌、鸡血藤等。

[按语]中医学认为肿瘤的基本病机在于正虚邪实。因此,正气不足,气血津液亏虚,脏腑经络失养而致"不荣则痛""因虚致痛"是癌痛发生的主要病机之一且贯穿了癌性疼痛发展的始终,尤以肿瘤晚期更为突出。可见,补虚止痛法在癌性疼痛的治疗中具有重要的作用。研究表明,这种补虚法不仅能提高机体免疫力,抗癌缩瘤,而且能提高机体的抗痛能力,减轻和缓解癌痛的发生,在癌痛的预防治疗中有重要的意义。临床中,因虚而痛的特点是依据中医"损者益之""虚则补之"的原则,针对在气、在血、在阴、在阳、在脏、在腑的不同,分别施以不同的补法。一般认为癌痛的发生与脾、肾关系密切。有研究表明:健脾益气药物能增加肿瘤患者的抗痛能力,应用补肾药物有助于疼痛的控制。如对肺癌造成的严重胸痛,在应用养阴药的同时,加仙灵脾、肉苁蓉、仙茅等补肾药,临床取得较好的效果。

7.心虚胆怯

[主症]肿瘤病人因紧张、焦虑、忧郁、愤怒等而发生疼痛。

[治则]镇静安神、宁心定志、止痛。

[方药]安神定志丸加减:柴胡、香附、郁金、合欢皮、茯苓、远志、酸枣仁、龙骨、牡蛎、珍珠母、琥珀、磁石等。

[按语]本法适用于各种癌性疼痛,特别是伴有明显的心理因素的患者。中医学认为疼痛的发生与心理情志关系极为密切,这种情志变化对疼痛的影响,在癌痛中表现尤为突出。现代研究提出,患者对痛的认识,对"死"的恐惧,情绪的忧伤,心理上的忧郁和绝望,都会影响癌痛的感觉。宁心安神能作为一种辅助方法,

在临床中结合辨证,与其他方法配合应用,才能收到良好的治疗效果。

【外治法】

中医外治法是相对于内治法而言,泛指通过口服以外途径施治的疗法,是祖国医学的重要组成部分,主要利用药物透过皮肤、黏膜、腧穴、孔窍等部位直接吸收,通过经络传导,进而激发经脉之气,疏通经络,调和气血,促进脏腑气血的正常运行,从而协调人体各脏腑之间的功能,发挥整体和局部镇痛作用。近年来外治法在癌痛止痛领域广泛应用并显示了较好的效果。外治法同内治法相比,具有许多优点:如外治法是将药物施治于患部或经络、穴位,使药物的作用力能直接、集中、持久地发挥作用,而不像内治法那样,药物要经过消化、吸收、输布等漫长过程,才能作用到疾病部位。因此,采用既安全又有效的外治法尤其对老幼虚弱之体,攻补难施之时,不肯服药之患者,不能服药之病证,就更为适宜。对需要使用猛烈药、有毒药的肿瘤患者,如内服产生的毒副作用将会伤及脾胃和肝脏,从而削弱人体抗病能力,外治较好地体现了"攻邪而不伤正"的原则。中药外治,既能产生药效,又可避免药物产生的剧烈毒副反应,即使有毒副作用也极少极轻。清·徐灵胎云"外治可补内服汤药之不足"。外治法宗师吴师机指出:"外治之理即内治之理,外治之药亦即内治之药,所异者法耳。"用外治法治疗痈疽疮疡本来就是中医一大特色,这种传统在治疗癌痛中仍在不断发扬光大。目前的临床应用主要为传统的膏药、散剂,缺乏现代制剂学方法和技术的支持。相信中药透皮给药系统(TTS)等新技术的研究和应用,将会赋予中药外治法崭新的生命力。常用药物有大黄、半枝莲、蚤休、芙蓉叶、仙人掌、薄荷、白芷、细辛、丁香、透骨草、黄药子、山慈菇、川乌、五灵脂、延胡索、血竭、莪术、乳香、没药、地鳖虫、鼠妇、鳖甲、马钱子、全蝎、蜈蚣、守宫、麝香、冰片、雪上一枝蒿、蟾皮或蟾酥等。

（1）敷贴法：敷贴法是使药物从皮肤黏膜渗入其腠理，通经活络，直达病所，或提邪而出，或攻而散之。通过药物的本身和附加方法的刺激可直接疏通经络，加强气血运行，发挥组织器官的抗邪能力。《医学源流论》云："使药性从毛孔入腠理，通经贯络，较之服药尤有力，此至妙之法也。"该法为临床最为常用的方法，通常是将药物研成细粉，加适量基质，用酒、醋、松节油、鸡蛋清、蜂蜜、猪胆汁或水调和成糊或膏外敷。多以活血化瘀、温经散寒、行气止痛类中药为主，酌加抗癌中药，并辅以芳香开窍、辛温走窜的引经药。

（2）涂搽法：涂搽法系将药物用适当的溶剂浸泡后，取药液涂抹疼痛处皮肤治疗癌痛的方法。涂擦法始见于《素问·血气形志篇》："经络不通，病生于不仁，治之以按摩醪药。"醪药是配合按摩而涂搽的药酒，涂搽药可直接涂搽于痛处，或在热敷熏洗后涂搽。此法制作简单，使用方便，作用迅速，并可反复多次用药。由于止痛效果较好，易被患者接受。

（3）灌肠法：患者排空二便，侧卧，将一次性导尿管插入肛门7 cm 以上，然后用 50 ml 注射器分次注入 40℃ 左右药液 100 ～ 200 ml，将导尿管拔出，但患者切忌立即坐起或站立，以免药液流出，治疗时保留时间最好 30 分钟以上。该法适于胃肠消化系统肿瘤疼痛的治疗，止痛同时还可不同程度地缩小肿块，促进胃肠功能恢复。尤对胃癌、胰头癌止痛效果明显。方药多用承气汤加减。

（4）鼻吸入法：是指将挥发性药物经鼻吸入，由鼻黏膜及呼吸系统吸收，进入患者血循环内，从而达到局部或全身治疗目的的方法。多将药物研成细粉或溶入溶剂，取少许抹鼻吸入，每天 3 ～ 5 次。常用白芷、藁本、细辛、川芎、荜茇、瓜蒂、冰片、麝香等辛香走窜之品,多用于鼻咽癌痛和脑瘤痛。

(5)熏洗法:熏洗疗法是根据中医辨证论治的原则,选配一定的中药制成水溶液,趁热进行熏洗。它具有强大、快捷的开放外周毛细血管网、改善微循环、通达血脉、活血化瘀、发汗利水、排毒的功能,能使大量的止痛物质排出体外而达到止痛的目的。《仙授理伤续断秘方》中就记述了热敷熏洗的方法,即将药物置于锅或盆中加水煮沸后熏洗患处,先用热气熏蒸患处,待水温稍减后用药水浸洗患处。冬季气温低,可加盖棉垫,以保持热度持久,每日2次,每次15~30分钟,每剂药可熏洗数次。药水因蒸发而减少时,可酌加适量水再煮沸熏洗。常用于直肠癌、膀胱癌、外阴癌及子宫癌疼痛。熏蒸疗法或水浴熏蒸治疗时,血液循环加快,血管内压力增高,血管易于破裂,又有大量的液体随汗液排出,故有出血倾向,一般情况较差,进食较少,有严重的心、肝、肺、肾等脏器功能不全者及妇女经期,应列为本疗法的禁忌。

【针灸治疗】

针灸是中医治疗癌痛的特色之一,近年来在临床方面取得了较大进展。古人认为针刺能"住痛移疼"(《标幽赋》)。针刺止痛应用方便,作用迅速,对身体无害,疗效可靠,无依赖性、成瘾性及戒断性。针刺能够疏通经络,调和气血状态,从而改善机体气滞血瘀、经络不通所造成的疼痛。针灸止痛包括了体针、耳针、电针、激光、磁疗等多种以针灸经穴理论为指导的方法,虽手段不同,然异曲同功。一般进针后疼痛渐止,止痛维持时间达10余小时,再发疼痛时针刺效果亦佳,留针时间长者止痛效果更好。常选用阿是穴、足三里、阳陵泉、中脘、合谷、内关、期门、血海、承山、三阴交、昆仑等。但单纯应用针刺对于晚期癌痛有镇痛不全的缺点,而且需强刺激,即时止痛效果好,长时止痛效果欠佳,需反复针刺,有时需一日数次,这些都会给患者带来治疗上的痛苦。

【缓解止痛西药的毒副作用】

西药止痛药有诸多毒副作用,在临床应用中难以避免,如辅以中药,则可使西药止痛剂减毒及提高疗效。如解热镇痛药所致多汗,可用桑叶、料豆衣、五味子、乌梅、煅牡蛎、浮小麦、诃子、玉屏风散等;曲马朵、吗啡类药物引起的恶心、呕吐,可用陈皮、半夏、丁香、竹茹、旋覆代赭汤等;解痉药以及吗啡类药物导致的便秘,可用紫菀、当归、瓜蒌仁、槟榔、莱菔子、增液承气汤等;吗啡引起的呼吸抑制,可用细辛、石蒜、五味子、冬花等;而乌贼骨、瓦楞子、白及、苡仁等可以保护胃黏膜,防止解热镇痛药引起的消化道黏膜损伤。

【典型病例】

1. 赵某某,男,41 岁,成都市人。因"肩颈痛"于 2007 年 6 月在四川省肿瘤医院诊断为小细胞肺癌全身多处骨转移,行化疗 6 周期,病灶稳定,但疼痛逐步加重,口服美施康定加至 180 mg/d,疼痛控制仍不理想,因止痛药副作用明显,患者不愿再加量,遂到我院寻求中医治疗。初诊症见:面色无华,精神萎顿,全身肢体痠痛,肩颈强痛尤甚,遇寒加重,眠差,大便干结。舌淡苔白,脉沉细。治以温阳补血,散寒通滞,以阳和汤加减:熟地 20 g,当归 10 g,桂枝 15 g,麻黄 15 g,鹿角胶 15 g,黄芪 40 g,地鳖虫 15 g,白芥子 10 g,姜炭 10 g,细辛 5 g,威灵仙 20 g,肉苁蓉 20 g,生甘草 6 g。3 剂痛减,大便畅,以前方去威灵仙、肉苁蓉,酌加续断、补骨脂、桑寄生等补肾助阳之品,美施康定逐步减量,1 月后停用,仅服中药治疗,NRS 疼痛评分在 3 分以下。

2. 代某某,男,28 岁。因鼻咽癌放疗 20 次,左颈肿痛就诊。患者 2011 年 4 月因左颈包块在四川大学华西医院病检诊断为鼻咽癌左颈淋巴结转移,行放化疗。放疗 18 次后左颈肿痛不能耐受,遂暂停放疗来我院寻求中医治疗。症见:左颈皮肤焮红灼热、肿胀疼痛,口干咽痛,干咳无痰,尿赤、便秘,舌质红绛少苔,脉细数。治以清热泻火,止痛滋阴。以五味消毒饮合导赤散加减:银花 15 g,野菊花 15 g,紫花地丁 15 g,天葵子 10 g,生地 30 g,川木通 10 g,玄参 20 g,百合 15 g,天花粉 10 g,赤芍 10 g,南沙参 20 g,生甘草 3 g。5 剂后肿痛明显减轻,继续服中药并顺利完成剩余的放化疗,定期复查至今无大碍。

3. 苏某某,女,65 岁,因胆管癌 T 管引流术后于 2012 年 3 月就诊。患者因肿瘤侵及邻近组织无法切除,在四川省肿瘤医院行姑息引流后寻求中医治疗,症见右胁胀痛,痛连右肩胛,得矢气痛减,面微黄,口苦,纳差,眠差,大便黏滞不爽,日引流胆汁约 400ml,舌淡红苔黄微腻,脉弦细。治以疏肝利胆,行气止痛。柴胡疏肝散加减:陈皮 15 g,柴胡 10 g,川芎 10 g,枳壳 10 g,香附 15 g,木香 10 g,麦芽 15 g,鸡内金 15 g,郁金 15 g,姜黄 15 g,茵陈 10 g,虎杖 10 g,甘草 3 g。7 剂后痛减便畅,胆汁日引流量降至 200ml 左右,前方去枳壳、木香,加太子参、白英等,1 月后胁痛消失,一直坚持服中药至今。

4. 游某某,男,67 岁。患者 2012 年 3 月在解放军 452 医院诊断为前列腺癌全身多处骨转移,患者仅接受内分泌治疗(诺雷德+康士德),拒绝止痛药及其他治疗。就诊时见:身痛,以右腰骶为甚,转侧不能,疼痛向右腿放射,拒按,持续时间长,夜间痛剧,纳可,大便干,小便淋漓,舌有瘀斑,脉滑数。治以活血化瘀,通络止痛。方选活络效灵丹加味:制乳香 15 g,没药 10 g,当归 10 g,丹参 20 g,王不留行 30 g,杜仲 15 g,怀牛膝 15 g,骨碎补 15 g,地鳖虫 15 g,蜈蚣 6 g,黄芪 20 g,甘草 5 g。3 剂痛减,前方去没药加巴戟天、鸡血藤等,2 周后疼痛完全可以忍受。服中药至今,疼痛基本消失。

5. 李某某,女,82 岁。因颈部肿痛于 2009 年 7 月就诊,患者颈部包块穿刺明确诊断为甲状腺腺癌,因身体原因无法手术,要求中医药治疗。症见:颈部包块肿痛,夜不能寐,咽部不适,咳嗽,涎痰不易咯出,吞咽有梗阻感,大便干,舌黯红苔白腻,脉弦滑。治以化痰散结,通络止痛,方用海藻玉壶汤加减:海藻30 g,昆布15 g,陈皮10 g,连翘30 g,浙贝15 g,海蛤壳15 g,川芎10 g,当归10 g,黄药子10 g,山慈姑15 g,全瓜蒌15 g,黄芪20 g,麦芽15 g,甘草5 g。5剂后肿痛减轻,夜能安寐。前方去黄药子、昆布,加夏枯草、白术、桔梗等,疼痛、咳嗽均明显缓解。

6. 王某某,女,52岁。因宫颈癌放化疗后头昏痛于2008年10月就诊。患者于2008年2月在四川省肿瘤医院明确诊断为宫颈鳞癌Ⅱ$_2$期,行放疗30次、化疗6周后头昏痛逐日加重,复查头颅及盆腔MRI未见复发转移。症见:头昏痛,劳累尤甚,少气懒言,困倦少食,腰腿痠软,舌淡红苔白,脉濡。治以补气养血为主,方选补中益气汤加减:黄芪40 g,太子参15 g,白术10 g,当归10 g,制首乌10 g,升麻6 g,蜂房10 g,川芎15 g,蔓荆子10 g,石菖蒲10 g,杜仲10 g,怀牛膝10 g,炙甘草10 g。7剂后头昏痛基本消失,后继续予补养气血之品。

7. 林某某,女,40岁。因乳腺癌经手术及放、化疗后头痛于2009年11月就诊。患者2008年12月在蜀都乳腺医院行右乳包块手术,术后病检为"浸润型导管癌"。术后行放疗30次,化疗6周期,颅脑MRI未见异常。症见:右侧头痛,呈胀痛伴眩晕,每因情绪激动、恼怒而诱发,心烦失眠,潮热汗出,两胁窜痛,口苦,舌淡红苔白,脉弦。治以疏肝解郁,通窍止痛。处方:柴胡10 g,香附15 g,郁金10 g,石菖蒲10 g,夏枯草10 g,白芍15 g,川芎15 g,蔓荆子15 g,白芷15 g,远志10 g,合欢皮10 g,仙灵脾10 g,知母10 g。5剂痛减,前方去郁金、石菖蒲,加牡蛎、龙骨、生地等,一月后头痛消失。

【护理】

癌症疼痛比其他任何症状更易引起心理和精神障碍,抑郁、焦虑等不良情绪反应可明显加重疼痛的感知和体验,因此,将心理和精神治疗引入癌痛控制,自然受到人们重视。丁甘仁说,癥瘕之类,"非而图治,若能怡情悦性,更以药石扶助,或可消散于无形。"癌症病人的心理状态复杂多变,掌握他们的心理变化特点,有利于进行针对性的思想疏导工作。我们根据多年临床观察发现癌症病人的心理变化大致有如下特点:

(1)拒绝期:他们刚刚知道自己身患癌症时,多本能地怀疑甚至拒绝承认。

(2)愤怒期:当各种诊断确凿无疑时,又感到愤愤不平,心里委屈。

(3)妥协期:哀怨自己命运不济,不得不向疾病妥协,怨天尤人。

(4)抑郁期:当治疗效果不明显,生命受到威胁时,又陷于极度的抑郁中,悲观失望。

(5)接受期:求生的欲望,亲友的鼓励关怀,使其逐渐正视现实,勇敢地跟癌症做顽强斗争。

《灵枢·师传》曰:"人之情,莫不恶死而乐生,告之以其败,语之以其善,导之以其所便,开之以其所苦。"掌握各期的特点后,应尽量鼓励病人宣泄或交流其不良情绪,缓解其内心压力,减轻其心理负担,与患者多交谈,解释病情,并杜绝一切不良刺激,良好的环境可使癌痛患者获得安全感、舒适感,有助于很好地休养治疗。所以,病室要整洁、安静、舒适,空气新鲜,光线柔和。室内可以放置鲜花,让患者听音乐,使患者经常保持乐观的心情,提高战胜疾病的信心,减轻或缓解癌痛的发生。另对不了解病情的病人,要实行保护性医疗措施。

最重要的是排除恐惧心理:怕痛比痛本身更糟,希望的突然破灭有致死的作用。所以护理上如何使患者充满希望极为重要,病人在感到疼痛,尤其在感到无助、恐惧时需要来自言语和行动上的安慰,健康的交流、鼓励是减轻心理压力的首要条件。要了解病人主要的思想顾虑,尽可能地扩展我们的感知和想象力,不断地把自己置身于病人位置上,理解并鼓励病人,针对性地帮助理解,消除顾虑,认识癌症大多是可防可治的,使病人树立信心,对生活持乐观态度。

[饮食指导]讲究饮食质量,提高病人的食欲,改善病人的营养状态,加强营养支持,以增强机体免疫力。提倡食谱的多样化,可以高蛋白、高热量、高维生素饮食为主,以补充肿瘤对人体的大量消耗。予以必要的食补和食疗,常见的抗癌食疗药物有山楂、大枣、薏苡仁、山药、百合、冬虫夏草等。能抑制癌细胞的生长和转移,从而减轻癌痛。主要不宜饮食有:酒精、高脂肪食品、泡菜、腌熏食物、食物添加剂等。

第七节　化疗所致的呕吐

化疗引起的消化道反应临床上以呕吐最为常见。呕吐是指胃失和降,气逆于上,胃内容物经食道、口腔吐出的一种病症。化疗所致的恶心、呕吐是肿瘤患者最常见的消化道毒性反应。不同药物所致恶心、呕吐的程度不同,如阿霉素单独应用有90%以上的病人发生恶心、呕吐,而长春新碱则很少引起这一副作用。单药应用和联合用药的毒性反应也不同,数种化疗药物联用毒性要大得多。另外,个体的耐受程度与呕吐的程度也有关,如有大量饮酒史者,呕吐的发生率较低。

【病因病机】

胃主受纳和腐熟水谷,其气主降,以下行为顺。若邪气犯胃,或胃失和降,气逆于上,则发生呕吐。《圣济总录·呕吐》指出:"呕吐者,胃气上逆而不下也。"

(1)药邪犯胃 药邪伤胃,加之感受风寒暑湿燥火之邪,或秽浊之气,犯于胃府,气机不利,胃失和降,水谷随气逆于上,发生呕吐。正如《古今医统大全·呕吐》所言:"无病之人猝然而呕吐,定是邪客胃府,在长夏暑邪所干,在秋冬风寒所犯。"

(2)饮食不节 暴饮暴食,或过食生冷油腻不洁之物,皆可伤及脾胃,食滞内停,胃失和降,胃气上逆,发生呕吐。

(3)情志失调 恼怒伤肝,肝失条达,横逆犯胃,胃失和降,胃气上逆发生呕吐;或脾失健运,食停难化,胃失和降,亦可致呕。

(4)脾胃虚弱 脾胃素虚,病后体虚,劳倦过度,耗伤中气,胃虚不能受纳水谷,脾虚不能化生精微,停积胃中,上逆成呕。若脾阳不振,不能腐熟水谷,以致寒浊内生,气逆而呕;或热病伤阴,或久呕不愈,以致胃阴不足,胃失濡养,不得润降,而成呕吐。正如《证治汇补·呕吐》所谓:"阴虚成呕,不独胃家为病,所谓无阴则呕也。"

呕吐病位在胃,病变脏腑除胃以外,尚与肝、脾相关。胃气之和降,有赖于脾气的升清运化以及肝气的疏泄条达。若脾失健运,则胃气失和,升降失职;肝失疏泄,则气机逆乱,胃失和降,均可致呕。呕吐实者由药邪、饮食、痰饮等邪气犯胃,致胃失和降,气逆而发;虚者由气虚、阳虚、阴虚等正气不足,使胃失温养、濡润,胃气不降所致。一般说来,初病多实,呕吐日久,损伤脾胃,中气不足,由实转虚,基本病机在于胃失和降,胃气上逆。

【辨证论治】

[辨证要点]

呕吐一证,当详辨虚实,实证多由外邪、饮食所伤,发病较急,病程较短;虚证多为脾胃运化功能减退,发病缓慢,病程较长。呕吐临床症候特征不尽一致,或干呕,或无声而呕吐,或声高而呕吐,甚或呕吐如喷;或食后即吐,或良久复出,或不食干呕;或呕吐新入之食,或呕吐不化之宿食,或呕吐涎沫;呕吐之物或多或少。呕吐常有诱因,如闻及特殊气味,饮食不节,情志不遂,以及寒温失宜等因素,皆可诱发呕吐,或使呕吐加重。本病常伴有脘腹满闷不舒、厌食、反酸嘈杂等。呕吐多偶然发生,但亦有反复发作者。其证候特征尚由于寒热虚实之异,而有不同的表现。具体辨证要点如下:

(1)辨实与虚 因外邪、饮食、七情因素,病邪犯胃所致者,发病急骤,病程较短,呕吐量多,呕吐物多酸腐臭秽,或伴有表证,脉实有力,多为实证;因脾胃虚寒,胃阴不足而成者,起病缓慢,病程较长,呕而无力,时作时止,吐物不多,酸臭不甚,常伴有精神萎靡,倦怠乏力,脉弱无力,多为虚证。

(2)辨呕吐物 呕吐物的性质常反映病变的寒热虚实、病变脏腑等。如酸腐难闻,多为食积胃腑;黄水味苦,多为胆热犯胃;酸水绿水,多为肝气犯胃;痰浊涎沫,多为痰饮中阻;泛吐清水,多属胃中虚寒,或有虫积;唾涎沫量少,多属胃阴不足。

(3)辨可下与禁下 呕吐之病不宜用下法,病在胃不宜攻肠,以免引邪内陷。且呕吐尚能排除积食、败脓、药邪等,若胃虚者更不宜下,兼表者下之亦误。所以,仲景有"病人欲吐者不可下之"之训。但若确属胃肠实热,大便秘结,腑气不通,而致浊气上逆,气逆作呕者,可用下法,通其便,折其逆,使浊气下行,呕吐自止。

呕吐的治疗原则以和胃降逆为本。实证因邪气犯胃,浊气上逆所致,治以祛邪化浊,和胃降逆,以求邪去胃安呕止;虚证乃中阳不振,或胃阴不足,失其和降而成,治以扶正为主,或温中健脾,或滋养胃阴,辅以降逆止呕之药,以求正复胃和呕止之功;虚实夹杂者,应适当兼顾治之。化疗所致呕吐往往病势急,症状重,易伤正气,急则治标,根据我们"大霸微补"的原则,治疗上往往重用陈皮、代赭石等降逆止呕之品,适当佐以补中健脾的白术、茯苓等。

临床治疗上常用的分型如下:

1. 寒邪客胃

[主症]发病急骤,突然呕吐,有发热恶寒,头身疼痛,常伴胸脘满闷,不思饮食,舌苔白,脉濡缓。

[治则]解表疏邪,和胃降逆。

[方药]藿香正气散(《太平惠民和剂局方》)加减。方中藿香辛散风寒,芳化湿浊,和胃醒脾为主药;辅以半夏燥湿降气,和胃止呕,厚朴行气化湿,宽胸除满,苏叶、白芷助藿香外散风寒,兼可芳香化湿,陈皮理气燥湿,并能和中,茯苓、白术健脾运湿,大腹皮行气利湿,桔梗宣肺利膈,生姜、大枣调和脾胃,共为佐药;使以甘草调和诸药。若风寒偏重,寒热无汗,可加荆芥、防风疏风散寒;如秽浊犯胃,呕吐甚剧,可吞服玉枢丹辟秽止呕;若兼食滞,脘闷腹胀,嗳腐吞酸,可去白术、甘草,加神曲、鸡内金、莱菔子以消积导滞。

[按语]化疗药损伤脾胃,加之外感风寒,致卫阳郁遏,湿滞肠胃,清气不升,浊气不降,发为呕吐。治疗重在升清降浊,通畅气机。藿香外解风寒,内化湿浊,和中理气,在化疗所致的呕吐治疗时常用,剂量宜大。

2. 热邪犯胃

[主症]饮食不入,恶心呕吐,吐物酸苦,口干口苦,口有秽气,大便干结,舌红苔黄,脉数。

[治则]清热泻火,滋阴养胃。

[方药]黄连解毒汤(《外台秘要》)加味。方用黄连清泄中焦热毒,苦寒直折,辅以黄芩清上焦热毒,黄柏清下焦邪毒,栀子通泻三焦之火,导热下行,加生地黄、竹叶清解实热,养阴生津,当

归、白芍养血敛阴,甘草调和诸药。若大便干结不下,可加大黄泻下通便;如有热迫血行,出现吐血、便血者加玄参、牡丹皮清热凉血止血。本方为大苦大寒之剂,久服易伤胃腑。

[按语]素体热盛,加之化疗所用药物为热毒之品,故见三焦热盛。邪热扰乱气机,胃失和降,发为呕吐,治当泻火泄热,火毒下降,则诸症自平,然苦寒之剂,非肿瘤患者长宜,切记中病即止。

3. 胃郁积滞

[主症]嗳气吞酸,呕吐反腐宿食,吐前胸腹胀满,大便闭结,伴有腹痛,舌苔黄腻,脉弦紧。

[治则]行气通腑,消积导滞。

[方药]木香顺气丸(《沈氏尊生书》)加减。方中木香开泄力强,善导一身气滞,通腑气,推陈致新;枳壳、槟榔加强木香通导作用;大黄、郁李仁、火麻仁泻下通便,畅顺腑气,还有养阴润燥之功;当归、牛膝、白蜜养血益阴,并可增水行舟;茯苓、山药益脾气,健中焦,独活、防风则有辛以开泄导气,温以散寒暖肠之功。若患者气虚明显,无力行舟者加人参、白术、黄芪;气滞甚者加枳实、厚朴、大腹皮、莱菔子。若饮食停滞,症见呕吐酸腐,脘腹胀满,嗳气厌食,得食愈甚,吐后反快,大便或溏或结,气味臭秽,舌苔厚腻,脉象滑实,方选保和丸(《丹溪心法》)加减。方中山楂为主药,以消一切饮食积滞,辅以神曲消食健脾,莱菔子消食下气,佐以半夏、陈皮行气化滞,和胃止呕;茯苓健脾利湿和中;食积易化热,故佐连翘清热而散结。若积滞化热,腹胀便秘,可用小承气汤通腑泄热,使浊气下行,呕吐自止;若食入即吐,口臭干渴,胃中积热上冲,可用竹茹汤清胃降逆;若误食不洁、酸腐败物,而见腹中疼痛,欲吐不得者,可因势利导,用烧盐方或瓜蒂散探吐祛邪。

[按语]化疗损伤脾胃,运化功能下降,致食积内停,胃失和降,气机壅塞,故见脘腹胀满,嗳气吞酸,呕吐宿食。汪昂云:"饮

食伤滞,作痛作积,非有以推荡之则不行,积滞不尽,病终不除,故以大黄、枳实攻而下之。"本方行气攻积之力较强,宜于正气未虚者。

4. 邪毒蕴积

[主症]反胃吐食,上腹结块,坚结不消,形渐瘦弱,呕吐频作,或泛吐痰涎,舌苔白腻,舌质红,脉弦滑。

[治则]消肿化积,削坚散结。

[方药]再生丹加减。方中用急性子破血消积软坚,化顽痰;知母、黄牛利胆清热解毒,润燥生津;硼砂、枯矾、硇砂、古石灰削坚消积,蚀毒化腐;五灵脂、郁金活血消瘢,通经止痛;麝香通达十二经,消肿散结止痛;青盐取其咸味,有软坚、解毒消肿之效。

[按语]高濂《遵生八笺》卷十八所载之再生丹,主治反胃吐食。徐灵胎云:"翻胃乃痰火上逆"。患者久病,加之化疗伤正,痰浊内生,携火上升,胃失和降,发为呕吐。故治以降火祛痰,破结行瘀。

5. 痰饮内停

[主症]呕吐多为清水痰涎,头眩心悸,胸脘痞闷,不思饮食,或呕而肠鸣有声,舌苔白腻,脉滑。

[治则]温化痰饮,和胃降逆。

[方药]小半夏汤(《金匮要略》)合苓桂术甘汤(《金匮要略》)加减。前方重在和中止呕,为治痰饮呕吐的基础方;后方重在健脾燥湿,温化痰饮。若气滞腹痛者,可加厚朴、枳壳行气除满;若脾气受困,脘闷不食,可加砂仁、白豆蔻、苍术开胃醒脾;若痰浊蒙蔽清阳,头晕目眩,可用半夏白术天麻汤;若痰郁化热,烦闷口苦,可用黄连温胆汤清热化痰。

[按语]小半夏汤原系小柴胡汤证误行泻下,损伤中阳,少阳邪热乘虚内陷,以致寒热错杂,而成心下痞。痞者,痞塞不通,上

下不能交泰之谓;心下即是胃脘,属脾胃病变。脾胃居中焦,为阴阳升降之枢纽,今中气虚弱,寒热错杂,遂成痞证;脾为阴脏,其气主升,胃为阳腑,其气主降,中气既伤,升降失常,故上见呕吐,下则肠鸣下利。本方证病机较为复杂,既有寒热错杂,又有虚实相兼,以致中焦失和,升降失常。治当调其寒热,和胃止呕,散结除痞。寒去热清,升降复常,则痞满可除、呕利自愈。

6. 肝气犯胃

[主症]呕吐吞酸,嗳气频作,胸胁胀满,烦闷不舒,每因情志不遂而呕吐吞酸更甚,舌边红,苔薄腻,脉弦。

[治则]疏肝理气,和胃止呕。

[方药]半夏厚朴汤(《金匮要略》)合左金丸(《丹溪心法》)加减。前方以厚朴、紫苏理气宽中,半夏、生姜、茯苓降逆和胃止呕;后者用黄连、吴茱萸辛开苦降以止呕。若气郁化火,心烦口苦咽干,可合小柴胡汤清热止呕;若兼腑气不通,大便秘结,可用大柴胡汤清热通腑;若气滞血瘀,胁肋刺痛,可服用膈下逐瘀汤活血化瘀。还可辨证选用越鞠丸、柴胡疏肝散等。

[按语]在生理情况下,肝的疏泄功能可以促进脾胃的运化,脾胃的运化功能又有助于肝的疏泄,两者相互依赖,相互协调。化疗期间,患者若胃气先虚,肝气相对偏盛,乘于脾胃,引起肝气犯胃证,即土虚木乘,故后期治疗应以培补脾胃为本。

7. 脾胃虚寒

[主症]饮食稍有不慎,即易呕吐酸水、清水,时作时止,大便溏薄。胃纳差,食入难化,脘腹痞闷,口淡不渴,多涎,面色少华,倦怠乏力,四肢不温,恶寒喜热,舌质淡,苔薄白,脉沉紧或弱。

[治则]温中健脾,和胃降逆。

[方药]理中丸(《伤寒论》)加减。方用人参甘温入脾,补中益气,干姜辛热温中,白术燥湿健脾,炙甘草和中扶正,加砂仁、半

夏、陈皮以益气健脾,和胃降逆。若胃虚气逆,心下痞硬,干噫食臭,可用旋覆代赭汤降逆止呕;若中气大亏,少气乏力,可用补中益气汤补中益气;若病久及肾,肾阳不足,腰膝酸软,肢冷汗出,可用附子理中汤加肉桂、吴茱萸等温补脾肾。

[按语]张秉成《成方便读》卷2指出:"此脾阳虚而寒邪伤内也。夫脾阳不足,则失其健运之常,因之寒凝湿聚。自利呕痛等症,虽系寒凝湿聚,皆因脾阳不足而来,则阳衰为本,寒湿为标。方中用参、术、甘草,大补脾元,加炮姜之温中守而不走者,以复其阳和,自然阳长阴消,正旺邪除耳。"

8. 胃阴不足

[主症]呕吐反复发作,时作干呕,呕量不多,或仅唾涎沫,口燥咽干,胃中嘈杂,似饥而不欲食,舌质红,少津,脉细数。

[治则]滋养胃阴,降逆止呕。

[方药]麦门冬汤(《金匮要略》)加减。方以人参、麦门冬、粳米、甘草等滋养胃阴;半夏降逆止呕。若阴虚甚,五心烦热者,可加石斛、天花粉、玉竹、知母养阴清热;若虚火较盛,呕逆频作,加竹茹、黄连、芦根;若呕吐较甚,可加橘皮、竹茹、枇杷叶;若阴虚便秘,可加火麻仁、栝蒌仁、白蜜润肠通便。

[按语]麦门冬味甘柔润,性偏苦寒,长于滋养胃阴,生津止渴,兼清胃热,广泛用于胃阴虚有热之舌干口渴,胃脘疼痛,呕逆,大便干结等症。用量宜大,可用至 30~60 g。

【**典型病例**】

1.张某某,男,54岁,广汉市人,某医院胃镜及病理诊断为进展期胃癌伴肝转移,2012年7月来院住院,以环磷酰胺为主的方案化疗3天后受凉,出现恶心呕吐,恶寒身痛,胸脘满闷,不思饮食,舌苔白,脉濡缓。辨证为寒邪客胃,治以解表疏邪,和胃降逆,方用藿香正气散加减:藿香30 g,半夏20 g,厚朴15 g,苏叶10 g,白芷 10g,陈皮 30g,茯苓 20g,炒白术 10g,大腹皮 15g,桔梗 6g,生姜 6g,大枣 10g,砂仁 10g,薏苡仁 40g。每日 1 剂,水煎服,每次 100ml,每日 3 次,连服 1 周,症状大减,再服 3 天,前述症状消失。

2. 洪某某,男,54 岁,广汉市人,某医院 B 超、CT 及术后病理检查诊断为胰腺癌伴胃、腹腔淋巴结转移,2013 年 10 月来院住院,以丝裂霉素为主的方案化疗 4 天后,出现食入即吐,口干口苦,小便黄赤,大便干结,舌红少津,脉数有力。辨证为热邪犯胃,治以清热泻火,滋阴养胃。方用黄连解毒汤加味:黄连 10g,黄芩 10g,黄柏 6g,栀子 10g,生地黄 15g,竹茹 30g,茯苓 10g,白芍 15g,甘草 6g,大黄 10g。每日 1 剂,水煎服,每次 100ml,每日 3 次,连服 3 天,症状大减,酌加益气养阴之品再服 3 天,前述症状消失。

3. 唐某某,男,47 岁,成都市人,某医院 B 超、CT 及术后病理检查诊断为肝癌伴腹腔淋巴结转移,2012 年 12 月来院住院,以阿霉素为主的方案化疗后,出现呕吐宿食、脘腹胀痛、吐后痛减,大便不畅,舌红苔腻,脉滑。辨证为胃郁积滞。治以行气通腑,消积导滞,方用木香顺气丸加减:木香 15g,枳壳 15g,槟榔 10g,大黄 10g,郁李仁 20g,火麻仁 15g,当归 10g,牛膝 10g,茯苓 15g,山药 30g,厚朴 20g,莱菔子 30g,薏苡仁 40g,白花蛇舌草 30g。每日 1 剂,水煎服,每次 100ml,每日 3 次,连服 4 天,症状大减,加益气健脾之品再服 3 天,前述症状消失。

4. 龚某某,男,59 岁,峨眉山市人,某医院 X 线、纤支镜诊断为小细胞肺癌伴食管及椎体转移,2012 年 4 月来院住院,以卡铂为主的方案化疗后,出现反复呕吐宿食痰涎,左肋下痞块,舌苔白腻,脉滑。辨证为邪毒蕴积,治以消肿化积,削坚散结,方用再生丹加减:急性子 10g,知母 10g,黄牛胆 10g,硼砂 15g,枯矾 10g,五灵脂 10g,郁金 15g,延胡索 20g,藿香 10g,薏苡仁 40g,白花蛇舌草 30g。每日 1 剂,水煎服,每次 100ml,每日 3 次,连服 1 周,症状大减;去黄牛胆、硼砂、枯矾、五灵脂,再服3天,前述症状消失。

5. 黄某某,男,56岁,绵阳市人,某医院胃镜及病理检查诊断为贲门癌晚期伴肝转移,以顺铂为主的方案化疗后,2012年11月来院就诊,症见呕吐清水痰涎,胸脘痞闷,不思饮食,腹胀肠鸣,舌苔白腻,脉滑。辨证为痰饮内停,治以温化痰饮,和胃降逆,方用小半夏汤合苓桂术甘汤加减:半夏15g,干姜15g,茯苓30g,桂枝15g,白术30g,半枝莲30g,枳壳15g,砂仁10g,薏苡仁50g,莪术15g,核桃枝40g,白花蛇舌草40g。每日1剂,水煎服,每次100ml,每日3次,连服半月,症状大减;去干姜、桂枝,再服5天,前述症状消失。

6. 刘某某,女,45岁,阆中市人,某医院B超、活检诊断为右乳腺导管癌伴右腋淋巴结转移,2012年4月来院住院,以环磷酰胺为主的方案化疗后,出现呕吐吞酸,嗳气频作,胸胁胀满,心烦眠差,舌红,苔薄黄,脉弦。辨证为肝气犯胃,治以疏肝理气,和胃止呕。方用半夏厚朴汤合左金丸加减:厚朴15g,紫苏10g,半夏10g,茯苓15g,黄连6g,吴茱萸2g,柴胡10g,陈皮30g,山慈姑10g,莪术15g,夏枯草30g。每日1剂,水煎服,每次100ml,每日3次,连服4天,症状大减,无吞酸,去黄连、吴茱萸,再服上方3天,前述症状消失。

7. 杨某某,女,54岁,都江堰市人,某医院B超、术后病理检查诊断为宫颈癌伴盆腔淋巴结转移,2012年10月来院住院,以阿霉素为主的方案化疗后,出现呕吐清水,大便溏薄,面色少华,倦怠乏力,四肢不温,恶寒喜热,舌质淡,苔薄白,脉沉紧。辨证为脾胃虚寒,治以温中健脾,和胃降逆,方用理中丸加减:人参10g,干姜10g,炒白术15g,炙甘草10g,砂仁10g,半夏10g,陈皮10g,旋覆花10g,黄芪30g,柴胡10g,枳壳10g,山慈姑10g,莪术15g。每日1剂,水煎服,每次100ml,每日3次,连服7天,症状大减,再服3

天,前述症状消失。

8.师某某,男,66 岁,金堂县人,某医院 B 超、CT 及术后病理检查诊断为胰腺癌伴胃转移,2012 年 2 月来我院住院,以丝裂霉素为主的方案化疗后,出现呕吐,呕量不多,仅唾涎沫,口干,胃中灼热、反酸、大便秘结,舌质红,少津,脉细数。辨证为胃阴不足,治滋养胃阴,降逆止呕,方用麦门冬汤加减:西洋参 10 g,麦门冬 30 g,生甘草 5 g,石斛 10 g,天花粉 10 g,玉竹 15 g,竹茹 20 g,黄连 6 g,火麻仁 15 g,薏苡仁 50 g,莪术 15 g,无花果 40 g,白花蛇舌草 40 g。每日 1 剂,水煎服,每次 100 ml,每日 3 次,连服 7 天,症状大减,再服 3 天,前述症状消失。

【护理】

1.呕吐时协助其坐起或侧卧,头偏向一侧,以免误吸。吐毕给予漱口,更换污染衣物被褥,开窗通风以去除异味。

2.中药汤剂宜少量多次服,可滴 2~3 滴姜汁于舌面上或直接用姜片擦舌面减轻恶心。

3.进食时保持心情舒畅,宜进易消化、蛋白质、维生素充足的食物,宜少食多餐,同时避免在化疗药物作用高峰期进食。肝气犯胃者宜食理气降气食物,寒邪客胃者可用鲜生姜煎汤加红糖适量热服,同时予以胃部保暖。

4.化疗前遵医嘱予以中药外敷神阙穴或耳穴埋豆,同时指导病人按揉内关、合谷等穴位,可以预防或减轻恶心呕吐。

第八节　化疗所致的肝病

抗肿瘤的化疗药物所致的肝脏损害,是临床常见的肝病,它是由于化疗药物或其代谢产物引起的肝脏损害,可以发生在以往没有肝病史的健康者或原来就有严重肝病的病人,在使用某种药物后发生不同程度的肝脏损害。临床表现主要包括肝细胞损害和(或)黄疸。属中医"胁痛""黄疸"等范畴。

【病因病机】

本病病因为药毒伤肝,肝失疏泄,血脉瘀滞;或药毒化火入营及血;或素体脾虚,情志抑郁,气机不利,水湿不运,蕴湿生热等而致病。

本病的发生是邪正相争的结果。当机体正气虚弱、正不胜邪时,药毒则伤人体脾胃和肝脏而发生本病。故本病是因"外邪"——药毒侵入机体,使机体生理功能遭到破坏,气血运行受阻,脏腑功能失调而出现的一系列复杂病证。

【辨证论治】

临床辨证可分为肝郁脾虚证、湿热蕴结证、热毒入营证、气滞血瘀证、痰瘀互结证、肝肾阴虚证、脾肾阳虚证等七个证型,治疗原则是以大霸之品祛肝之邪实,兼以调补脾胃之虚。

1. 肝郁脾虚

[主症]胸闷胁痛,精神抑郁,性情急躁,纳食减少,口淡乏味,脘痞腹胀,午后为甚,少气懒言,四肢倦怠,大便溏泻,舌淡苔白,脉沉弦。

[治则]疏肝解郁,健脾养胃。

[方药]柴胡疏肝散(《景岳全书》)合香砂六君子汤(《时方歌括》)加减。方中白芍养肝敛阴,和胃止痛,与柴胡相伍一散一收,助柴胡疏肝,相反相成共为主药;枳实、川芎、香附、陈皮、木香等行气开郁、活血止痛;半夏、砂仁、白术、茯苓等化湿健脾。纳差甚加谷芽、麦芽;兼湿热而口干、苔黄者,加虎杖、佩兰。

[按语]治肝先治脾,养脾可柔肝。《金匮要略》云:"夫治未病者,见肝之病,知肝传脾,当先实脾,四季脾旺不受邪,即勿补之;中工不晓其传,见肝之病,不解实脾,惟治肝也。"实际上"实

脾"是调补脾脏之意,并不是单纯的"补"而是"调"与"补"的有机结合。"补"是指在脾虚的情况下,采用"甘味"之药健脾补中,加强脾胃生化气血功能,既防病邪入侵,又可资生肝血,使肝有所藏;"调"是指用调和之法,以防脾土壅滞,从而维持脾正常的运化功能,同时改善肝的病理状态。

2. 湿热蕴结

[主症]胸脘痞闷,倦怠身重,食少呕恶,身目发黄,尿黄而短,或发热,皮肤瘙痒,舌苔黄腻,脉象弦滑或滑数。

[治则]清热利湿退黄。

[方药]甘露消毒丹(《太平惠民和剂局方》)加减。方中重用滑石、茵陈,配木通,以清热利湿退黄;黄芩、连翘、贝母等以清热解毒;石菖蒲、白豆蔻、藿香、薄荷芳香化湿浊,宣畅气机。其成清热利湿,化浊解毒之。大便干结酌加大黄、虎杖;皮肤瘙痒明显者加紫草。

[按语]甘露清毒丹为清初温病大家叶天士之验方,王孟英赞其功,谓"治湿温、时疫之主方"。化疗药之毒性作用于人体,有如湿温时疫,留恋气分,湿热并重,治当清解渗利,芳化行气。

3. 热毒入营

[主症]高热不退或高热夜甚,重度黄疸,黄色鲜明且迅速加深,小便短赤,举动失常,性格改变,嗜睡或心烦不寐,躁动不安,有时谵语,频繁呕吐,腹胀如鼓,鼻衄,牙龈出血,皮下瘀斑,呕血、便血,可闻及肝臭,肝浊音界有缩小趋向,舌质红绛,苔黄燥或少苔,脉细数。

[治则]清营解毒,凉血止血。

[方药]犀角地黄汤(《备急千金要方》)加减。犀角可用水牛角(研粉冲服),方用苦咸寒之犀角为君,凉血清心而解热毒,使火平热降,毒解血宁。臣以苦寒之生地,凉血滋阴生津,一以助犀角

清热凉血,又能止血;一以复已失之阴血。用苦微寒之赤芍与辛苦微寒之丹皮共为佐药,清热凉血,活血散瘀,可收化斑之功。若见性格改变、喜忘如狂者,系热燔血分,邪热与瘀血互结,可加大黄、黄芩;郁怒而夹肝火者,加柴胡、黄芩、栀子;热迫血溢之出血证,可酌加白茅根、紫草、小蓟等。

[按语]心主血,又主神明,热入血分,一则热扰心神,致性格改变,二则热邪迫血妄行,致使血不循经,溢出脉外而发生吐血、衄血、便血、尿血等各部位之出血,离经之血留于体内又可出现发斑、蓄血,三则血分热毒耗伤血中津液,血因津少而浓稠,运行涩滞,渐聚成瘀,故舌紫绛而干。此际不清其热则血不宁,不散其血则瘀不去,不滋其阴则火不熄,正如叶天士所谓"入血就恐耗血动血,直须凉血散血",治当以清热解毒,凉血散瘀为法。

4. 气滞血瘀

[主症]胁肋刺痛或胀痛,胁下癥块,蛛蚊丝缕,面目紫色血丝,肌肤甲错,面晦色滞,身目发黄,舌质紫暗,脉涩。

[治则]行气活血,化瘀消癥。

[方药]桃红四物汤加减。方中以强劲的破血之品桃仁、红花为主,力主活血化瘀;以甘温之熟地、当归滋阴补肝、养血调经;芍药养血和营,以增补血之力;川芎活血行气、调畅气血,以助活血之功。若见脘胀、嗳气等气滞表现,加柴胡、香附;癥块肿大质硬者,加鳖甲、姜黄;乏力萎黄者,加黄芪、鸡血藤、大枣。

[按语]桃红四物汤是调经要方之一,是《玉机微义》转引《医垒元戎》中的一个方子,也称加味四物汤,桃红四物汤这一方名始于见《医宗金鉴》。从药物配伍的角度来看,该方既能补血又能行血,血虚者用之可补,血瘀者用之可以散,是肿瘤科最常用的活血化瘀方剂之一。

5. 痰瘀互结

[主症]面目虚浮,面色黯滞,身目发黄,眩晕,心悸,难寐,肢

99

体沉重,酸软无力,纳呆脘痞,口黏咳痰,肝脾肿大刺痛,伴沉重感,舌质胖嫩紫暗,苔腻,脉滑。

[治则]化痰活血,祛瘀散结。

[方药]消痰活血利胆汤加减(经验方)。本方以丹参、甲珠、赤芍、丹皮活血散结,以山慈姑、橘叶、郁金行气化痰、消肿散结,栀子、金钱草清热利胆。大便秘结者酌加大黄、芒硝;体虚乏力者加黄芪、党参。

[按语]根据"大霸微补"的治疗原则,在使用大量的活血祛痰药的同时针对化疗病人正气受损的特征,应酌加益气健脾之品。

6. 肝肾阴虚

[主症]右胁隐痛,腰膝酸软,眩晕耳鸣,目涩咽干,五心烦热,面色黧黑,舌红有裂纹,花剥苔或少苔,甚至舌尖红而无苔,脉细数。

[治则]滋肾养阴。

[方药]一贯煎(《柳州医话》)加减。方中重用生地滋阴养血以补肝肾为君;沙参、麦冬、当归、枸杞子配合君药滋阴养血生津以柔肝为臣;更用少量川楝子疏泄肝气为佐、使。共奏滋阴疏肝之功。

[按语]肝脏体阴而用阳,其性喜条达而恶抑郁。一贯煎滋养肝肾的作用较强,主治肝肾阴虚的胁痛,并见吞酸吐苦等。因制方重在滋补,虽可行无形之气,但不能祛有形之邪,且药多甘腻,故有停痰积饮而舌苔白腻、脉沉弦者忌服。

7. 脾肾阳虚

[主症]精神萎靡或神志恍惚,极度乏力,语言或举动失常,舌卷囊缩,水肿腹水,黄疸日益加深,衄血或呕血,便血,汗出如油或冷汗淋漓,渐由嗜睡、昏睡转入昏迷。

[治则]温补脾肾,回阳救逆。

[方药]右归丸(《景岳全书》)加减。方中附子、肉桂、鹿角胶培补肾中之元阳,温里祛寒,为君药。熟地黄、山萸肉、枸杞子、山药滋阴补、肾,养肝补脾,填精补髓,取"阴中求阳"之义,为臣药。佐以菟丝子、杜仲补肝肾,健腰膝;当归养血和血与补肾之品相配合,以补养精血。

[按语]诸药合用,肝、脾、肾阴阳兼顾,仍以温肾阳为主,妙在阴中求阳,使阳得以归源。

【外治法】

(1)红花、桃仁、杏仁、生栀子等量,研细末,加适量冰片,加凡士林或蜂蜜调成糊状。用时将药摊成 3 cm×3 cm×1 cm 大小的饼块,直接填脐上,再用敷料固定,每日换药 1 次。用于皮肤瘙痒者。

(2)秦艽、甜瓜蒂各 60 g,青皮、紫草、黄芩、丹参各 30 g,铜绿15 g,冰片 6 g。研粉敷脐,降酶有效率可达 79%。

(3)阿魏 10 g,薄荷油适量。先将阿魏研细末,再加入薄荷油摊布上,贴右胁处,用布袋固定,连贴数日。用治肝脏肿大者。

【典型病例】

1.卢某某,男,60 岁,广汉市人。患者经某医院纤支镜及活组织病理确诊为右肺鳞癌,术后于 2011 年 4 月就诊入院,以环磷酰胺为主的方案化疗后,出现胁痛脘痞,心烦易怒、乏力纳差,目黄、身黄、小便黄,大便溏泻,舌淡苔白,脉沉弦。肝功能检查:ALT142IU/L,AST 121IU/L,DBIL 91.2μmol/L,IBIL 33.2μmol/L。乙肝病毒血清学标志物均阴性。辨证为肝郁脾虚证,治以疏肝解郁,健脾养胃,方以柴胡疏肝散合香砂六君子汤加减。处方:柴胡10 g,枳壳 15 g,白芍 30 g,香附 10 g,陈皮 10 g,川楝子 10 g,炒白术15 g,党参 15 g,茯苓 15 g,炙甘草 6 g,砂仁 10 g,蜀羊泉 30 g。每日 1剂,水煎服,每次 100ml,每日 3 次,连服 1 月,症状大减,再服 2

月,前述症状大部分消失,肝功能检查:ALT 47 IU/L、AST 39 IU/L,DBIL 15.6μmol/L、IBIL4.53μmol/L。

2.苟某某,女,54岁,宜宾市人。患者经某医院纤支镜及确诊为右肺鳞癌伴纵隔、胃淋巴结转移,于2012年9月就诊入院,以丝裂霉素为主的方案化疗后,出现胸脘痞闷,舌苔黄腻,脉象弦滑。肝功能检查:ALT 146IU/L,AST 132IU/L,DBIL 93.5μmol/L,IBIL 36.9μmol/L。乙肝病毒血清学标志物均阴性。辨证为湿热蕴结证,治法清热利湿退黄。方药以甘露清毒丹加减。茵陈30g,栀子10g,黄芩15g,滑石30g,藿香10g,白蔻仁10g,石菖蒲10g,连翘15g,茯苓30g,野菊花10g,蜀羊泉30g,金钱草30g。每日1剂,水煎服,每次100ml,每日3次,连服1月,症状大减,再服40天,前述症状大部分消失,肝功能检查:ALT 45IU/L,AST 36 IU/L,DBIL 16.4μmol/L,IBIL4.73μmol/L。

3.赵某某,男,48岁,龙泉驿区人。患者经某医院B超、CT及肝穿活组织病理检查确诊为原发性肝癌伴腹腔淋巴结转移,于2013年4月就诊入院,予5-FU为主的方案化疗后,出现高热夜甚、黄疸加深、谵语、烦躁不安,齿衄便血,舌质红绛、苔黄燥,脉细数。肝功能检查:ALT 167IU/L、AST 152IU/L,DBIL 105μmol/L,IBIL 42μmol/L。乙肝病毒血清学标志物"小三阳"。辨证为热毒入营证,治以清营解毒,凉血止血,方用犀角地黄汤加减。处方:水牛角30g(研粉冲服),茵陈30g,栀子10g,生地黄15g,赤芍30g,大黄10g,丹皮10g,石菖蒲10g,石见穿30g,金钱草30g。每日1剂,水煎服,每次100ml,每日3次,连服1月,症状大减;去水牛角、大黄,再服1月,前述症状大部分消失,肝功能检查:ALT 49IU/L,AST 47IU/L,DBIL 16.9μmol/L,IBIL4.92μmol/L。

4.谢某某,男,56岁,成华区人。患者经某医院胃镜、确诊为胃癌伴肝、腹腔淋巴结转移,于2011年11月就诊入院,予丝裂霉素为主的方案化疗 15 天后,出现胁肋刺痛,有时胀痛,胁下癥块,蛛蚊丝缕,身目黯黄,舌质紫暗,脉涩。肝功能检查:ALT 146IU/L,AST 1352IU/L,DBIL 95 μmol/L,IBIL 48μmol/L 。乙肝病毒血清学标志物阴性。辨证为气滞血瘀证,治以行气活血,化瘀消癥,方以桃红四物汤加减:当归 10 g,鳖甲 10 g,茵陈 30 g,桃仁 15 g,藏红花 10 g,泽兰 20 g,郁金 15 g,金钱草 30 g,柴胡 10 g,旋覆花 10 g,栀子 10 g,炒白术 10 g,赤芍 30 g,牛膝 10 g。每日 1 剂,水煎服,每次 100ml,每日 3 次,连服 1 月,症状大减;去鳖甲,再服 50 天,前述症状大部分消失,肝功能检查:ALT 47IU/L,AST 38IU/L,DBIL 15.7μmol/L,IBIL4.60μmol/L。

5. 林某某,男,60 岁,达州市人。患者经某医院病理检查确诊为大肠癌,术后 MF 方案化疗 2 月。2011 年 12 月就诊,症见面色黄黑,神疲纳呆,时吐涎沫,胁下肿痛,舌质胖嫩紫暗,苔腻,脉滑。肝功能检查:ALT 153 IU/L,AST 127 IU/L,DBIL 95.2 μmol/L,IBIL 34.2 μmol/L 。乙肝病毒血清学标志物均阴性。辨证为痰瘀互结证,治法以化痰活血,祛瘀散结,方以消痰活血利胆汤加减:山慈姑 15 g,丹参 30 g,甲珠 15 g,核桃枝 30 g,金钱草 30 g,赤芍 20 g,丹皮 15 g,栀子 15 g,郁金 15 g,薏苡仁 40 g 败酱草 30 g,蜈蚣 5 g。每日 1 剂,水煎服,每次 100ml,每日 3 次,连服 1 月,症状大减;去蜈蚣、甲珠,加黄芪、白术再服 40 天,前述症状大部分消失,肝功能检查:ALT 34 IU/L,AST 37 IU/L,DBIL 16.4μmol/L,IBIL 4.21μmol/L 。

6. 汤某某,女,53 岁,金牛区人。患者经某医院肠镜、确诊为结肠癌伴肝、腹腔淋巴结转移,于 2011 年 9 月就诊入院,予氟尿嘧啶为主的方案化疗两周后,出现右胁隐痛,嗳气吞酸,腰膝酸软,目涩咽干,五心烦热,面色鬶黑,舌红有裂纹,少苔,脉细数。肝功能检查:ALT 142IU/L,AST 132IU/L,DBIL 83μmol/L,IBIL

35μmol/L。乙肝病毒血清学标志物阴性。辨证为肝肾阴虚证,治以滋肾养阴,方用一贯煎加减:生地15g,沙参30g,麦冬15g,当归10g,枸杞子30g,川楝子15g,丹参30g,茵陈30g,泽兰20g,郁金10g,金钱草15g,薏苡仁40g,莪术15g,白花蛇舌草30g。每日1剂,水煎服,每次100ml,每日3次,连服1月,症状大减;去川楝子,再服50天,前述症状大部分消失,肝功能检查:ALT 43IU/L,AST 32IU/L,DBIL 15.3μmol/L,IBIL4.32μmol/L。

7. 孙某某,女,53岁,金牛区人。患者经某医院CT、术后组织病理检查确诊为胰腺癌伴腹腔淋巴结转移,于2012年5月就诊入院,予丝裂霉素为主的方案化疗10天后,出现神志恍惚,语声低微腹胀如鼓,黄疸加重,嗜睡,舌淡苔白,脉沉细。肝功能检查:ALT 151IU/L,AST 146IU/L,DBIL 92μmol/L,IBIL 43μmol/L。乙肝病毒血清学标志物阴性。辨证为肝肾阳虚,治以温补肝肾,回阳救逆,方用右归丸加减:熟地15g,肉桂10g,山药30g,枸杞子30g,山茱萸10g,杜仲15g,制附子10g,炙甘草6g,丹参30g,茵陈30g,泽兰20g,金钱草15g,薏苡仁40g。每日1剂,水煎服,每次100ml,每日3次,连服1月,症状大减;去附子,再服40天,前述症状大部分消失,肝功能检查:ALT 48IU/L,AST 37IU/L,DBIL 15.5μmol/L,IBIL4.61μmol/L。

【护理】

(1)饮食宜清淡,富含维生素,优质蛋白质的软食,忌硬固、辛辣刺激之品,或烟酒。

(2)保持心情舒畅,多卧床休息,避免劳累。

(3)有皮肤瘙痒者,防止抓破皮肤,禁用碱性肥皂清洗皮肤。

(4)有疼痛者,评估病人疼痛情况,遵医嘱给予止痛药定时口服及中药外敷,电针止痛治疗。

(5)有发热者,监测病人体温变化,适当饮水,遵医嘱予以降温措施,及时更换汗湿衣被,防受凉感冒加重病情。

第九节 放化疗所致白细胞减少

骨髓抑制是癌症病人放、化疗后常见的并发症,为癌症病人死亡的主要原因,是一种临床急症。大多数化疗药物均可引起不同程度的骨髓抑制,通常先出现白细胞减少,继而出现血小板减少,前者多比后者严重;少数可出现严重贫血,严重时骨髓再生障碍。

当外周血白细胞减少低于 4.0×10^9/L,中性粒细胞百分数低于正常或稍低,称白细胞减少症。当粒细胞绝对值低于 1.5×10^9/L 时,称为粒细胞减少症。如果外周血白细胞计数低于 2×10^9/L,中性粒细胞极度减少或粒细胞绝对值低于 0.5×10^9/L 时,称为粒细胞缺乏症,这种情况常导致病人的感染。

【病因病机】

现代医学认为,抗癌治疗因素引起粒细胞减少的原因主要有:

(1)放疗:放射治疗对粒细胞生成有不同程度的影响,尤其是照射面积较大者,易出现骨髓抑制而发生粒细胞减少。

(2)化疗:各种细胞毒性化疗药可不同程度地抑制骨髓造血功能,从而引起粒细胞减少症;少数化疗药物具有延缓的骨髓毒性作用,如甲基亚硝脲类化疗药。骨髓储备功能差的病人,用细胞毒性化疗药,尤其是大剂量化疗药更易出现粒细胞减少症。

3.其他因素:肿瘤侵犯骨髓、感染因素等可引起粒细胞减少。

目前已经明确放疗如 X 射线、放射性物质及抗肿瘤药物等使骨髓造血及白细胞的成熟、释放受抑制或粒细胞在血液中破坏过多,导致粒细胞减少等一系列的临床表现。

祖国医学认为本病的发生与下列因素有关:

1.脾肾亏虚

如人体先天不足,禀赋薄弱,精血素亏;或七情所伤,久病失养,积劳内伤,渐致气血亏耗,久病不复;或饮食不节,损伤脾胃。脾为生化之源,若脾胃虚弱,则水谷不化,气血不生。肾藏精,生髓,主命门之火,肾虚则先天真气不足,精髓生化乏源。故本病的发生与脾、肾关系最为密切。

2.感受外邪

感受四时不正之气,病毒侵袭或用药不当等,邪毒败肾,伤及骨髓,耗败肾精,致阴阳、气血、升降失调而发病。

由于五脏相关、气血同源、阴阳互根的关系,一脏有病,可以累及他脏。故本病的发生,除了与脾肾密切相关之外,亦与阳气、阴液、心、肝有关。如《景岳全书·脏象别论》说:"血者水谷之精也,源源而来,而实生化于脾,总统于心,藏受于肝,宣布于肺,施泄于肾,而灌溉一身。"《医门法律·虚劳门》说:"饮食少者则血不生,血不生则阴不足以配阳,势必五脏齐损。"

【辨证论治】

白细胞减少症可分为气阴两虚、脾肾阳虚、气血两燔、余邪伤阴四个证型。

1.气阴两虚

[主症]面色少华,倦怠乏力,头晕目眩,五心烦热,食欲不振,小便淡黄,大便干燥,舌淡红,脉细弱。

[治则]益气养阴。

[方药]生脉散(《备急千金药方》)加味。太子参、麦冬、五味子、炙甘草、鸡血藤、黄芪、龟版、黄精等。

[按语]

方中人参性味甘温,若属阴虚有热者,可用西洋参代替。

106

2. 脾肾两虚

[主症]神疲乏力,少气懒言,畏寒低热,纳呆便溏,腰膝酸软,头晕耳鸣,夜晚尿频,大便溏泄或干结,舌淡苔白,脉细弱。

[治则]温肾健脾。

[方药]黄芪建中汤(《金匮要略》)和右归丸(《景岳全书》)加减。黄芪、桂枝、菟丝子、鹿角胶、熟附子、白芍、杜仲、大枣、炙甘草。

[按语]脾为气血生化之源,脾失运化水谷精气的功能,故而气血生化来源受阻,化疗亦易影响及肾,肾主骨,肾阳亏损,骨髓功能无以化生,故白细胞低下。温补脾肾之阳,使之振奋,继而恢复脾的运化功能,则化源得复。

3. 气血两燔

[主症]壮热,寒战,头痛,汗出,口渴烦躁,口腔咽喉溃疡,颌下及颈淋巴结肿痛,舌绛干,脉弦数或洪大。

[治则]清热凉血。

[方药]清瘟败毒饮(《疫诊一得》)加减。水牛角、栀子、黄连、赤芍、知母、丹皮、连翘、黄芩、石膏、金银花、生地、玄参。

【按语】

本方综合白虎、犀角地黄、黄连解毒三方加减,合为一方。白虎汤清阳明经大热,犀角地黄汤清营凉血,黄连解毒汤泻火解毒,加竹叶清心除烦,桔梗、连翘载药上行,共奏清热解毒、凉血救阴之功。本方属大寒解毒之剂,应中病即止。

4. 余邪伤阴

[主症]午后低热,口咽烂痛,疲乏无力,纳差,舌红干,脉细数。

[治则]清热滋阴。

[方药]增液汤(《温病条辨》)加味。黄芪、北沙参、麦冬、地

骨皮、神曲、麦芽、茯苓、玄参、生地、天冬。

[按语]化疗药邪热耗损津液,阴亏液涸,本方咸寒苦甘同用,滋阴润燥,壮水制火。若阳明里实热结所致便秘,则非所宜,如津液不足、燥结正甚者亦非本方所能胜任。

【中成药】

(1)紫河车粉装胶囊口服。

(2)合并感染者,可用清开灵注射液 40ml 加入 5% 葡萄糖溶液 500ml 静脉滴注;轻者,可用清开灵口服液,1~2 支,每日 3~4次,口服。

(3)体虚、乏力、纳差,消瘦及肿瘤放化疗后免疫功能低下者,强尔双仙胶囊,0.8 g,3 次/日,功效与主治:壮阳补肾,扶正抗癌,增强免疫。

【典型病例】

1. 刘某某,女,54 岁,大足县人,某医院 B 超及术后病理检查诊断为卵巢癌伴盆腔淋巴结转移,手术后并予以顺铂为主的方案化疗后,于 2012 年 8 月就诊,症见:面色少华,倦怠乏力,头晕目眩,五心烦热,舌淡红,脉细弱。查外周血白细胞计数 2.9×10^9/L,中性粒细胞 59%,淋巴细胞 29%,血小板 56×10^9/L。辨证为气阴两虚,治以益气养阴,方用生脉散加味。处方:西洋参 15 g,麦冬 20 g,五味子 10 g,炙甘草 10 g,鸡血藤 30 g,黄芪 40 g,龟版 15 g,黄精 15 g,枸杞子 40 g,山慈菇 15 g,天花粉 15 g,土贝母 30 g。每日 1 剂,水煎服,每次 100ml,每日 3 次,连服 1 月,症状大减;西洋参改为 10 g,去龟板、天花粉,再服 2 月,前述症状基本消失,外周血白细胞计数升至 4.3×10^9/L,中性粒细胞 63%,淋巴细胞 32%,血小板 96×10^9/L。

2. 万某某,男,63 岁,剑阁县人,某医院 B 超、CT 及术后病理检查诊断为胰腺癌伴胃转移,2006 年 10 月住院,以丝裂霉素为主的方案化疗后,出现神疲乏力,少气懒言,畏寒低热,纳呆便溏,腰膝酸软,头晕耳鸣,舌淡苔白,脉细弱。查外周血白细胞计数 $2.7 \times 10^9/L$,中性粒细胞45%,淋巴细胞28%,血小板 $46 \times 10^9/L$。辨证为脾肾两虚,治以温补脾肾,方用黄芪建中汤和右归丸加减:黄芪40g,桂枝10g,菟丝子15g,鹿角胶10g,熟附子10g,白芍30g,杜仲15g,大枣10g,炙甘草10g,枸杞子30g,紫河车15g,女贞子15g。每日1剂,水煎服,每次100ml,每日3次,连服1月,症状大减;去附子,再服2月,前述症状基本消失,外周血白细胞计数升至 $4.5 \times 10^9/L$,中性粒细胞62%,淋巴细胞36%,血小板 $98 \times 10^9/L$。

3.曹某某,男,54岁,成都市人,某医院X线、骨扫描、纤支镜及活检组织病理诊断为肺癌伴骨转移,2009年6月来院住院,以卡铂为主的方案化疗后,出现壮热(体温39℃)、寒颤、头痛、汗出、口渴烦躁、口腔咽喉溃疡,颌下及颈淋巴结肿痛,舌绛干,脉弦数或洪大。查外周血白细胞计数 $2.95 \times 10^9/L$,中性粒细胞48%,淋巴细胞32%,血小板 $49 \times 10^9/L$。辨证为气血两燔,治以清气凉血。方用清瘟败毒饮加减:水牛角30g,栀子15g,黄连10g,赤芍30g,知母10g,丹皮10g,连翘15g,黄芩15g,石膏20g,金银花30g,生地20g,玄参15g,女贞子15g,鱼腥草40g。每日1剂,水煎服,每次100ml,每日3次,连服3天,症状大减,高热已退;去水牛角、石膏、栀子等,再服1周,前述症状基本消失,外周血白细胞计数升至 $3.8 \times 10^9/L$,中性粒细胞51%,淋巴细胞38%,血小板 $95 \times 10^9/L$。

4.段某某,女,61岁,江油市人,某医院B超及术后病理检查诊断为卵巢癌,手术后于2005年7月就诊,予以阿霉素为主的方案化疗后,出现午后低热,口咽糜烂疼痛,疲乏无力,纳差,舌红干,脉细数。查外周血白细胞计数 $2.89 \times 10^9/L$,中性粒细胞

47％,淋巴细胞27％,血小板 57×10^9/L。辨证为余邪伤阴,治以清热养阴,方用增液汤加味。处方:西洋参 10 g,北沙参 30 g,麦冬 20 g,地骨皮 15 g,麦芽 15 g,茯苓 15 g,玄参 20 g,生地 15 g,天冬 15 g,枸杞子 40 g,女贞子 15 g,鸡血藤 30 g。每日 1 剂,水煎服,每次 100ml,每日 3 次,连服 1 月,症状大减;易西洋参为太子参 15 g,再服 1 月,前述症状基本消失,外周血白细胞计数升至 4.1×10^9/L,中性粒细胞56％,淋巴细胞35％,血小板 94×10^9/L。

【护理】

心理护理 化疗前为患者讲解与化疗有关的知识及化疗各阶段的注意事项,使其有心理准备。化疗时为患者讲解化疗的目的及可能出现的不良反应,使其能积极配合治疗,生活上多关心患者,建立良好的护患关系,树立战胜疾病的信心,主动配合治疗。

实行保护性隔离限制,防止感染 化疗后患者骨髓抑制、免疫力低下、极易合并感染,当白细胞小于 1.0×10^9/L 时应迅速将患者移至单人病房,医务人员在操作护理过程中,应严格执行无菌操作规程,地面墙壁、床单位每天消毒,病室应经常开窗通风,并谢绝探视,防止交叉感染。

密切观察病情变化 化疗药物常见不良反应有骨髓抑制、消化道反应、肝肾功能损害等。化疗结束后,数日内仍为毒性反应高峰期,应根据医嘱定时检查血象,观察体温变化及观察皮肤黏膜有无出血和大便颜色变化,并协助医生观察每日血中白细胞总数及血小板计数变化,以便及时了解病情变化。

皮肤护理 抗肿瘤药物引起患者白细胞下降,粒细胞缺乏的同时,常会引起血小板减少,导致出血倾向。因此,在实施各种护理操作时动作要轻柔,静脉注射时止血带不宜过紧,时间不宜过长,肌肉注射或静脉注射后,用干棉球压迫针眼 5 分钟以上,并做好患者的个人卫生,预防皮肤感染,特别注意会阴、肛门的清洁,防止肛周脓肿,保持床铺清洁、干燥,预防褥疮。

口腔护理　口腔黏膜溃疡是化疗后常见的不良反应,严重时累及咽喉,严重影响患者饮水、饮食及日常生活。因此在化疗期间,及时进行口腔卫生宣传,餐后用生理盐水或口泰溶液漱口,刷牙应选用软毛或海绵牙刷,动作轻柔,刷牙时间宜在进食后30分钟内进行,避免刺激性饮食,鼓励多饮水,保持口腔清洁、湿润。发生口腔溃疡时,用2%碳酸氢钠液漱口,每次含漱3～5分钟,漱口后局部涂锡类散或庆大霉素,口腔护理时动作轻柔,防止牙龈出血。

补充营养,提高机体抵抗力　在化疗期间除对症使用防止呕吐及促进食欲的药物外,应特别注意病人的食欲,宜食高蛋白、高维生素、高热量、清淡易消化食物,在食品的调剂上,做到色香味俱全,努力增进患者食欲,鼓励患者摄取足够的营养。

第十节　放射性炎症

放射治疗在肿瘤的治疗中占有很重要的地位。如鼻咽癌、喉癌、舌癌、宫颈癌、霍奇金病等肿瘤,早期经根治放疗后的长期生存率可高达90%左右;有些肿瘤术后进行辅助放疗,可防止局部复发,提高长期生存率,如肺癌、食管癌、乳腺癌等;对一些晚期肿瘤进行姑息放疗,可达到减轻症状的目的,如对骨转移的疼痛、肿瘤压迫阻塞、癌性溃疡长期不愈合出血等,都能收到较好的疗效。但是放射治疗只是对照射野内的肿瘤细胞起到局部控制和杀灭的作用,对于亚临床病灶无法达到治疗的目的,同时治疗中还会引起一系列局部和全身的不良反应,表现为不同程度的头晕、乏力、纳差、咽干、外周血白细胞下降等,严重影响患者的生活质量。

近几年,许多中医工作者在这方面做了有益的探索,研究发现,中医药不仅具有抗肿瘤、延长生存期、改善生活质量的作用,还能很好地减轻放疗后的放射性炎症。

从中医学范畴来讲,人体接受辐射性的放射线照射为外感六淫邪气中"火"之属,"火"为热之炽盛,并有炎上、消灼津液之特征,放疗射线侵袭人体之后最易伤阴耗气,损阴伤津,所以中医学将其归属为"热邪、热毒或火邪"之类。肿瘤患者均有不同程度的正气虚弱,当接受放疗时,"火热毒邪"乘虚而入,造成体内热毒之邪过盛,邪气伤阴耗气、损伤机体津液,损害脾胃功能,影响气血生化之源,造成气阴两虚、脾胃失调、气血损伤或瘀毒热盛等证,常表现为少气懒言,神疲乏力,口渴喜饮,咽干咽痛,吞咽不利,胸闷气短,干咳少痰,或咳喘痰多,色黄质黏,咯出不爽,恶心呕吐,大便干燥,小便短赤,舌淡红,苔黄,脉细数无力等症状。根据其发病机制,临床各家采用扶正祛邪相结合,以益气养阴、活血化瘀、清热解毒、生津润燥、健脾和胃、健脾补肾、补益气血等原则进行随证加减,可以减轻或防止放疗副反应的发生,减轻放射性炎症。

一、放射性肺炎

放射性肺炎是肺组织的放射性损伤改变,是在对胸部恶性肿瘤如肺癌、纵隔淋巴瘤、食管癌等进行放射治疗后比较常见的并发症,多由于大剂量、大面积照射引起,其病理改变早期以渗出为主,晚期以纤维化为主。放射性肺炎的治疗用药大多采用激素加抗生素治疗,虽有一定疗效,但激素治疗后易导致肿瘤复发及部分并发症的发生,所以寻求疗效好、副作用小的治疗方法较为迫切。放射性肺炎症状大致类属于中医咳嗽、肺痿等范畴,中医药治疗放射性肺炎的优势明显,近年来,应用中医药防治放射性肺损伤在临床上得到明显的重视,针对病人个体的不同证候,无论是清热解毒、养阴益气,还是更为常用的活血化瘀等中医治法,都明显减轻了放疗后出现的乏力、口干、疼痛、厌食等症状,改善了患者的生活质量,提高了放疗的完成率。

【病因病机】

肺是对放射线较敏感的脏器之一,正常的肺组织在胸部的放射治疗时也会受到损伤。放射线直接损伤肺泡上皮和毛细血管内皮细胞,使毛细血管充血水肿,发生肺水肿,继之小血管和支气管坏死,逐渐出现肺纤维化和肺硬化。中医认为放射线是一种毒热性杀伤因素,属热毒之邪,热能化火,灼伤肺脏,耗伤阴液。癌症病人正气不足,痰瘀内结。放射治疗使热邪伤阴,正不胜邪,热毒之邪与痰瘀互结,耗伤肺阴,灼伤肺络,影响肺的宣发与肃降,产生咳喘气促、呼吸困难甚至紫绀等呼吸道症状。本病属本虚标实,阴伤、气虚、血瘀、热毒是其基本病机,治疗时根据不同阶段采取滋阴、益气、化瘀、解毒等治法。

【辨证论治】

1. 阴伤肺燥

[主症]多见于放疗后 1~3 个月,主要表现有刺激性干咳,无痰或少痰,咽痛,口干喜冷饮,胸闷心烦,或伴低热,纳食不香,舌红少苔缺津,脉细数。

[治则]滋阴清热,润肺生津。

[方药]沙参麦冬汤、清燥救肺汤加减,常用药有麦冬、人参、半夏、阿胶、胡麻仁、石膏、枇杷叶、竹茹、竹叶、天花粉、知母、川贝、沙参、玉竹、银柴胡、百合、白薇等。

[按语]放射线是一种毒热性杀伤因素,属热毒之邪,为燥火,且来源于外界,故可以定义为外感燥邪。肺为娇脏,喜润恶燥常易被燥邪所伤,所以选用清燥救肺汤。清燥救肺汤同名方有 2

首,现选《医门法律》秋燥门方。清燥救肺汤主治外感燥火伤肺。方中人参、甘草、麦门冬是《金匮》麦门冬汤方中的主药,功能生津润肺,补益脾胃(培土生金),主治津液亏损、肺虚而燥的肺痿。再加胡麻仁滋补润燥,阿胶补肺养阴,杏仁宣肺化痰,桑叶、枇杷叶肃肺降气,清宣肺络,石膏易泻肺火,综合起来,便具有滋补润燥、清热祛邪两顾的作用。沙参麦冬汤来自《温病条辨》,主治燥伤肺胃阴分,方中桑叶、麦冬、甘草的功效同清燥救肺汤的类似,再配伍玉竹、沙参,以燥伤肺胃阴津为主;清燥救肺汤配伍石膏、人参,则以燥热伤肺、气阴两伤为主。

2. 热毒炽盛,痰热郁肺

[主症]恶寒发热,咳嗽痰多,痰黏厚或稠黄,咯吐不爽,咳甚胸痛或咳血,口干欲饮,舌红,苔薄黄或黄腻,脉滑数。

[治则]清热解毒,宣肺化痰。

[方药]清金化痰汤、千金苇茎汤加减,用药常选桑白皮、黄芩、山栀子、知母、鱼腥草、金银花、连翘、红藤、薏苡仁、冬瓜子、贝母、栝楼、桔梗、芦根、石斛等。

[按语]放疗后血管渗透性增强,肺泡间质水肿,易合并肺部感染,而使热毒和痰火内郁。自古《千金》苇茎汤就用来治疗由热毒壅肺、痰瘀互结所致的肺痈。痰热壅肺,气失清肃则咳嗽痰多;《内经》说:"热盛则肉腐,肉腐则成脓",邪热犯肺,伤及血脉,致热壅血瘀,若久不消散则血败肉腐而吐脓痰。方中苇茎甘寒轻浮,清肺泻热为君;鱼腥草化痰排脓为臣;桃仁活血祛瘀,薏苡仁清肺破毒肿,共为佐使。四药合用,共成清肺化痰,逐瘀排脓之功。

3. 肺脾气虚兼血瘀

[主症]病人素体脾虚,加之放疗损伤,病程迁延,咳嗽反复发作,痰黏腻或稠厚成块,色白或带灰色,早晨咳痰较多,常伴胃脘痞满,纳差呕恶,乏力懒动,大便稀溏,小便数,舌质紫黯,苔白腻

114

或黄腻,脉濡滑或滑细。

[治则]补肺健脾,祛痰化瘀。

[方药]以补阳还五汤合六君子汤,常用药可选人参、黄芪、茯苓、陈皮、法半夏、白术、苍术、川朴、八月札、丹参、红花、苏木、鼠妇、露蜂房等。

[按语]补阳还五汤出自清代王清任《医林改错》一书,由黄芪、赤芍、川芎、当归、地龙、桃仁、红花七药组成。方中重用黄芪补气,与活血化瘀药配伍,功在益气活血,主治气虚血瘀之中风。根据其益气活血通络功效,故生黄芪用量宜重(可从30~60 g开始,效果不显,再逐渐增加),祛瘀药宜轻,对放射性肺炎日久导致肺脾气虚夹血瘀者常起到事半功倍的作用。

【典型病例】

1. 杨某,男,57岁,因"食道癌术后1年,放疗后2月"于2012年5月就诊。症见:刺激性干咳,无痰,咽痛,口干喜冷饮,胸闷心烦,下午和夜间常发低热,体温在38 ℃左右,纳差,眠差,小便调,大便干结难解,舌红少苔缺津,脉细数。结合患者病史,考虑患者为放疗时损伤肺脏导致放射性肺炎所致。辨证为阴伤肺燥,予滋阴清热、润肺生津治疗,方选沙参麦冬汤、清燥救肺汤加减:沙参20 g,麦冬15 g,杏仁15 g,桑叶15 g,枇杷叶15 g,玉竹10 g,石膏20 g,人参5 g,阿胶(烊化)10 g,知母15 g,天花粉15 g,白术10 g,白英30 g,枸杞子20 g,白花蛇舌草30 g。首次服用4剂后患者体温恢复正常,干咳、咽疼明显缓解,二诊时将知母、石膏、天花粉去除,加入扁豆20 g,鸡内金15 g,山楂15 g,生谷芽20 g,服7剂后偶尔干咳、无咽痛、纳可、眠可、二便调。

2. 张某,男,63岁,因"反复咳嗽1年余,查及肺癌一年,放疗后4月"于2013年1月就诊。症见:咳嗽痰多,痰稠黄,咯吐不爽,咳甚胸痛,口干欲饮,胸闷,纳差,眠可,小便调,大便稀溏,舌红苔黄厚腻,脉滑数。结合患者病史,考虑患者为放疗时损伤肺脏导致放射性肺炎合并感染所致。辨证为热毒炽盛、痰热郁肺,予清热解毒、清肺化痰治疗,方选清金化痰汤、《千金》苇茎汤加减。具体用药为:桑白皮20g,黄芩10g,鱼腥草15g,连翘15g,薏苡仁20g,冬瓜子30g,桔梗10g,芦根20g,杏仁15g,藿香20g,苍术15g,法半夏10g,陈皮10g,白术10g,茯苓15g,桃仁15g。首次服用7剂后患者吐出大量腥臭脓痰后感咳嗽、胸痛明显减轻。二诊时续用原方服用7剂以后无胸闷,纳可,眠可,舌淡红苔薄黄,脉滑。

3.张某,男,69岁,因"反复咳嗽1年余,查及肺癌8月,放疗后半年"于2011年3月就诊。症见:咳嗽反复发作,痰稠厚成块,色白,早晨咳痰较多,常伴胃脘痞满,纳差呕恶,全身疲乏无力,大便稀溏,小便数,舌质淡黯,苔白腻,脉滑细。结合患者病史,考虑患者为放疗时损伤肺脏引起放射性肺炎,损伤肺脾之气导致疾病迁延难愈。辨证为肺脾气虚兼血瘀,予补肺健脾、祛痰化瘀治疗,方选补阳还五汤合六君子汤加减,具体药如下:人参5g,黄芪30g,茯苓15g,陈皮10g,法半夏10g,白术15g,苍术15g,干姜5g,桃仁15g,桔梗10g,杏仁15g,八月札10g,丹参10g,红花5g,川芎10g,土鳖虫10g。首次服用7剂后患者咳嗽、咳痰、疲乏无力明显缓解。二诊时去桔梗、杏仁,加用桂枝15g,再次服用7剂后患者无胃脘痞满,纳可,无恶心,二便调,舌淡红,苔薄白,脉滑细。

【护理】

(1)积极给予心理疏导,使患者能够保持良好的精神状态,树立战胜疾病的信心。家人需多陪伴病人,给予生活上的照顾。

(2)要注意观察病人的呼吸次数及深浅情况,如病人出现口唇紫绀,呼吸困难时应取半卧位,给予氧气吸入,有条件可静滴泼尼松或地塞米松等,以缓解症状。

（3）每天要观察体温变化，轻度发热可予以 30% 酒精或温水擦浴，推拿涌泉穴、合谷穴、曲池穴等，重者可用激素、抗生素静滴。口服人参皂苷 Rh2 等也可以消除炎症，缓解疼痛，同时促进恢复。

（4）注意病人咳嗽的变化和伴随症状，对有痰不易咳出者，可轻拍背部，由下往上帮助排痰。口服甘草合剂。如病人干咳不能入睡时，可口服可待因 0.3 克。

（5）保持室内清洁，空气新鲜，室内温度一般在 18～20℃ 为宜，湿度以 60%～65% 为佳。

（6）注意定时更换衣服、床单、被褥。保持口腔清洁，增加病人抗病能力，预防交叉感染。吸烟者一定要戒烟。

二、放射性肠炎

放射性肠炎是盆腔、腹腔、腹膜后恶性肿瘤经放射治疗引起的肠炎，并发症分别可累及小肠、结肠和直肠，故又称为放射性直肠、结肠、小肠炎，根据肠道遭受辐射剂量的大小、时间的长短、发病的缓急，一般将放射性肠炎分为急性和慢性两种。又根据射线来源放置的体内外位置的不同，将其分为外照射放射病和内照射放射病。在早期肠黏膜细胞更新受到抑制，以后小动脉壁肿胀闭塞引起肠壁缺血，黏膜糜烂，晚期引起肠壁纤维化，肠腔狭窄或穿孔，腹腔内形成脓肿瘘管和肠粘连等。

中医认为，放射线属"火、毒、燥"邪范畴。放射线作为火热毒邪自外直入肠道，初期常可见肠道蕴热，经络受损，传导失司的症候，日久则耗气伤津，出现脾气亏虚的症候。故放射性肠炎以火、瘀、毒为病机关键，以热毒下注、热伤血络及脾气受损、脾阳虚陷为主要的病机。证属本虚标实，虚实夹杂，既存在肿瘤正气亏虚之本，同时又有癌毒结聚之实，加之射线"热毒"侵犯，湿热毒邪侵袭,血瘀痰凝,湿热下注,腐肉败血,久泻所致水液丢失,气津耗伤。但另一方面,由于靶区组织器官生理功能、个体差异、放疗技术、照射剂量、分割方式等因素的不同,亦可出现其他病理变化,如脾肾两虚、气阴两虚亦是放射性肠炎的病机之一。治疗一般以清热解毒、补虚除湿、温阳健脾、柔肝止泻、涩肠止泻法。中医重在辨证论治,整体调理,对机体副作用小,且作用持久。

(一)内治法

1. 湿热下注,肠失固涩

[主症]腹痛,泄下赤白相杂,里急后重,肛门灼热疼痛,小便短赤,苔黄腻,脉滑数。

[治则]清热利湿,调气行血,补中益气,缓急止痛。

[方药]葛根芩连汤合白头翁汤加减。腹痛甚者加白芍、甘草;脓血重者加赤芍、当归、酒军;后重明显者加枳壳、木香、薤白,出血量多者加炒槐角、地榆炭、黑荆芥、仙鹤草;泄下明显者酌加五倍子、石榴皮、赤石脂等。

[按语]葛根芩连汤、白头翁汤,皆出自著名的中医古籍《伤寒论》,常用来治疗湿热所致的腹泻和痢疾。可大剂量使用葛根,达到外解肌表之邪以散热、内清阳明之热解除肛门灼热疼痛,升发脾胃清阳之气止泻生津的目的。用适量的白头翁(约15 g)清热解毒、凉血治痢以解除腹痛、泄下赤白相杂、里急后重之感。

2. 脾肾阳虚,气血失和

[主症]久泻不止,大便带黏冻样物和少量血液,或虚坐努责,里急后重,畏寒形冷,手足不温,面色㿠白,饮食乏味,头重身困,腰膝酸软,舌淡,苔白,脉濡缓。

[治则]温肾补脾,固肠止泻。

[方药]扶阳固脾汤加减。用党参、白术、白扁豆、山药、芡实、

甘草等健脾益气,以薏苡仁、茯苓、佩兰、陈皮、半夏等渗化湿浊,以马齿苋、败酱草、黄芩、白屈菜、白头翁、马尾连等清热解毒,用芍药、木香、当归、槐花、枳壳、川芎等调和气血。阳虚甚者,加炮姜、肉豆蔻、附子;气血虚甚者加人参、黄芪。

[按语]肾为先天之本,藏真阴而寓元阳,肾阳不足,关门失约,不能温煦脾土,健运乏权,于是泄泻遂作。扶阳固脾汤用党参、黄芪、白术、山药、莲子益气健脾,附子、干姜、补骨脂益火生土,腐熟水谷,肉豆蔻、诃子温涩调中,共奏温补脾肾,涩肠止泻之功。若泄泻阴伤显著,应当阴阳双补,此方应当慎用。

3. 脾胃虚弱,毒邪留恋

[主症]大便时溏时泻,饮食减少,脘腹胀闷,肢体倦怠,神疲懒言,舌淡胖或有齿痕,苔薄白,脉细弱。

[治则]补益脾胃,扶助正气。

[方药]常以参苓白术散加用白花蛇舌草、半枝莲、石榴皮等解毒止泻,便溏甚者加车前子、芡实;腹胀甚者加陈皮、木香、薤白。

[按语]此型患者泄泻日久,伤及脾胃,正气不足,毒邪留恋,恰当补益脾胃,故方选参苓白术散加味:参苓白术散同名方约有14首,现选《太平惠民和剂局方·一切气》方。主要功用为补脾胃,益肺气。常重用白术补脾止泻。

4. 邪犯胃肠,寒热错杂

[主症]脘腹痞满,恶心呕吐,肠鸣下利,水谷不化,舌苔薄黄而腻,脉弦数。

[治则]调和肠胃,辛开苦降,平调寒热。

[方药]以半夏泻心汤加减。呕恶甚者加陈皮、苏梗、藿梗;肠鸣甚者加桂枝、防风;热象明显者加白花蛇舌草、红藤、败酱。

[按语]半夏泻心汤出自《伤寒论·辨太阳病脉证并治》,主要

用于中气受伤,脾胃、大小肠功能失调,寒热互结其中,清浊升降失常的患者。

5. 肝脾不和,脾失健运

[主症]腹痛肠鸣,大便泄泻,泻必腹痛,泻后痛减,舌苔薄白,脉弦。

[治则]健脾泻肝,化湿解毒,调和气血。

[方药]常用痛泻要方加白花蛇舌草、半枝莲等。脾虚甚者加黄芪、党参;腹痛重者加延胡索、柴胡、乌药。

[按语]痛泻要方出自《丹溪心法·卷三》《景岳全书》引刘草窗方。痛泻之证由土虚木乘,肝脾不和,脾运失常所致。《医方考》说:"泻责之脾,痛责之肝;肝责之实,脾责之虚,脾虚肝实,故令痛泻。"其特点是泻必腹痛,治宜补脾抑肝,祛湿止泻。方用白术燥湿健脾,白芍养血泻肝,陈皮理气醒脾,防风散肝舒脾。四药相配,可以补脾土而泻肝木,调气机以止痛泻。

(二)外治法

灌肠疗法应用以健脾益气、活血化瘀、敛疮生肌、清热解毒的中药为主。灌肠中成药可选用锡类散、康复新、云南白药,也可用白花蛇舌草、半枝莲、半边莲、三七、白及等煎水后灌肠。灌肠可直接作用于肠黏膜局部发挥作用,易于达到病变部位的高浓度而无相应的高血浆浓度,有利于发挥最大疗效而降低不良反应,迅速消除或缓解症状。具体操作方法:患者排空二便,侧卧,将一次性导尿管插入肛门 7 cm 以上,然后用 50 ml 注射器分次注入 40℃左右药液 100～200 ml,将导尿管拔出,但患者切忌立即坐起或站立,以免药液流出,保留时间最好 30 分钟以上。

【针灸治疗】

1. 取穴

(1)主穴分 2 组:①中脘、气海;②神阙、天枢。

（2）配穴分 2 组：①足三里、三阴交、公孙；②大肠俞、胃俞、脾俞。

2. 治法

主穴与配穴的第一组用于针刺，第二组用于灸治。以主穴为主，酌加配穴。针刺法：得气后，施平补平泻法，留针 15 分钟。灸法系采用灸疗仪照射。先在选好的穴位上涂以艾油，然后将灸疗仪之灸头对准穴位，并做固定，打开机器开关，灸头发亮，直至患者感到温热为宜。每穴照射 15 ~ 30 分钟。针刺灸疗可轮用，亦可合用，每日 1 次，12 次为一疗程，疗程间隔 3 ~ 5 天。

【典型病例】

1. 何某，女，50 岁，因"直肠癌术后 1 年余，放疗后 3 月"于 2009 年 10 月就诊。症见：腹痛，里急后重，肛门灼热疼痛，小便短赤，大便夹杂脓血，苔黄腻，脉滑数。结合患者病史，考虑患者为放疗时损伤直肠导致放射性肠炎，中医认为属损伤脾胃。辨证为湿热下注，肠失固涩，予清热利湿、调气行血治疗，方选葛根芩连汤合白头翁汤加减，具体用药如下：葛根 60 g，黄连 10 g，黄柏 5 g，白头翁 15 g，秦皮 10 g，赤芍 15 g，当归 10 g，血余炭 15 g，炒贯众 10 g，地榆炭 10 g，木香 10 g，藿香 20 g，白术 20 g，人参 5 g，首次服用 4 剂后患者上述症状明显缓解；二诊时原方加用白芍 30 g，甘草 5 g，服用 7 剂后复诊述上述症状完全缓解。

2. 李某，女，49 岁，因"宫颈癌放疗后 1 年余"于 2012 年 3 月就诊。症见：慢性久泻不止，大便带黏冻样物和少量血液，里急后重，畏寒明显，手足不温，面色㿠白，纳差，腰膝酸软，舌淡苔白，脉弱。结合患者病史，考虑患者为放疗时损伤直肠导致放射性肠炎，日久致脾肾阳虚。辨证为脾肾阳虚，气血失和，予温肾补脾、固肠止泻为法，方选扶阳固脾汤加减。具体用药如下：人参 5 g，白术 20 g，白扁豆 20 g，甘草 5 g，薏苡仁 20 g，茯苓 15 g，陈皮 10 g，半夏

121

10g,白头翁15g,芍药15g,木香10g,槐花10g,黄连5g,肉豆蔻15g,炮姜5g,制附片(先煎)10g。首次服用10剂后患者上述症状明显缓解,效不更方。二诊时将附片调整为15g继续服用10剂后患者仅仅劳累后腰酸,其余症状完全缓解。

3. 王某,女,59岁,因"直肠癌放疗后1年余"于2009年10月就诊。症见:大便时溏时泻,脘腹胀闷,乏力懒言,纳差,舌淡胖有齿痕,苔薄白,脉细弱。结合患者病史,考虑患者为放疗时损伤直肠导致放射性肠炎,日久伤及脾胃,正气不足,毒邪留恋。辨证为脾胃虚弱,毒邪留恋,予健脾益气为法,方选参苓白术散加减。具体用药如下:莲子15g,薏苡仁60g,缩砂仁15g,桔梗10g,白扁豆20g,白茯苓15g,人参5g,白术30g,黄芪30g,干姜5g,苍术15g,白花蛇舌草30g,半枝莲15g,鸡内金15g。首次服用10剂后患者无腹胀,无腹泻,纳可,活动后稍感疲乏无力。效不更方,二诊继续服用原方10剂后患者上述症状明显缓解。

4. 刘某,男,67岁,因"直肠癌放疗后半年"就诊。症见:脘腹痞满,恶心呕吐,肠鸣,完谷不化,舌苔薄黄腻,脉弦数。结合患者病史,考虑患者为放疗时损伤直肠导致放射性肠炎。辨证为邪犯胃肠,寒热错杂,予调和肠胃,辛开苦降,平调寒热为法,方选半夏泻心汤加减,具体用药如下:半夏10g,黄芩10g,干姜5g,人参5g,黄连5g,木香10g,藿香15g,陈皮10g,桂枝15g,白芍15g,白术20g,茯苓15g,白花蛇舌草30g,红藤15g,首次服用7剂后患者症状部分缓解。效不更方,二诊继续服用原方10剂后患者上述症状明显缓解。

5. 王某,男,因"直肠癌放疗后9月,腹痛3天"于2009年6月就诊。症见:腹痛肠鸣,大便泄泻,泻必腹痛,泻后痛减,无里急后重,纳差,眠可,小便调,舌苔薄白,脉弦。结合患者病史,考虑患者为放疗时损伤直肠导致放射性肠炎。辨证为肝脾不和,脾失健运,予健脾泻肝、化湿解毒、调和气血治疗,方选痛泻要方加减,具体用药如下:白术 20 g,白芍 30 g,陈皮 10 g,防风 15 g,茯苓 15 g,人参 5 g,干姜 5 g,白花蛇舌草 30 g,半枝莲 15 g,柴胡 10 g,川芎 10 g。首次服用 4 剂后患者腹痛、腹泻明显缓解。二诊时考虑患者纳差加用鸡内金 15 g,焦山楂 15 g,继续服用 7 剂后上述症状明显缓解。

【护理】

(1)病人出现腹痛、腹泻、里急后重等肠道刺激症状,甚至直肠充血、溃疡而导致血便。应配合医生拟订个体放疗计划,对宫颈癌放疗的患者应通过适当调整,使子宫位置前移。进行腔内治疗时要保持直肠空虚,有利于阴道填塞,减少直肠的辐射受量。

(2)对急性直肠炎应立即停止放疗,用消化道黏膜保护剂,如思密达,口服,3 次/日,或每晚保留灌肠;腹泻次数多,口服易蒙停,抑制肠蠕动,延长肠内容物的滞留时间。

(3)严密观察大便的性状、腹痛的性质,防止水电解质紊乱;了解贫血程度,贫血严重者应少量多次输血,并加强全身支持治疗。

(4)进稀软、少渣、营养丰富的食物,保持大便通畅,便后热水坐浴,肛门部热敷,以减少局部刺激。

三、放射性口咽黏膜炎

放射性口咽黏膜反应是颈部肿瘤放射治疗常见的并发症,放疗病人唾液分泌减少,pH 值降低,极易引起口腔溃疡,影响进食,这不仅给患者带来痛苦,严重者甚至会中断治疗,延长住院时间,而放射治疗时间推迟会降低疗效。口腔、咽黏膜损伤主要表现为口干、咽部不适或疼痛,吞咽困难,严重的会导致黏膜溃疡,滴水难咽。当伴有剧痛、感染或长期不愈导致营养不良时会出现全身症状,直接影响了生存质量,延长了治疗时间。

【病因病机】

目前认为产生机制有:一是放射线直接损伤;二是放疗导致唾液腺损伤,唾液分泌减少,口腔自洁作用降低,导致口腔黏膜屏障受损,损伤加剧;三是放疗损伤血管,局部血运障碍,导致口腔黏膜修复变慢,损伤加剧。近年来的研究表明,中医药在减轻放疗副反应方面有独特的优势。中医认为,放射线属火毒之邪,最易伤阴耗气,气阴两虚是放射损伤最基本的病理改变。同时,气机不利,浊阴不降,或外感湿浊之邪,则见湿热蕴伏;火毒之邪损伤脉络,气血运行受阻,可见气滞血瘀。

【辨证论治】

(一)内治法

1.气阴两伤

[主症]口鼻干燥,咽喉肿痛,口腔糜烂出血,甚者白膜形成,神疲倦怠,少气懒言,舌嫩红或干绛,苔少或花剥,脉细数。

[治则]益气养阴,清热解毒。

[方药]养阴清肺汤加射干、马勃、北豆根等。气虚甚者加北沙参、西洋参、黄芪等;阴虚甚者加熟地、枣皮、旱莲草等,大便干燥者加生大黄、牛蒡子;出血明显加白及粉、仙鹤草;汗出较多者加五味子、龙骨;纳差者加鸡内金、焦山楂。

[按语]养阴清肺汤同名方有2首,现选《重楼玉钥·卷上》方。方中生地、玄参养阴润燥、清肺解毒为主药,辅以麦冬、白芍助生地、玄参养阴清肺润燥,丹皮助生地、玄参凉血解毒而消痈肿,佐以贝母润肺止咳,清化热痰,薄荷宣肺利咽,使以甘草泻火解毒,调和诸药。诸药合用,共奏养阴清肺解毒之功。

2.湿浊热毒蕴伏

[主症]颐肿口渴,咽痛,口腔白膜,纳差倦怠,胸闷腹胀,小便

短赤,舌苔厚腻或干黄,脉濡数。

[治则]化浊解毒,清热养阴。

[方药]甘露消毒丹合增液汤加减。肿痛明显者加五味消毒饮,热甚便秘者加黄连泻心汤,霍乱吐利者加连朴饮,小便淋浊者合八正散加减,脾气虚者加四君子汤。

[按语]甘露消毒丹出自《续名医类案》,主治湿温时疫,邪在气分。具有清热解毒、利湿化浊的功效。因为放疗类似外感热毒之邪,常损失人体阴液,用增液汤达到增液润燥之功。两方合用达到化浊解毒、清热养阴之功。

3.气滞血瘀

[主症]放疗后期或放疗结束后,气阴两虚症候尤在,又见张口困难,颐颈肿胀,饮水即呛,心悸怔忡,肌肤甲错,唇黯,舌有瘀斑,脉涩或弦紧。

[治则]行气活血,益气养阴。

[方药]血府逐瘀汤合增液汤加减。口渴甚者加天花粉、葛根、石斛;中气下陷者加黄芪、升麻、葛根;气血两虚者加黄芪、西洋参、白芍;颐颈肿硬,转侧不便者,加路路通、地龙、甲珠。

[按语]血府逐瘀汤出自《医林改错》方。方中以桃红四物汤活血化瘀兼养血,防单纯化瘀伤正之弊;四逆散疏理肝气,使气行则血行;加桔梗引药上行达于胸中(血府),牛膝引瘀血下行而通利血脉。诸药相合,构成理气活血之剂。本方以活血化瘀而不伤正、疏肝理气而不耗气为特点,达到运气活血、祛瘀止痛的功效。

(二)外治法

(1)中药敷贴:中药穴位敷贴疗法是祖国医学外治法之一,已有3 000年的历史。用中药吴茱萸、大黄、香附研末加醋调匀,放疗开始时,每天晚上敷贴涌泉穴,直至放疗结束,可减轻放射性口腔黏膜反应。

（2）中药含漱法：放疗的同时予金蚕合剂 20 ml 含漱 10 分钟后再缓慢吞服，对照组用生理盐水含漱，6 次／日，直至全程放疗结束。金蚕合剂是我科的经验方，以玄参养阴生津、清热解毒为君，鸡内金、蚕沙化瘀生肌、除湿化浊为臣，辅以射干解毒利咽。而且用药方法为含服，要求患者含漱 10 分钟再咽下，既兼顾了局面，又重视了整体。

【典型病例】

1. 杨某，女，56 岁，因"鼻炎癌放疗后 1 月"于 2012 年 6 月就诊。症见：口鼻干燥，咽喉肿痛，口腔糜烂出血，进食时口腔疼痛明显，神疲乏力，少气懒言，纳差，眠可，小便调，大便干结，舌干绛少苔，脉细数。结合患者病史，考虑患者为放疗时损伤口腔导致放射性口腔黏膜炎。辨证为气阴两伤，予益气养阴、清热解毒治疗，方选养阴清肺汤加减。具体用药如下：生地 20 g，玄参 20 g，麦冬 15 g，丹皮 10 g，白芍 30 g，蒲公英 15 g，板蓝根 15 g，银花 10 g，连翘 15 g，百合 20 g，川贝 15 g，薄荷 5 g，甘草 5 g，西洋参 5 g，射干 10 g。首次服用 4 剂后患者口鼻干燥、咽喉肿痛、口腔糜烂出血、进食疼痛明显缓解。二诊时去银花、连翘加白术 20 g，山药 20 g 继续服用 7 剂后上述症状明显缓解。

2. 蔡某，男，27 岁，因"鼻炎癌放疗后半年余"于 2008 年 12 月就诊。症见：口渴，咽痛，咽干，口腔白膜，纳差，神疲乏力，胸闷，腹胀，小便短赤，大便稀溏，舌红舌苔厚腻，脉滑数。结合患者病史，考虑患者为放疗时损伤口腔导致放射性口腔黏膜炎。辨证为湿浊热毒蕴伏，予化浊解毒、清热养阴治疗，方选甘露消毒丹合增液汤加减。具体用药如下：滑石 20 g，淡黄芩 10 g，茵陈 15 g，藿香 20 g，连翘 15 g，石菖蒲 10 g，白蔻仁 15 g，薄荷 5 g，木通 10 g，射干 10 g，桔梗 10 g，玄参 15 g，麦冬 10 g，生地 20 g，厚朴 15 g，草果 10 g，槟榔15g,首次服用4剂后患者咽痛、咽干、口腔白膜、胸闷、腹胀明显缓解,二诊时去草果、槟榔,加鸡内金15g,生谷芽20g继续服用7剂后上述症状明显缓解。

3. 朱某,男,50岁,因"鼻咽癌放疗后1年余"于2011年3月就诊,症见:张口困难,颈项肿胀,无咽痛,口干,无恶寒发热,饮水即呛,肌肤甲错,唇黯,纳差,眠可,二便调,舌有瘀斑,脉涩或弦紧。结合患者病史,考虑患者为放疗时损伤口腔导致放射性口腔黏膜炎。辨证为气滞血瘀证,予行气活血,益气养阴治疗,方选血府逐瘀汤合增液汤加减。具体用药如下:当归10g,生地15g,桃仁15g,红花10g,枳壳10g,赤芍15g,柴胡10g,川芎10g,牛膝15g,桔梗10g,桂枝15g,玄参15g,干姜5g,麦冬10g,生晒参5g,白术20g。首次服用7剂后患者上述症状稍有缓解,二诊时考虑有效不更方,嘱患者再次服用7剂后上述症状明显缓解。

【护理】

(1)可常备一个饮水瓶,经常湿润一下口腔,每天饮水量在250ml以上,经常用金银花、麦冬泡水喝,使口腔黏膜湿润。此外,为了保持口腔清洁,可自配淡盐水漱口,每日4~5次。淡盐水的配制方法是:在500ml温开水中加氯化钠(熟盐)3~4g(约小半匙)即可,或用多贝氏液含漱,漱口液每次含漱至少要1分钟。同时,用鼓颊和吸吮交替动作漱口1~2分钟,以清除松动的牙垢。溃疡局部自喷涂西瓜霜喷剂或双料喉风散喷剂,并做张口运动,使口腔黏膜皱襞处充分进行气体交换,破坏厌氧菌的生长环境,防止口腔继发感染。

(2)气候干燥时,在室内置一盆水,使室内保持一定的湿度,并用清鱼肝油或复方薄荷油自行滴鼻,每日用3~4次,以保护鼻腔黏膜。要掌握简易鼻咽冲洗器的冲洗方法和常用的液体。具体操作方法是:在鼻咽冲洗器内装入100ml冲洗液,右手持鼻咽冲洗器,由两侧鼻腔交替缓缓注入冲洗液,然后由口腔吐出。冲洗后切不可用力擤鼻涕,以防鼻咽腔内压增大,继发其他部位感染。放疗一开始,即行鼻腔冲洗,每日3次,晨起、放疗前、睡前各1次,先用温开水冲洗,再用淡盐水冲洗,以清除鼻咽腔黏膜表面的分泌物,减轻放疗反应,增加癌细胞对放射线的敏感度。

(3)放疗期间,要保持局部皮肤清洁干燥,有汗应擦干,因水分电离会加重皮肤损伤,不应穿高颈或硬领衣服。照射野皮肤不宜用肥皂、粗毛巾热水擦洗。外出时避免阳光直晒。有脱皮时,切勿用手撕剥、抓痒,可用1%的冰片滑石粉撒于患处。湿性反应用救伤油涂抹于患处。

(4)不要捏鼻、挖鼻和用力擤鼻涕。少量出血时,可在鼻上部放置冰袋或自行用1%呋喃西林麻黄素滴鼻;大出血时,立即将头偏向一侧,用手指压住颈外动脉止血,并迅速通知医护人员。

(5)进食营养价值高、所含必需氨基酸较齐全、配伍比例好的蛋白质,如蛋类、乳类、鱼类及动物的瘦肉类,多食新鲜蔬菜、水果、大豆及其制品、花生、香菇、西红柿、柑橘等。戒烟酒及辛辣食物,不食烟熏、油炸、火烤食物及腊制品、腌制菜,改变不良生活方式及不良嗜好,克服各种不适反应,坚持进食,保证放疗按计划完成。

(6)主动进行功能锻炼。放疗可引起头颈部的颞颌关节的功能障碍,有时会出现张口困难,颈部活动受限。为了预防这些并发症,放疗期间应根据身体情况,做一些适当的活动,如深呼吸、室外散步,做颈前后、左右手缓慢旋转运动,张口练习运动如口含小圆形的塑料瓶或光滑的小圆木等,并按摩颞颌关节,从而提高自己的生存质量。

(7)要学会进行自我心理疏导,自我调节心理状态,学习一些卫生健康护理知识,学会安排病后的生活,了解放疗的效果,重新调整与家庭、朋友、同事、领导的关系,保持豁达开朗的心境,转移对不良反应的注意力,培养广泛的兴趣与爱好,如看书、绘画、织毛衣、听音乐等,参加社会活动,主动寻求享受快乐幸福生活,从而提高生活质量。

第五章　癌瘤治疗常用中草药

　　中医药治疗癌瘤有悠久的历史,特别是近三十余年来, 中医肿瘤学不断发展。在抑制癌瘤生长转移,改善症状,提高生活质量,延长生存期等方面,中医药占有重要的地位。一些晚期肿瘤病人,错过了手术和放化疗的时机,通过中医药治疗, 肿瘤得以缩小,甚至消失,生活质量得以提高,生存期明显延长。目前临床上主要用化学药物进行抗肿瘤治疗,疗效显著,但价格昂贵,毒副作用大,肿瘤患者长期用药易产生耐药性等不良反应,因此,近年来中药抗肿瘤机制及药物研究已成为热点课题。研究发现,中药从多层次、多环节、多部位发挥作用,通过多种机制达到抗肿瘤的效应,并从整体进行调节,提高机体免疫力,增强自身抗病能力。同时,中药给药方便,价格低廉,资源丰富,长期使用无明显毒副作用,显示出独特的优势,越来越被人们重视和接受,抗肿瘤治疗范围不断扩大,应用于肿瘤治疗的中药品种也越来越多,除传统的中草药汤剂外,还包括一些质量稳定、疗效确切、毒副作用小的中药单体提纯制剂和复方制剂,在临床肿瘤学中得到了广泛认可。

　　通过临床实践和药理实验研究,目前已知的具有抗肿瘤作用的单味中草药达数百种以上。由于一些中草药案头研究报道资料不足、笔者未曾用过无临床体会、毒性太大且疗效不确切、资源缺乏不便推广等原因,本书仅选取了临床癌瘤治疗常用的具有代表性的中草药 51 种作推介。中医药治疗肿瘤遵循辨证论治原则,为便于中医肿瘤临证用药参考,中草药分类方法与一般中药手册分类方法有所不同,根据四川省著名中医肿瘤专家郁文骏教授的"癌症防治的五因六法"学说,按六法将癌瘤治疗常用中草药归纳成六类药物,即扶正固本类药物、清热解毒类药物、活血化瘀类药物、理气消痰类药物、温经散寒类药物、软坚散结类药物。本书从实用的角度出发,以药物的来源、性味归经、功效主治等理论为基础,重点介绍其现代抗肿瘤药理研究及抗肿瘤临床应用心得,目的是使读者在临床肿瘤治疗中,明晰不同药物的性质和作用,并尽可能考虑其抗癌谱和结合各自的临床经验,审因辨证,遣方选药。

1. 扶正固本类药物

本类药物的作用就整体而言,无非是扶助人体气血阴阳;就脏腑而论,主要补肺脾与肾;从立法来说,则立足于益气生津、补气养血、健脾益胃、滋阴补肾。扶何固谁,当谨守病机,辨证选方遣药。本类药物的作用共性是提高机体抗病能力,增强或调节体液免疫或细胞免疫,激发激素与酶系统的调节作用和改善机体代谢,从而达到扶助正气、抵御病邪的作用,正如《黄帝内经》所言"正气存内,邪不可干",此是防治万病之总纲。在癌症的治疗中,选用直接或间接具有抗癌抑癌活性的药物尤为重要,宜在治疗中贯彻始终。

人 参

本品为五加科植物人参 *Panax ginseng* C. A. Mey. 的干燥根和根茎。栽培的俗称"园参";播种在山林野生状态下自然生长的称"林下山参",习称"籽海"。

性味归经: 甘、微苦、微温。归脾、肺、心、肾经。

功能主治: 大补元气,复脉固脱,补脾益肺,生津养血,安神益智。用于体虚欲脱,肢冷脉微,脾虚食少,肺虚喘咳,津伤口渴,内热消渴,气血亏虚,久病虚赢,惊悸失眠,阳痿宫冷。

用法用量:3～9g,另煎兑服;也可研粉吞服,一次2g,一日2次。

现代研究:本品主要成分为人参皂苷,还含有人参炔醇、β-榄香烯、有机酸、多糖、多肽等。研究发现人参提取物、人参皂苷和人参多糖均有抗实验性肿瘤的作用,人参皂苷的抗肿瘤作用与其诱导癌细胞的再分化作用有关,癌细胞的再分化包括抑制癌细胞增殖和改变癌细胞机能,在对肝癌细胞、B_{16}黑素瘤细胞以及子宫颈癌细胞增殖的抑制试验中,起抑制作用的是人参二醇型的Rh2。人参三醇型的Rh1无抑制癌细胞增殖作用,但能活化肝癌细胞的腺苷酸环化酶,并能促进细胞黑色素的形成,从而发挥抗肿瘤作用。人参可全面增强机体的免疫功能,人参多糖在体外可增强NK细胞活性,人参皂苷对多种动物均能增强网状内皮细胞系统的吞噬能力,可促进小白鼠血清IgG、IgA、IgM的生成及淋巴细胞的转化。人参多糖和皂苷还可使环磷酰胺所致白细胞数减少、巨噬细胞及体液免疫和细胞免疫功能抑制等恢复正常。人参促进免疫球蛋白、白蛋白的合成,只对正常的细胞DNA和RNA的合成起作用,对癌瘤细胞无促进合成作用。研究表明人参还能兴奋中枢、益智、镇静、强心、抗心肌缺血、扩张血管、双向调节血压、防止血液凝固、促进骨髓造血、兴奋肾上腺皮质功能、调节糖代谢、增强机体的抗应激能力、抗休克、延缓衰老、增强肝脏解毒功能、抗胃溃疡等。

抗肿瘤临床应用:多用于正气亏虚肿瘤病人增强体质,提高免疫力。生晒参适用于气阴不足者;白参功能同生晒参,但作用较弱;红参性偏温,适用于气弱阳虚者;高丽参功能同红参,作用较强,适用于极度阳虚者。

使用注意:实证、实热证及湿热壅滞者忌服。体质壮实正气不虚者或炎热天气均应慎用。不宜与藜芦、五灵脂同用。服用期间不宜喝茶和食萝卜,以免影响药力。

毒副作用:口服3%人参酊200ml或大剂量人参粉,可出现玫瑰疹、瘙痒、头痛、眩晕、体温升高等。出血为人参急性中毒的特征。有病例误用人参后,曾出现言语不清、恶心呕吐、腹泻及水疱样丘疹等。

西洋参

本品为五加科植物西洋参 *Panax quinquefolium* L. 的干燥根。均系栽培品。

性味归经:甘、微苦,凉。归心、肺、肾经。

功能主治:补气养阴,清热生津。用于气虚阴亏,虚热烦倦,咳喘痰血,内热消渴,口燥咽干。

用法用量:3~6g,另煎兑服。

现代研究:本品含多种皂苷、树脂、淀粉、糖类、氨基酸等。药理实验证明人参皂苷 Rh2 对小白鼠肉瘤 S-180 有较强的抗癌作用,和对照组比较,$P<0.05$,差异显著。用于鼻咽癌放疗反应,以西洋参3g,水煎服,每日1剂,于放射治疗前两星期开始,直至放疗完毕,对防治因放疗所引起的咽干、胃口不佳等症状有较好效果。观察20多例,提示比人参效果为佳。日本藤本康雄等从西洋参分离出具有抗肿瘤作用的乙炔衍生物。将西洋参粉碎后,用乙酸乙酯提取,浓缩,将所得到的粗提取物经 Hp-20(洗脱液:$H_2O-Me-OH$)硅胶层析,再以 HPLC 精制。结果,分离出对培养的肿瘤细胞的生长具有强抑制作用的4种已知乙炔类和2种新乙炔类成分。

抗肿瘤临床应用:多用于气阴两亏的肿瘤病人增强体质,提高免疫力。肺癌首选西洋参。西洋参性凉而补,凡欲用人参而不受人参之温者,皆可以此代之。

使用注意:①不宜与藜芦同用;②在服用期间,应忌饮茶、咖啡等。因茶叶和咖啡中含有多量的鞣酸,会破坏西洋参中的有效成分,必须在服用西洋参2~3日后才能喝茶及咖啡;③服用期间忌食萝卜。

毒副作用:有人服用后,会出现畏寒、体温下降、心跳变慢、食欲不振、腹痛腹泻,有的会发生痛经和经期延迟,还有的会发生过敏反应等。所以,服用西洋参一定要在医生指导下,对症适量服用。另外,面色苍白、脸浮肢肿、畏寒怕冷、心跳缓慢、食欲不振、恶心呕吐、腹痛腹胀、大便溏薄等,男性阳痿、早泄、滑精者,女性性欲低下、痛经闭经、带多如水者,小儿发育迟缓、消化不良者,感冒咳嗽或患急性感染有湿热者,均应忌服西洋参。

黄　芪

本品为豆科植物蒙古黄芪 *Astragalus membranaceus* (Fisch) Bge. var. *mongholicus* (Bge.) Hsiao 或膜荚黄芪 *Astragalus membranaceus* (Fisch.) Bge 的干燥根。

性味归经:甘,微温。归肺、脾经。

功能主治:补气升阳,固表止汗,利水消肿,生津养血,行滞通痹,托毒排脓,敛疮生肌。用于气虚乏力,食少便溏,中气下陷,久泻脱肛,便血崩漏,表虚自汗,气虚水肿,内热消渴,血虚萎黄,半身不遂,痹痛麻木,痈疽难溃,久溃不敛。

用法用量:9~30 g。本品生用重在走表而外达肌肤,能止汗又能排脓生肌;炙用重在走里,能补脾生血。

现代研究：本品主要含黄芪多糖 A、B、C、D,黄芪皂苷甲、乙、丙,生物碱,葡萄糖醛酸及微量元素硒等。黄芪多糖、黄芪皂苷能显著提高特异性免疫和非特异性免疫功能,对癌细胞有抗癌活性,是其用于肿瘤疗效较好的药理学基础。黄芪能明显促进细胞免疫,促进 PHA、ConA 及商陆素(PWM)等引起的淋巴细胞转化,提高恶性肿瘤病人淋巴细胞引起的大鼠局部移植物抗宿主反应。黄芪可明显促进正常机体的抗体产生,显著提高小白鼠脾脏抗体形成细胞数。黄芪能显著增加血液中的白细胞总数,促进中性粒细胞及巨噬细胞的吞噬和杀菌能力,还能促进病毒诱生干扰素,因此能补气固表,对感染性疾病中的虚证有显著疗效。此外,研究还发现黄芪具有延缓衰老、强心、扩张血管、抗血小板、促进骨髓造血、调节血糖、保肝、抗炎、抗菌、抗病毒等活性。

抗肿瘤临床应用：多用于肺癌、食管癌、胃癌、肝癌、宫颈癌、乳腺癌等。黄芪与人参均为补气之品,但人参补气兼能养阴,气虚欲脱者宜之;黄芪补气兼能升阳,气虚自汗者宜之。若气虚较甚之证,二者又可相须为用。抗肿瘤宜用大剂量。

使用注意：本品补气升阳,易于助火,又能止汗,故凡表实邪盛、气滞湿阻、食积内停、阴虚阳亢、痈疽初起或溃后热毒尚盛等证,均不宜用。

毒副作用：小白鼠口服黄芪 75 g/kg 和 100 g/kg,在 48 小时内无不良反应,此剂量比人的口服利尿有效量 0.2 g/kg 大数百倍。另有报道,用含有黄芪的方剂治疗中风患者,因用量至 100 g/kg,引起患者四肢剧烈疼痛及震颤现象。黄芪常量可引起皮肤过敏反应。

白　术

本品为菊科植物白术 *Atractylodes macrocephala* Koidz. 的干燥

根茎。

性味归经：苦、甘，温。归脾、胃经。

功能主治：健脾益气，燥湿利水，止汗，安胎。用于脾虚食少、腹胀泄泻，痰饮眩悸，水肿，自汗，胎动不安。

用法用量：6～12g。燥湿利水宜生用，补气健脾宜炒用，健脾止泻宜炒焦用。

现代研究：本品含挥发油1.4%，主要成分为苍术醇、苍术酮等，并含有维生素A。根茎含挥发油约1.4%，油中含苍术酮，尚含白术内酯甲、乙及芹烷二烯酮、β-芹油烯、桉树萜；另含氧香豆素类、糖类及树脂等。体外药理试验表明，白术挥发油中之中性油对食管癌细胞有明显抑制作用。10mg/ml时，于24小时内可使癌细胞全部脱落。白术挥发油50～100mg/kg腹腔注射，对艾氏腹水癌有显著的抑制作用。全身给药时，对小白鼠肉瘤S-180的抑制作用最强。动物实验还证实，白术有降低瘤组织的增殖率，减低瘤细胞的侵袭性，提高机体抗肿瘤反应能力及对瘤细胞的细胞毒作用。并通过反突变、反启动作用，来阻止肿瘤的复发、转移，对治疗晚期恶性肿瘤有较好的疗效。

抗肿瘤临床应用：白术用治肿瘤，多配以扶正健脾的党参、黄芪同用，以增强化疗药物疗效，降低其毒性，减轻手术或放疗、化疗所产生的副作用。

使用注意：本品燥湿伤阴，故只适用于中焦有湿之证，如属阴虚内热或津液亏耗燥渴者，均不宜服用。

毒副作用：白术煎剂小白鼠腹腔注射的急性LD_{50}为13.3g/kg。煎剂0.5g/kg灌胃大鼠，每日1次，给药14天后，发现白细胞中度减少，主要是淋巴细胞减少；给药2个月后，出现轻度贫血，有些动物肾小管上皮细胞颗粒变性，但脑、心、肝组织无异常发现。人体服用白术导致毒副反应的报道尚少见。

三　七

本品为五加科植物三七 *Panax notoginseng*（Burk.）F. H. Chen 的干燥根和根茎。

性味归经：甘、微苦，温。归肝、胃经。

功能主治：散瘀止血，消肿定痛。用于咯血，吐血，衄血，便血，崩漏，外伤出血，胸腹刺痛，跌扑肿痛。

用法用量：3 ~ 9 g；研粉吞服，一次 1 ~ 3 g。外用适量。

现代研究：本品主要成分有三七皂苷、黄酮苷等。三七皂苷与人参相似，为达玛烷系四环三萜皂苷，总皂苷含量可达 8% ~ 12%，其中所含单体有 9 种人参皂苷，但以 Rb1 和 Rg1 为主。三七总皂苷水解所得苷元为人参二醇和人参三醇，但无齐墩果酸而与人参不同。其黄酮苷中有三七黄酮 A、三七黄酮 B。从三七中还分离出一种止血活性成分三七氨酸。

研究表明，三七具有抗癌活性。三七皂苷在与刀豆蛋白或植物血凝素同时存在时，其诱导的小白鼠脾细胞具有较强的抗瘤活性，可能是 PNS 增强了被激活的免疫细胞的杀伤能力，从而使细胞的抗瘤活性增强。体外实验对小白鼠肉瘤 S - 180 有抑制作用。其间接抗癌活性是提高纤溶系统功能，抑制血栓形成，改善微循环，有利于巨噬细胞到达病灶。此外三七还有止血、抗血栓、抗心脑缺血、扩血管、降压、抗心律失常、抗炎、镇痛、调节血糖、抗辐射、保肝、抗菌及人参样作用。

抗肿瘤临床应用：用于治疗肝癌、宫颈癌、胃癌、肠癌、鼻咽癌、肺癌、食管癌等。三七为止血散瘀、消肿定痛要药，民间亦为补气血要品，外用或小剂量（一般 9 g/d 以内）止血，能使血小板增加，可外用于皮肤、黏膜癌性溃疡。本品亦为放、化疗增敏剂。

使用注意:本品性温,凡出血而见阴虚口干者,须配滋阴凉血药同用。孕妇慎用。

毒副作用:临床治疗量(口服三七粉每次1~3g)时,一般无明显副作用。少量病人出现胃肠道不适及出血倾向,如痰中带血、齿龈出血、月经增多等。剂量较大(一次口服三七粉10g以上)可引起房室传导阻滞。个别患者可引起过敏样药疹。

茯 苓

本品为多孔菌科真菌茯苓 *Poria cocos*(Schw.)Wolf 的干燥菌核。

性味归经:甘、淡,平。归心、肺、脾、肾经。

功能主治:利水渗湿,健脾,宁心安神。用于水肿尿少,痰饮眩悸,脾虚食少,便溏泄泻,心神不安,惊悸失眠。

用法用量:10~15g,煎服。

现代研究:本品主要含茯苓多糖体(茯苓多糖、羧甲基茯苓多糖、羟乙基茯苓多糖),约占干重的93%。还含三萜类化合物茯苓酸、齿孔酸、土牧酸等。尚含麦角甾醇、β-茯苓聚糖分解酶、树胶、蛋白质、卵磷脂、胆碱及无机成分钾、钠、镁、磷等。近年国内从茯苓中提取出一组多组分的四环三萜类化合物茯苓素。药理研究证实,茯苓多糖和茯苓素有明显的抗肿瘤作用。能抑制小白鼠 S-180 实体瘤生长,延长艾氏腹水癌小白鼠生存时间,使腹水量减少。在体外,茯苓素可明显抑制小白鼠 L1210 和人白血病细胞系 HL-60 的增殖。对小白鼠 Lewis 肺癌转移也有抑制作用。羧甲基茯苓多糖能抑制小白鼠宫颈癌 U_{14} 的生长。茯苓多糖体对生长迟缓的移植性肿瘤作用尤为显著。另外,茯苓素与环磷酰胺、丝裂霉素、更生霉素、5-氟尿嘧啶等抗癌药合用可明显增强抑瘤效果,提高抑瘤率。茯苓的抗肿瘤作用机理一方面是直接细胞毒作用,另一方面则是通过增强机体免疫功能,激活免疫监督系统而抑制肿瘤生长。研究表明茯苓还具有利尿、镇静、保肝、抗炎、抗病原体、调节肠胃等功能。

抗肿瘤临床应用:用于多种癌症,如食管癌、肺癌、胃癌、肠癌、肾癌、宫颈癌、膀胱癌等,对脾虚水肿配伍应用尤为适合。

使用注意:本品应用不当,容易耗伤津液,阴虚津伤者应慎用。

薏苡仁

本品为禾本科植物薏苡 *Coix lacryma – jobi* L. var. mayuen (Roman.)Stapf 的干燥成熟种仁。

性味归经:甘、淡,凉。归脾、胃、肺经。

功能主治:利水渗湿,健脾止泻,除痹,排脓,解毒散结。用于水肿,脚气,小便不利,脾虚泄泻,湿痹拘挛,肺痈,肠痈,癌肿。

用法用量:9～30 g。健脾炒用,其余生用。除入汤剂、丸散外,亦可作羹或与粳米煮粥、饭食用,为食疗佳品。

现代研究:本品含蛋白质(16.2%),脂肪(4.65%),碳水化合物(79.17%)及少量维生素 B_1。种子含氨基酸(亮氨酸、赖氨酸、精氨酸、酪氨酸等)、薏苡内酯(薏苡素,Coixol)、薏苡酯(Chixenolide)和三萜化合物。药理实验证明,薏苡仁醇提物腹腔注射对小白鼠艾氏腹水癌有抑制作用,能明显延长动物的生存时间。从薏苡仁醇提物中分出对小白鼠艾氏腹水癌细胞有抑制作用的两个部分,其一能引起癌细胞原浆变性,另一部分可使癌细胞的核分裂停止在中期。临床试用小剂量薏苡仁醇提物给 1 例癌性腹膜炎患者腹腔注射,24 小时后抽出腹水检查发现癌细胞原浆明显变性。薏苡仁丙酮提取物对小白鼠艾氏腹水癌也有抑制作用,每日每鼠腹腔注射10.3mg,给药7天,能使动物存活。薏苡仁丙酮提取物还具有明显抑制小白鼠子宫颈癌U_{14}与HAC实体瘤的作用。薏苡仁丙酮提取物中分离得到的薏苡酯(Coixolide)对艾氏腹水性肉瘤有抑制作用。从薏苡仁中提取的薏苡仁油,也含有能抑制鼠体艾氏腹水癌细胞生长的薏苡酯。

抗肿瘤临床应用:用于肺癌、鼻咽癌、喉癌、食管癌、胃癌、直肠癌、肝癌、乳腺癌、宫颈癌、白血病等。本品力缓,用量须大且宜久服。

使用注意:阴虚津伤者及孕妇慎服。

毒副作用:本品无任何异味和副作用。薏苡仁丙酮提取物对小白鼠口服的最大耐受量为10ml/kg,薏苡仁内酯小白鼠一次腹腔注射500ml/kg后仅出现短时镇静作用,无一只死亡;一次注射100ml/kg,无致死,也无明显异常表现。口服每天20、100、500ml/kg,连续30天,皆未出现毒副反应。

冬虫夏草

本品为麦角菌科真菌冬虫夏草菌 *Cordyceps sinensis*(Berk.) Sacc. 寄生在蝙蝠蛾科昆虫幼虫上的子座和幼虫尸体的干燥复合体。

性味归经:甘,平。归肺、肾经。

功能主治:补肾益肺,止血化痰。用于肾虚精亏,阳痿遗精,腰膝酸痛,久咳虚喘,劳嗽咯血。

用法用量:3~9g,煎汤服,也可以入丸散。

现代研究:本品含粗蛋白、18种氨基酸、脂肪、粗纤维、碳水化合物、虫草多糖、尿嘧啶、腺嘌呤及多种微量元素。由于虫草价格昂贵,现大量使用人工培养的虫草菌丝体,二者成分、药理作用、应用几乎完全一致。研究发现虫草对多种实验性肿瘤的生长有抑制作用,还可增强环磷酰胺或 6-巯基嘌呤的抗肿瘤作用;能直接激活脾脏、胸腺等免疫器官的吞噬、促淋巴细胞转化作用,从而明显增强机体抗癌能力;能促进肾上腺皮质的功能,有抗炎、抗疲劳、延缓衰老、增强体质等功效;能明显降低 5/6 肾切除致慢性肾功能不全大鼠的死亡率,改善肾功能;能明显扩张支气管,并可增强肾上腺素的扩张支气管作用,尤对肺肾气虚、气短喘促相宜。此外,还能降低胆固醇和甘油三酯,改善肝功能。

抗肿瘤临床应用:多用于肺癌、肝癌及肾癌。并可作为扶正药,用于多种肿瘤的虚证。

使用注意:有表邪者不宜用。

毒副作用:单独应用,剂量过大,偶见肾功能损害。

百　合

本品为百合科植物卷丹 *Lilium lancifolium* Thumb.、百合 *Lilium brownii* F. E. Brown var. *viridulum* Baker 或细叶百合 *Lilium pumilum* DC. 的干燥肉质鳞叶。

性味归经:甘,寒。归肺、心经。

功能主治:养阴润肺,清心安神。用于阴虚燥咳,劳嗽咳血,虚烦惊悸,失眠多梦,精神恍惚。

用法用量:6~12g,煎服。

现代研究:百合主要成分含有生物碱(秋水仙碱等)、蛋白质、胡萝卜素、泛酸、维生素 C、B_1、B_2 及钙、铁、磷、钾等。药理实验表明,百合水提取物对免疫抑制剂环磷酰胺引起的白细胞减少症有预防作用。秋水仙碱可提高癌细胞中 cAMP 水平,抑制癌细胞有丝分裂,抑制癌细胞的增殖。百合口服后能够促进和增强单核细胞系统的吞噬功能,提高机体的体液免疫功能。

抗肿瘤临床应用:多用于肺癌、淋巴肉瘤。可配伍薏苡仁、大枣成药膳,作为肿瘤辅助疗法应用。

使用注意:本品为寒润之物,所以风寒咳嗽或中寒便溏者忌服。

毒副作用:据周世熊报道,一患者3次服用百合引起心烦心悸、面色潮红、坐卧不安,全身有蚁走感以头部为甚。大约经过30分钟后,症状可以自行消失。

鳖 甲

本品为鳖科动物鳖 *Trionyx sinensis* Wiegmann 的背甲。

性味归经:咸,微寒。归肝、肾经。

功能主治:滋阴潜阳,退热除蒸,软坚散结。用于阴虚发热,骨蒸痨热,阴虚阳亢,头晕目眩,虚风内动,手足瘛疭,经闭,癥瘕,久疟疟母。

用法用量:9～24g,打碎先煎。滋阴潜阳宜生用,软坚散结宜醋炙用。

现代研究:本品含骨胶原、碳酸钙、磷酸钙、多种氨基酸及钙、钠等多种无机元素。药理研究表明鳖甲粉末口服280 mg/kg对小白鼠移植实质性癌 MH_{134} 具有抑制作用,使肿瘤直径减小,肿瘤重量显著减轻。对腹水癌则没有显著作用。对接种人肠癌细胞的裸鼠每日按800 mg/kg剂量口服鳖甲粉,治疗35天后与对照组比较,抑瘤率为92.15%,肿瘤坏死面积达67%,与5-氟尿嘧啶组比较其优点是不引起宿主白细胞数下降,表明鳖甲粉不仅对人肠癌有抑制作用,且副作用少,对骨髓的抑制远比5-氟尿嘧啶轻。

以小白鼠骨髓细胞染色单体互换为实验指标,鳖甲及龟板均具有抗突变活性。

抗肿瘤临床应用:主要用于肝癌阴虚证型癌瘤。本品为著名的滋阴降火、软坚散结药,对良性包块、肝癌及其他癌症的肝脾肿大等均有较好的效果。

使用注意:脾胃虚寒、食少便溏及孕妇禁服。

补骨脂

本品为豆科植物补骨脂 *Psoralea corylifolia* L. 的干燥成熟果实。

性味归经:辛、苦,温。归肾、脾经。

功能主治:温肾助阳,纳气平喘,温脾止泻,固肾缩精。用于肾阳不足,阳痿遗精,遗尿,尿频,腰膝冷痛,肾虚气喘,五更泄泻。

用法用量:6~10g,煎服。

现代研究:本品含10多种黄酮类化合物,如补骨脂甲素(补骨脂双氢黄酮)、补骨脂乙素(异补骨脂查耳酮)、补骨脂色烯素、新补骨脂查耳酮等;还含有5种香豆素类化合物,如补骨脂内酯(补骨脂素)、异补骨脂内酯(白芷素)、补骨脂定、异补骨脂定、双氢异补骨脂定等;还含有单萜酚类的补骨脂酚;此外还含有补骨脂醛、挥发油、脂肪油、葡萄糖、树脂等。补骨脂有效成分补骨脂素及8-甲氧补骨脂素国内报道已人工合成并用于临床。

药理实验证实,补骨脂乙素在体外有抑制 Hela 细胞和小白鼠肉瘤 S-180 的作用。初步实验还证实补骨脂挥发油的抗癌作用。临床实验表明补骨脂丸(单味补骨脂制剂)有较好的升高白细胞的作用。补骨脂复方对减少癌症患者化疗后出现的毒副反应和提高白细胞有较好疗效。有实验表明,复方补骨脂冲剂可显著提高大鼠白细胞中淋巴细胞百分率,降低中性白细胞百分率,从而增强大鼠细胞免疫功能;此冲剂还能显著提高大鼠血浆中 cAMP 含量,降低 E_2 含量,从而使 cAMP/cGMP 比值升高,而对 cGMP 含量影响不明显,即对大鼠血浆中环核苷酸(cAMP)含量有显著影响;实验还提示此冲剂具有改善动物肾上腺皮质功能的明显作用。此冲剂从免疫系统、内分泌系统和第二信使等多方面调节机体各种功能,使之正常运转,从而达到治疗目的。

抗肿瘤临床应用:多用于肺癌、肾癌、肠癌、膀胱癌及骨癌。补骨脂临床治疗癌症,主要以复方应用为主。其温肾壮阳作用,适用于辨证为阳虚或阴阳两虚型患者,对于化疗、放疗后的毒副反应及白细胞减少等,有较好的扶正、调整免疫功能、升高白细胞作用。

使用注意:本品性质温燥,能伤阴助火,故阴虚火旺及大便秘结者忌服。

毒副作用:补骨脂乙素粗制品、异补骨脂素经动物实验均未见明显不良反应,对血压、心电、血象、肝功及血糖等,均无明显影响。补骨脂总油、补骨脂酚和异补骨脂素小白鼠灌胃,异补骨脂素小白鼠腹腔注射,小剂量各脏器未见病理改变,大剂量均引起肾脏病变及进行性肾损害,但其他脏器未见病变。有报道两例用补骨脂为原料制成的补骨脂素治疗白癜风引起过敏性休克。

蜂　房

本品为胡蜂科昆虫果马蜂 *Polistes olivaceous*(De Geer)、日本长脚胡蜂 *Polistes japonicus* Saussure 或异腹胡蜂 *Parapolybia varia* Fabricius 的巢。

性味归经:甘,平。归胃经。

144

功能主治:攻毒杀虫,祛风止痛。用于疮疡肿毒,乳痈,瘰疬,皮肤顽癣,鹅掌风,牙痛,风湿痹痛。

用法用量:3～5g。外用适量,研末油调敷患处,或煎水漱,或洗患处。

现代研究:本品含蜂蜡、树脂、蜂房油、蛋白质、铁、钙等。药理实验证明蜂房对胃癌细胞有效,能抑制人肝癌细胞,兼有麻醉镇静作用。

抗肿瘤临床应用:可用于多种癌症,常与全蝎、僵蚕、山慈姑等药同用。尤多用于鼻咽癌。《肘后方》最早记载治疗"鼻渣瘤"。

2. 清热解毒类药物

本类药物的特性是直接杀灭癌细胞活性强,类似"化疗药物",一般不呈现化疗的副作用,但某些经提取的植物化疗药物,又另当别论。本类药物绝大多数不影响免疫功能,有的还能提高免疫力,少数能提升白细胞。本类药物性味苦寒,少数可伤胃致呕恶或胃部不适、便稀等;兼有清热退烧功效,故可退癌热或感染发热。

白花蛇舌草

本品为茜草科植物白花蛇舌草 *Oldenlandia diffusa*（ Willd. ） Roxb. 的干燥全草。

性味归经:微苦、甘、寒。归胃、大肠、小肠经。

功能主治:清热,利湿,解毒,消痈。用于痈肿疮毒,咽喉肿痛,毒蛇咬伤,热淋涩痛。

用法用量:15～60g,煎服。外用适量。

现代研究:本品含白花蛇舌草素、三萜酸类、多糖类、甾醇及生物碱等多种成分。

药理实验证实,体外白花蛇舌草对白血病细胞如急性粒细胞性白血病细胞、急性淋巴细胞性白血病细胞有抑制作用;白花蛇舌草素1 mg 在 24 小时内可使0.2 mg 腹水肝癌细胞全部死亡。体内白花蛇舌草对大鼠瓦克癌256、小白鼠子宫颈癌14、小白鼠肉瘤S-180、肝癌实体型、艾氏腹水癌腹水型转皮下型均有抑制作用。白花蛇舌草素对小白鼠肉瘤 S-180 有显著抑制作用,能使瘤细胞分裂相尤其是有丝分裂相受到显著抑制,瘤组织变性坏死。所含三萜酸类对淋巴肉瘤 1 号腹水型、子宫颈癌14、肉瘤 S-180、肝癌实体型,多糖类对淋巴肉瘤 1 号腹水型、艾氏腹水癌皮下型均有显著抑制作用。还能显著增强机体免疫力,表现为网状内皮系统增生,网状内皮细胞增生肥大、吞噬活跃,淋巴结、脾、肝等组织中嗜银物质呈致密化改变,而一些恶性肿瘤的癌巢如果有嗜银物包裹,则其浸润、转移均较困难,甚至不可能。

抗肿瘤临床应用:20 世纪 60 年代开始本品广泛用于治疗胃癌、食管癌、直肠癌等消化道肿瘤。但单用作用不很显著,常与半枝莲、藤梨根等抗癌药物配伍使用。白花蛇舌草毒性极低,治疗肿瘤时,可超大剂量应用,一般每剂用量以 50~100 g 为宜。有报道黄芪抗癌汤中以大剂量的白花蛇舌草和生黄芪为主药,剂量均用至 100 g,配合其他中药,临床观察,连续服药 150 余剂,未见有明显的毒性及不良反应,并且取得较好的疗效,所治患者中已有存活 5 年以上者。

使用注意:阴疽及脾胃虚寒者忌用。

毒副作用:本品用量在 30~60 g 时,未见明显副反应及过敏反应,仅个别病例连续服药 10 天后有口干现象。本品注射液大剂量静注,可致白细胞轻度下降,但停药 3~5 天即恢复正常。

白　英

本品为茄科植物白英 *Solanum lyratum* Thunb. 的干燥全草。

性味归经:苦,微寒;有小毒。归肝、胃经。

功能主治:清热利湿,解毒消肿,祛风湿,抗肿瘤。

用法用量:15～30 g,煎服。

现代研究:白英茎中含甾体生物碱,有番茄烯胺(Tomatidenol)、澳洲茄胺(Solasodine)和蜀羊泉碱(Soladulcidine)等。叶中还含有较多的 α - 苦茄碱(α - Solamarine)和 β - 苦茄碱和较少的澳洲茄碱(Solasonine)以及痕量的澳洲茄边碱(Solamargine)。药理实验证明这些生物碱中主要是蜀羊泉碱或番茄烯胺、β - 苦茄碱有抗小白鼠肉瘤 S - 180 的作用。白英和红枣以 1:1 混合制成煎剂、糖浆剂对小白鼠艾氏腹水癌及梭形细胞肉瘤的实体型及腹水型有抑制作用,临床上对子宫颈癌有效,但重复率低,进一步用相当于生药 40,80,120 g/(kg·d) 的煎剂及小剂量递增的给药方法,均无明显抗小白鼠梭形细胞肉瘤实体型、艾氏腹水癌实体型及肉瘤 S - 180 的作用。但醇提取物对小白鼠肉瘤则有抑制作用,其有效成分为 β - 苦茄碱。

抗肿瘤临床应用:主治宫颈癌、乳腺癌、消化道肿瘤。与败酱草、仙鹤草合用,日本报道对晚期胃癌有治愈病例。

使用注意:体虚无湿热者忌用。

毒副作用:大剂量可引起喉头烧灼及恶心、呕吐、眩晕、瞳孔散大,出现惊厥性肌肉运动的同时表现全身性衰弱。

半边莲

本品为桔梗科植物半边莲 *Lobelia chinensis* Lour. 的干燥全草。

性味归经：辛，平。归心、小肠、肺经。

功能主治：清热解毒，利尿消肿。用于痈肿疔疮，蛇虫咬伤，臌胀水肿，湿热黄疸，湿疹湿疮。

用法用量：9～15 g，煎服。

现代研究：本品全草含生物碱、黄酮苷、皂苷、氨基酸等成分。生物碱中主要有山梗菜碱、山梗菜酮碱、山梗菜醇碱、异山梗菜酮碱等。还含有治疗毒蛇咬伤的有效成分，如延胡索酸钠、琥珀酸钠、对羟基苯甲酸钠等。根茎含半边莲果聚糖。

体外实验表明半边莲具有抗癌活性，对小白鼠肉瘤－37等有抑制作用。

抗肿瘤临床应用：多用于肝癌、直肠癌、肾癌、膀胱癌等的治疗。

使用注意：虚证水肿忌用。

毒副作用：一般剂量的半边莲制剂经动物实验，对实验动物体重、尿沉渣及尿蛋白检查均无异常发现，病理检查也未见显著器质性变化。临床半边莲煎剂口服，即使长期应用，亦未见明显毒性反应。这可能与其吸收较慢而消除较快有关。因有山梗菜碱样作用，故半边莲制剂注射时，少数病例有头昏、汗出等反应。洛贝林注射给药过量时，可致心动过速、传导阻滞、呕吐、惊厥、血压下降甚至呼吸麻痹等严重反应。但因其作用时间短，真正发生危险者较少。

半枝莲

本品为唇形科植物半枝莲 *Scutellaria barbata* D. Don 的干燥全草。

性味归经：辛、苦，寒。归肺、肝、肾经。

功能主治:清热解毒,化瘀利尿。用于疔疮肿毒,咽喉肿痛,跌扑伤痛,水肿,黄疸,蛇虫咬伤。

用法用量:15～30g,煎服。

现代研究:本品含黄酮类:红花素、异红花素、高山黄芩素、高山黄芩苷,又含硬脂酸、生物碱、多糖等。药理实验证明半枝莲具有抗癌作用。醇制剂(200mg/ml)在肿瘤组织培养液内对从人体采取的直肠癌、结肠癌等的癌组织均有抑癌作用;水煎剂对培养稳定宫颈癌细胞株分离的 Hela 细胞有破坏作用。用细胞呼吸器法实验对白血病细胞有 75% 以上的抑制率。醇制剂对移植性小白鼠肉瘤 S－180、艾氏腹水癌、脑瘤－22 均有抑制其生长的作用。

抗肿瘤临床应用:广谱抗癌药,常与白花蛇舌草配伍应用,对食管癌、胃癌有显著疗效。

使用注意:血虚者不宜,孕妇慎用。

黄　连

本品为毛茛科植物黄连 *Coptis chinensis* Franch.、三角叶黄连 *Coptis deltoidea* C. Y. Cheng et Hsiao 或云连 *Coptis teeta* Wall. 的干燥根茎。

性味归经:苦,寒。归心、脾、胃、肝、胆、大肠经。

功能主治:清热燥湿,泻火解毒。用于湿热痞满,呕吐吞酸,泻痢,黄疸,高热神昏,心火亢盛,心烦不寐,心悸不宁,血热吐衄,目赤,牙痛,消渴,痈肿疔疮;外治湿疹湿疮,耳道流脓。酒黄连善清上焦火热,用于目赤,口疮。姜黄连清胃止呕,用于寒热互结,湿热中阻,痞满呕吐。萸黄连舒肝和胃止呕,用于肝胃不和,呕吐吞酸。

用法用量:2~5g,煎服或入丸散。外用适量。

现代研究:本品成分主要为小檗碱(又名黄连素),尚含黄连碱、甲基黄连碱、掌叶防己碱(又名棕榈碱、巴马亭)和药根碱等多种生物碱。近年来又分离出3,4-二羟基苯乙醇葡萄糖苷等。药理实验证明黄连素及其一些衍生物有一定的抗癌活性。如黄连素对艾氏腹水癌和淋巴瘤 NK/LY 细胞有一定的抑制作用,它能抑制癌细胞的呼吸,还可抑制癌细胞对羟胺的利用,从而阻碍嘌呤和核酸的合成。黄连的热解产物小檗红碱对多种肿瘤细胞(如白血病 P_{388} 细胞、白血病 L_{1210} 细胞和黑色瘤 B_{16} 细胞)的生长具有剂量依赖性抑制作用。此外,黄连还有抗菌、抗病毒、解毒、抗炎、抗过敏、镇静、解热、降压、降血糖、强心、抗心律失常、抗缺氧、抗胃溃疡、利胆、抑制胃肠平滑肌等多种活性。

抗肿瘤临床应用:主要用于胃癌、肝癌、肠癌等消化系统肿瘤。

使用注意:本品大苦大寒,过量或服用较久,易伤脾胃。凡胃寒呕吐、脾虚泄泻之证均忌用。

毒副作用:毒性小。黄连煎剂和黄连素可引起过敏反应,轻者表现为药疹,重者可引起过敏性休克。黄连煎剂、黄连素片口服可出现胃肠道反应,如腹胀、腹泻、恶心、呕吐等。黄连素静滴可引起急性心源性脑缺氧综合征,甚至死亡,还可引起个别患者循环和呼吸骤停。此外,黄连素长期口服偶见血色素和血细胞减少以及溶血性贫血。

苦　参

本品为豆科植物苦参 *Sophora flavescens* Ait. 的干燥根。

性味归经:苦,寒。归心、肝、胃、大肠、膀胱经。

功能主治:清热燥湿,杀虫,利尿。用于湿热黄疸,泻痢,便血,赤白带下,阴肿阴痒,湿疹,湿疮,皮肤瘙痒,疥癣麻风,小便不利,灼热涩痛。

用法用量:4.5~9g,煎服或入丸散。外用适量,煎汤洗患处。

现代研究:本品主要有效成分为苦参碱、氧化苦参碱,尚有氧化槐果碱、氧化槐醇、白金雀花碱、臭豆碱。还含有黄酮类化合物如苦醇 C、苦醇 G、苦参醇等。药理实验证明苦参煎剂、醇提物及其成分苦参总生物碱、氧化苦参碱、脱氢苦参碱、苦参碱等均有不同程度的抗肿瘤作用。体外实验证明苦参煎剂 8mg/ml 能明显诱导人早幼白血病细胞(HL-60)向正常方向分化的作用;苦参总生物碱和苦参碱等对小白鼠肉瘤 S-180、V_{14}、Eca 等瘤株亦有明显的抑制作用;并发现氧化苦参碱与环磷酰胺合用对艾氏癌实体型还有协同抑制作用。据文献报道以 100mg/2ml 的脱氢苦参碱水针剂,静滴或局部注射,对恶性葡萄胎或绒癌有良好效果。山西中医研究所用晋东南产的苦参的混合 C 碱治疗消化道肿瘤 94 例,有效率为 43.16%,且证实该药有提高白细胞的作用。此外,研究发现苦参还有抗菌、抗病毒、抗炎、抗过敏、利尿、强心、扩血管、抗心律失常、抗缺氧等功效。

抗肿瘤临床应用:为广谱抗癌药,主要用于湿热较重的宫颈癌、膀胱癌、肠癌、皮肤癌、软组织肉瘤、滋养叶细胞癌、肝癌、肺癌等。

使用注意:本品为苦寒之品,凡脾胃虚寒者忌用。反藜芦。

毒副作用:苦参制剂口服对胃肠道有刺激作用,表现为恶心、呕吐、食欲不振、反酸、腹泻等。还可引起过敏反应,轻者皮疹、荨麻疹,重者过敏性休克,少数患者还可出现头晕、耳鸣、烦躁、颤抖等神经、精神症状。

夏枯草

本品为唇形科植物夏枯草 *Prunella vulgaris* L. 的干燥果穗。

性味归经:辛、苦,寒。归肝、胆经。

功能主治:清肝泻火,明目,散结消肿。用于目赤肿痛,目珠夜痛,头痛眩晕,瘰疬,瘿瘤,乳痈,乳癖,乳房胀痛。

用法用量:9~15 g,煎服。

现代研究:本品含夏枯草苷、金丝桃苷、乌索酸、齐墩果酸、芸香苷、挥发油等。动物实验对小白鼠肉瘤 S-180、U_{14} 有抑制作用。煎剂能抑制小白鼠肉瘤 S-180、EAC 的生长。水煎液浓缩物对 JTC-26 抑制率为 50%~70%。

抗肿瘤临床应用:多用于甲状腺癌、肝癌、乳腺癌、淋巴肉瘤、纵隔肿瘤及食管癌等。用于良性包块,夏枯草能散郁结、消瘿瘤,对痰火郁结所致的瘰疬结核及甲状腺肿有一定疗效。

使用注意:脾胃虚弱者慎用。

蒲公英

本品为菊科植物蒲公英 *Taraxacum mongolicum* Hand. - Mazz.、碱地蒲公英 *Taraxacum borealisinense* Kitam. 或同属数种植物的干燥全草。

性味归经:苦、甘,寒。归肝、胃经。

功能主治:清热解毒,消肿散结,利尿通淋。用于疔疮肿毒,乳痈,瘰疬,目赤,咽痛,肺痈,肠痈,湿热黄疸,热淋涩痛。

用法用量:10~15 g,煎服。

现代研究:本品含蒲公英甾醇、胆碱、菊糖、果胶、肌醇、苦味素等。蒲公英经热水提取的多糖对 ddy 系小白鼠艾氏腹水癌、ICR 小白鼠肉瘤 S - 180 及 C_3H 小白鼠的同系肿瘤 MM46 均有抗肿瘤效果,并且以肿瘤接种后期(第 11 ~ 20 天)应用比前期(第 1 ~ 10 天)应用更有效。

抗肿瘤临床应用:多用于肺癌、乳腺癌等肿瘤的治疗。

使用注意:用量过大可致缓泻。

重 楼

本品为百合科植物云南重楼 *Paris polyphylla* Smith var. *yunnanensis*(Franch.)Hand. - Mazz. 或七叶一枝花 *P. polyphylla* Smith var. *chinensis* (F.)Hara 的干燥根茎。

性味归经:苦,微寒;有小毒。归肝经。

功能主治:清热解毒,消肿止痛,凉肝定惊。用于疗疮痈肿,咽喉肿痛,蛇虫咬伤,跌扑伤痛,惊风抽搐。

用法用量: 3 ~ 9 g,煎服。研末外敷肿块,能减轻疼痛。

现代研究:本品含甾体皂苷(重楼皂苷)、酸性成分、氨基酸等。药理实验证明重楼对小白鼠肉瘤 S - 180、S - 37 及实体型肝癌均有抑制作用,对 S - 37 和实体型肝癌的抑制率分别为 40% ~ 50% 和 30% ~ 40%。重楼正丁醇提取液(总皂苷)对动物肿瘤有抑制效果,皂苷 I 和 VI 对白血病 P_{388} 细胞和白血病 l_{1210} 细胞有细胞毒作用。重楼热水浸出物,体外实验对 JTC - 26(人子宫颈癌细胞)抑制率为 50% ~ 70%。

抗肿瘤临床应用:多用于有热毒症状的肺癌、肝癌、脑肿瘤、骨肉瘤、白血病及恶性淋巴瘤等,常与半枝莲、白花蛇舌草等配合应用。

使用注意:体虚、阴证疮疡者及孕妇忌服。

毒副作用:据报道,本品中毒量为 60 ~ 90g,中毒潜伏期 1 ~ 3 小时,中毒症状为恶心,呕吐,腹泻,头痛头晕,严重者可致痉挛。

青 黛

本品为爵床科植物马蓝 *Baphicacanthus cusia*（Nees）Bremek.、蓼科植物蓼蓝 *Polygonum tinctorium* Ait. 或十字花科植物菘蓝 *Isatis indigotica* Fort. 的叶或茎叶经加工制得的干燥粉末、团块或颗粒。

性味归经:咸,寒。归肝经。

功能主治:清热解毒,凉血消斑,泻火定惊。用于血热吐衄,胸痛咳血,口疮,痄腮,喉痹,小儿惊痫。

用法用量:1 ~ 3g,冲服或入丸散用。外用适量。

现代研究:本品含靛蓝 5% ~ 8%、靛玉红 0.1% 以及靛棕、靛黄、鞣酸、β - 谷甾醇、蛋白质和大量无机盐。动物实验表明,靛玉红对动物移植性肿瘤有中等强度的抑制作用,对肺癌的抑制率为 43% 左右,对小白鼠乳腺癌亦有一定的抑制作用。慢性粒细胞性白血病患者长期大量服用靛玉红后,机体的细胞免疫功能随病情的好转恢复到正常水平,原来体液免疫低下的病人服用靛玉红后亦可恢复正常,还可使慢粒病人血液中 cAMP 的含量随治疗显效而上升,达缓解期时接近正常。

抗肿瘤临床应用:多用于白血病及淋巴瘤的治疗。

使用注意:胃寒者慎用。

毒副作用:部分病人服用青黛后有腹痛、腹泻、恶心、呕吐、稀便等不良反应。靛玉红服用后主要产生胃肠道黏膜的刺激症状,如呕吐、腹痛、腹泻、便血等,其次为骨髓抑制引起血小板下降,少数患者可有肝功受损。治疗慢性粒细胞性白血病,服用后引起骨髓抑制和胃肠道反应的报道较多。过敏反应:用青黛水调外涂治疗腮腺炎可引起接触性皮炎,出现皮疹、红斑。

山慈姑

本品为兰科植物杜鹃兰 *Cremastra appendiculata*（D. Don）Makino、独蒜兰 *Pleione bulbocodioides*（Franch.）Rolfe 或云南独蒜兰 *P. yunnanensis* Rolfe 的干燥假鳞茎。

性味归经:甘、微辛,凉。归肝、脾经。

功能主治:清热解毒,化痰散结。用于痈肿疔毒,瘰疬痰核,蛇虫咬伤,癥瘕痞块。

用法用量: 3 ~ 9 g,煎服。

现代研究:本品含秋水仙碱。体外实验有抗癌活性。对移植性小白鼠肉瘤 S - 180 及大鼠瓦克瘤 - 256 均有抑制作用。秋水仙碱给小白鼠皮下注射能抑制癌细胞的有丝分裂,使之停止于中期。秋水仙碱在肿瘤组织培养液内对白血病细胞的脱氧酶及呼吸均有一定的抑制作用。

抗肿瘤临床应用:多用于鼻咽癌、甲状腺瘤、淋巴瘤等。

使用注意:正虚体弱者慎用。

毒副作用:秋水仙碱制剂主要毒性为胃肠道反应,如恶心、食欲减退、腹胀及便秘,严重时可出现肠麻痹,四肢酸痛亦较多见。尚可引起白细胞及血小板减少,但严重骨髓抑制者较少,且停药后能很快恢复。

龙　葵

本品为茄科植物龙葵 *Solanum nigrum* L. 的干燥地上部分。

155

性味归经:苦,寒。归肺、胃、肝、脾、大肠、膀胱经。

功能主治:清热解毒,活血,消肿。用于疗疮痈肿,丹毒,跌打扭伤,慢性气管炎,肾炎水肿。

用法用量: 15～30 g,煎服。外用适量。

现代研究:本品含多种生物碱,如龙葵碱(Solanine)、澳洲茄碱(Solasonine)等及皂苷。实验证实本品对小白鼠子宫颈癌 14、肉瘤 S－180、艾氏腹水癌有抑制作用。临床实验证实,复方龙葵注射液对肝癌细胞的增殖有明显的抑制作用,抑制率可达 87.35%。

抗肿瘤临床应用:主要用于胃癌、肝癌、食管癌、肺癌、直肠癌、膀胱癌、宫颈癌等。常配伍蛇莓、白花蛇舌草、白英等药同用。

使用注意:脾胃虚弱者忌用。

毒副作用:龙葵碱作用类似皂苷,能溶解血细胞。过量中毒可引起头痛、腹痛、呕吐、腹泻、瞳孔散大、心跳先快后慢、精神错乱,甚至昏迷。曾有报告示小孩食未成熟的龙葵果实而致死亡(与发芽马铃薯中毒相同)。澳洲茄碱作用似龙葵碱,亦能溶血,毒性较大。

射 干

本品为鸢尾科植物射干 *Belamcanda chinensis*(L.)DC. 的干燥根茎。

性味归经:苦,寒。归肺经。

功能主治:清热解毒,祛痰利咽。用于热毒痰火郁结,咽喉肿痛,痰涎壅盛,咳嗽气喘。

用法用量: 3～10 g,煎服。

现代研究:本品含射干苷、鸢尾苷、杧果素等。药理实验证明射干对人类宫颈癌细胞及小白鼠肉瘤 S－180 均有显著的抑制作用。

抗肿瘤临床应用：主要用于咽喉癌、鼻咽癌、肺癌，多与山豆根、半枝莲、桔梗、马勃等合用。有效剂量 20 g 起。

使用注意：孕妇忌用或慎用。

无花果

本品为桑科植物无花果 *Ficus carica* L. 的果实

性味归经：甘，凉。归肺、胃、大肠经。

功能主治：清热生津，健脾开胃，解毒消肿。用于咽喉肿痛，燥咳声嘶，乳汁稀少，肠热便秘，食欲不振，消化不良，泄泻痢疾，痈肿，癣疾。

用法用量：9～15 g，煎服。大剂量可用至 30～60 g。

现代研究：无花果鲜果含糖量为25％左右，干果为70％，多为果糖和葡萄糖，易被人体吸收利用，其他还有果酸、氨基酸、胡萝卜素、维生素 B_1、维生素 B_2、维生素 C 和钙、磷、铁以及淀粉糖化酶、酯酶、蛋白酶和脂肪酶等。

现代医学研究证明，无花果有抗癌作用。研究者认为，无花果中含有抗癌物质，能防止早期癌瘤的形成。据报道南京、上海 6 家医院对 130 余例观察验证，无花果对肝癌、肺癌、肉瘤均有一定的抑制作用。研究发现，无花果能抑制癌细胞的蛋白合成，使癌细胞失去营养而死，具有明显的抗癌、防癌、增强人体免疫功能的作用。无花果对小白鼠腹水癌、肉瘤、肝癌及肺癌的抑瘤率分别为 53.81％，41.82％，44.44％，48.52％。近年来，日本专家从无花果中提取出一种活性成分，可阻止癌细胞生长，能治疗多种早、中期癌症。无花果所具有的广谱抗癌作用，为食疗提供了科学佐证,鼻咽癌患者坚持服食无花果,有明显的辅助治疗效果。鼻咽癌手术或放疗、化疗期间,经常服食无花果,除其味甘美外,还可补益脾胃,兼收增进营养、健胃解毒、防癌抗癌的特殊功效。

抗肿瘤临床应用:主要用于肺癌、肝癌、鼻咽癌、肠癌、乳腺癌、骨髓性白血病、淋巴肉瘤。配合食疗效果更好。癌症患者消瘦、贫血可用鲜无花果100 g,猪蹄250 g,加水共炖至烂熟,加调料食用,每日1次。各种癌症辅助治疗可每日食新鲜无花果100～200 g,如无鲜果,罐头亦可。

毒副作用:无花果叶外用可致植物日光性皮炎。叶制剂外用接触人皮肤可产生对光敏感,根据光照强度和时间的不同,其发生急性光毒性皮炎反应的程度也不同。

土茯苓

本品为百合科植物光叶菝葜 *Smilax glabra* Roxb. 的干燥根茎。

性味归经:甘、淡,平。归肝、胃经。

功能主治:解毒,除湿,通利关节。用于梅毒及汞中毒所致的肢体拘挛,筋骨疼痛;湿热淋浊,带下,痈肿,瘰疬,疥癣。

用法用量: 15～60 g,煎服。

现代研究:本品含正十六酸甲酯、阿魏酸、甾体皂苷、黄酮苷等。药理实验证明土茯苓对黄曲霉素 B_1(AFB_1)致大鼠肝癌作用有显著抑制效果,能使肝癌的癌前病变灶数目减少,面积显著缩小。对小白鼠肉瘤 S–180 与人类宫颈癌细胞 JTC–26 也有抑制其生长的作用。

抗肿瘤临床应用:多用于肾癌、膀胱癌等泌尿系统肿瘤。

使用注意:肝肾阴亏者慎服。

木　通

本品为木通科植物木通 *Akebia quinata*（Thunb.）Decne、三叶木通 *Akebia trifoliata*（Thunb.）Koidz. 或白木通 *Akebia trifoliata*（Thunb.）Koidz. var. *australis*（Diels）Rehd. 的干燥藤茎。

性味归经：苦，寒。归心、小肠、膀胱经。

功能主治：利尿通淋，清心除烦，通经下乳。用于淋证，水肿，心烦尿赤，口舌生疮，经闭乳少，湿热痹痛。

用法用量：3～6g，煎服。

现代研究：本品含马兜铃酸，其煎剂含钙和鞣酸。药理实验证明马兜铃酸对乳腺癌 755 有抑制作用，腹腔注射可抑制大鼠腹水型肝癌的生长。体外试验对 Hela 细胞有抑制作用。

抗肿瘤临床应用：多用于膀胱癌、肾癌、肝癌、乳腺癌、舌癌、喉癌及癌性积液等。

使用注意：本品用量不宜过大。孕妇及肾功能低下者慎用。

泽　漆

本品为大戟科植物泽漆 *Euphorbia helioscopia* L. 的干燥全草。

性味归经：辛、苦，微寒；有毒。归肺、大肠、小肠经。

功能主治：利水消肿，化痰止咳，解毒散结。用于大腹水肿，四肢面目浮肿，肺热咳嗽，痰饮咳喘，瘰疬。

用法用量：5～10g，煎服。

现代研究：本品含黄酮类化合物、皂苷、泽漆素、泽漆皂苷、黄酮类、槲皮素 -5,3 -二半乳糖苷、泽漆醇、大戟乳脂及丁酸等。药理实验证明泽漆有一定的抗肿瘤作用，动物实验证实对 S_{180}（小

白鼠肉瘤 – 180)、S_{37}（肉瘤 – 37)、L_{160}（小白鼠白血病模型）均有抑制作用。其水溶剂对移植性小白鼠肉瘤 S – 180、肉瘤 – 37、白血病 L – 16 等均有抑制作用。此外尚有利尿、消炎、退热等多种药理作用。

抗肿瘤临床应用：广谱抗癌药，多用于肺癌、食管癌、肝癌等。兼治淋巴肉瘤。与蛇六谷、土茯苓、鳖甲合用可增效，能消胸腹水。

使用注意：本品苦寒降泄，易伤脾胃，脾胃虚寒者及孕妇慎用。本品有毒，不宜过量或长期使用。

黄药子

本品为薯蓣科植物黄独 *Dioscorea bulbifera* L. 的干燥块茎。

性味归经：苦，寒。有小毒。归肺、肝经。

功能主治：散结消瘿，解毒消肿，凉血止血。用于瘿瘤，疮疡肿毒，咽喉肿痛，毒蛇咬伤及血热吐血、衄血、咯血等证。

用法用量： 5 ~ 15 g，煎服。

现代研究：本品含二萜类化合物黄独素（黄药子萜）A、B、C，还含有碘、皂苷、鞣质、还原糖等。黄药子含淀粉 40% 以上，此外还含有单宁和少量薯蓣皂苷等。

实验研究证明，本品对小白鼠肉瘤 S – 180 有抑制作用；其油剂对子宫颈癌 14 的抑制作用比较明显，对消化道肿瘤及甲状腺瘤也有一定抑制作用。日本学者在对部分中药的水提物和甲醇提取物的抗癌活性进行初步筛选研究中，用试管内（Hela）试验证实，黄药子对癌细胞生长抑制率达 75% 以上。我国学者用黄药子复方抗癌乙片（黄药子、夏枯草等）对用 N – 亚硝基肌氨酸乙酯诱发的小白鼠胃鳞状上皮癌前病变及癌变均有明显抑制作用。

抗肿瘤临床应用:多用于颈部以上肿瘤,特别是鼻咽癌、甲状腺肿瘤。应用多以复方为主或辅以黄药子油外用。

使用注意:本品多服、久服可引起消化道反应(如呕吐、腹泻、腹痛),并对肝肾有一定损害,故凡脾胃虚弱及肝肾功能损害的病人慎用。

毒副作用:本品内服有时可对肝功能产生不良影响,故长期用药者应注意观察肝功变化。如一次用量过大有时亦能引起中毒反应。

白　及

本品为兰科植物白及 *Bletilla striata*(Thunb.)Reichb. F. 的干燥块茎。

性味归经:苦、甘、涩,微寒。归肺、肝、胃经。

功能主治:收敛止血,消肿生肌。用于咯血,吐血,外伤出血,疮疡肿毒,皮肤皲裂。

用法用量:6~15 g;研末吞服 3~6 g。治疗上消化道溃疡或癌性溃疡可用细末冲服。外用适量。

现代研究:本品含 55% 的白及胶质黏液。药理实验 2% 含量的白及代血浆对子宫颈癌 14、小白鼠肉瘤 S－180、肝癌实体型及艾氏腹水癌转皮下实体型等均有明显的抑制作用。止血试验:将狗的肝叶或脾大部分切除,兔的大腿肌肉切断,用白及水浸物覆盖创面,可自行黏着,出血立即停止。

抗肿瘤临床应用:

内服:多用于治疗肺癌咯血及食管癌、胃癌、肠癌的出血。

外用:多用于治疗乳腺癌、宫颈癌及体表癌的创面溃疡。

使用注意:不宜与川乌、制川乌、草乌、制草乌、附子、乌头同用。

仙鹤草

本品为蔷薇科植物龙芽草 *Agrimonia pilosa* Ledeb. 的干燥地上部分。

性味归经：苦、涩，平。归心、肝经。

功能主治：收敛止血，截虐，止痢，解毒，补虚。用于咯血，吐血，崩漏下血，疟疾，血痢，痈肿疮毒，阴痒带下，脱力劳伤。

用法用量：6～12 g。大剂量可用 30～60 g。外用适量。

现代研究：本品含仙鹤草素、仙鹤草酚、仙鹤草内酯、仙鹤草醇、鞣质、挥发油、维生素等。药理实验证明，仙鹤草对小白鼠移植性肿瘤 S-180 实体瘤有抑制作用。其水提取物在很低的浓度下/（0.5μg/ml）即表现出对 SW_{620} 明显的增殖抑制作用，在高浓度下/（500μg/ml）对 SW_{620}、$HepG_2$、LS_{180} 和 MCF_7 的增殖抑制率分别为 90%、80%、30% 和 30% 而对 HT_{29} 无明显增殖抑制作用。仙鹤草煎剂对艾氏腹水癌细胞体外生长抑制率达 73.9%。

抗肿瘤临床应用：常用于胃癌、食管癌、肝癌、乳腺癌等。

毒副作用：过敏反应，表现为胸闷、气短、心悸、烦躁、头晕眼花、大汗淋漓、面色苍白、四肢冰冷、寒战、血压下降。鹤草酚毒性主要表现为胃肠道及神经系统反应，应用较大剂量时可使家犬双目失明，但猕猴口服大剂量鹤草酚，除产生胃肠道反应外，未发现视力障碍。

3. 活血化瘀类药物

现已发现癌症病人均有慢性微循环障碍，营养灌注减退，长期必将导致内脏及网状内皮系统功能衰减，血管内吞噬细胞到达癌灶的数量减少。纤维蛋白在病灶周围沉积,有利于癌细胞转移、着床、生长。本类药物除直接具有抗癌灭癌活性外,尚有间接抑癌、提高获得性免疫力、降低肿瘤细胞核糖核酸代谢的作用,且有一定的止痛作用。总的来说,这类药物灭癌抑癌活性不如清热解毒类药物强,除少数已基本明确其抗癌谱外,一般常在有瘀证、疼痛时选入方内。

莪　术

本品为姜科植物蓬莪术 *Curcuma phaeocaulis* Val. ,广西莪术 *Curcuma kwangsiensis* S. G. Lee et C. F. Liang 或温郁金 *Curcuma wenyujin* Y. H. Chen et C. Ling 的干燥根茎。

性味归经:辛、苦,温。归肝、脾经。

功能主治:破血行气,消积止痛。用于癥瘕痞块,瘀血经闭,胸痹心痛,食积胀痛。

用法用量: 6 ~ 9 g,煎服。醋制能加强止痛之功。

现代研究:本品含挥发油、脂肪油、豆甾醇、皂苷、黄酮苷、对甲氧基肉桂酸乙酯及树脂等,还含有微量元素铜、铁、锌、锰等。

药理实验证明莪术具有抗癌及免疫作用。莪术的抗癌活性成分主要是其挥发油中的莪术醇及莪术酮。体外实验莪术油对 EAC 和肝癌腹水型癌细胞有直接破坏作用。动物实验证明莪术醇及结晶Ⅱ等对 S - 37、U14、EAC、肝癌实体型均有抑制作用,能使癌细胞变性坏死,以 100% 莪术注射液给实验性肉瘤小白鼠腹腔注射 0. 3 ml,抑制率平均达 50% 以上。用莪术油处理的艾氏腹水癌细胞瘤苗对小白鼠进行主动免疫后,能产生明显的免疫保护作用,使 25% ~ 75% 的动物能耐受几个 95% 致死量的癌细胞的攻击而存活下来,存活者多无腹水,无瘤细胞,无瘤结形成,达到完全免疫效果。胸腺多不萎缩,可见其皮质增生,脾及淋巴结亦明显增大,淋巴小结及副皮质区增大,淋巴样组织增生,增生的细胞以淋巴细胞为主。

抗肿瘤临床应用:用于肝癌、胃癌、肠癌、卵巢癌、皮肤癌、淋巴肉瘤、黑色素瘤、白血病以及子宫肌瘤、乳腺良性肿瘤等。对宫颈癌有一定疗效。用莪术制成注射液,局部病灶注射,配合静脉用药,治疗早、中、晚期各型宫颈癌,可使癌组织变性坏死、脱落、萎缩、溶解及消失,而对癌旁的正常组织则无明显损害。

使用注意:孕妇及月经过多者忌用。

毒副作用:不良反应较少。注射给药时可出现局部疼痛,口腔有酸辣气味,药液注入过快可出现头晕。

三　棱

本品为黑三棱科植物黑三棱 *Sparganium stoloniferum* Buch. - Ham. 的干燥块茎。

性味归经:辛、苦,平。归肝、脾经。

功能主治:破血行气,消积止痛。用于癥瘕痞块,痛经,瘀血经闭,胸痹心痛,食积胀痛。

用法用量:5～10g,煎服。醋炒能加强祛瘀止痛之功。

现代研究:本品含挥发油(主要成分苯乙醇等)、脂肪酸(三棱酸等)、甾醇类化合物(豆甾醇等)、刺芒柄花素。药理实验证明三棱具有抗肿瘤作用且对免疫功能也有影响。本品可直接破坏肿瘤细胞,对实验动物肿瘤模型有一定抑制作用。对人肺癌细胞的凋亡有诱导作用。高剂量的三棱明显抑制自然杀伤(NK)细胞活性,中、低剂量三棱均可明显抑制 B 淋巴细胞转化功能。

抗肿瘤临床应用:与莪术习惯成对药,剂量比例 2∶1(如莪术

30 g,三棱15 g),无破血出血之弊,主治宫颈癌,兼有轻微止痛作用。据报道,用三棱、莪术注射液治疗肝癌有一定疗效。

使用注意:孕妇禁用,不宜与芒硝、玄明粉同用。

丹　参

本品为唇形科植物丹参 *Salvia miltiorrhiza* Bge. 的干燥根和根茎。

性味归经:苦,微寒。归心、肝经。

功能主治:活血祛瘀,通经止痛,清心除烦,凉血消痈。用于胸痹心痛,脘腹胁痛,癥瘕积聚,热痹疼痛,心烦不眠,月经不调,痛经经闭,疮疡肿痛。

用法用量: 10～15 g,煎服。酒炒可增强活血之功。

现代研究:近代从本品中分离出多种脂溶性菲醌类成分,如丹参酮Ⅰ、丹参酮ⅡA、丹参酮ⅡB、隐丹参酮、二氢丹参酮等。此外,从丹参的水溶性部位还分出原儿茶醛及另一种具有生理活性的成分丹参素。动物实验表明,丹参能明显延长艾氏腹水癌小白鼠的存活时间,丹参酮ⅡA磺酸钠可增强羟基喜树碱抗艾氏腹水癌腹水型(ECA)的作用。丹参对肿瘤宿主的凝血－纤溶－血小板系统紊乱中的高纤维蛋白原血症有调整作用,对小白鼠S－180瘤细胞有细胞毒作用,能抑制 DNA 合成,作用于瘤细胞增殖周期中的 S 期,即 DNA 二倍增殖期。恶性肿瘤患者应用丹参后提高了化疗药物的抗肿瘤活性,这种增效作用与患者高血浆纤维蛋白原向正常化下降是有联系的,这种联系可能与丹参的促纤溶作用有关。丹参、尿激酶能提高环磷酰胺的抗肿瘤活性,丹参加环磷酰胺的抗肿瘤效果强于尿激酶加环磷酸胺。此外丹参还有强心、扩血管、抗血栓、改善微循环、促进组织修复与再生、保肝、抗菌等作用。

抗肿瘤临床应用：可用于治疗多种恶性肿瘤，也可用于治疗子宫肌瘤等良性包块。成人有效剂量25 g起。

使用注意：不宜与藜芦同用。

毒副作用：丹参及其复方制剂，仅少数病例有口干、头晕、乏力、手胀麻、气短、胸闷、心慌、心前区痛、心跳加快、呕吐、恶心、胃肠道症状等现象，但不影响疗效，继续用药副作用可自行缓解或消失。曾有使用丹参和复方丹参注射液引起皮肤过敏和肝损害的报道各1例。

王不留行

本品为石竹科植物麦蓝菜 *Vaccaria segetalis* (Neck.) Garcke 的干燥成熟种子。

性味归经：苦，平。归肝、胃经。

功能主治：活血通经，下乳，消肿，利尿通淋。用于经闭，痛经，乳汁不下，乳痈肿痛，淋证涩痛。

用法用量：5～10 g，煎服。

现代研究：本品含多种皂苷，为王不留行皂苷，水解得王不留行次皂苷，再水解得丝石竹皂苷元，并含王不留行黄酮苷，以及生物碱及香豆素类化合物。药理实验证明王不留行对人体肺癌细胞有抑制作用，动物实验对 EAC 有抑制作用。

抗肿瘤临床应用：善于活血化瘀止痛，临床用于乳腺癌、宫颈癌、卵巢癌、肝癌以及泌尿系统肿瘤的治疗，对泌尿系统癌症尤宜。对各种良性肿瘤特别是乳腺良性肿块有一定疗效。

使用注意：孕妇及血虚无瘀滞者慎用。

急性子

本品为凤仙花科植物凤仙花 *Impatiens balsamina* L. 的干燥成熟种子。

性味归经：微苦、辛，温；有小毒。归肺、肝经。

功能主治：破血消积，软坚散结。用于癥瘕痞块，经闭，噎膈。

用法用量：3～5 g，煎服。或研末熬膏贴患处，能软坚消肿。

现代研究：本品含皂苷、脂肪油（主为凤仙甾醇、帕荏酸）、多糖及氨基酸等。具抗癌活性。药敏试验对胃淋巴肉瘤细胞敏感，对肉瘤－37 有抑制作用。以生药 100 g/（kg/d）给药，对小白鼠肉瘤 S－180 及小白鼠淋巴肉瘤－Ⅰ号（L）均有抑制作用。对于子宫颈癌有一定的治疗作用。动物体内筛选，对肿瘤有抑制作用。还有抗炎及治疗噎食不下等作用。

抗肿瘤临床应用：多用于食管癌、胃癌出现吞咽困难者，还可用于肝癌、乳腺癌、鼻咽癌、直肠癌、舌癌、白血病等。

使用注意：孕妇慎服。由于本品攻破力较强，晚期肿瘤体质虚弱者当慎用。

毒副作用：有临床报道，长期应用急性子少数病例出现喉干、恶心、食欲不振等症，减量或停药后 2～3 日即可消失。

土鳖虫

本品为鳖蠊科昆虫地鳖 *Eupolyphaga sinensis* Walker 或冀地鳖 *Steleophaga plancyi*（Boleny）的雌虫干燥体。

性味归经：咸，寒；有小毒。归肝经。

功能主治：破血逐瘀，续筋接骨。用于跌打损伤，筋伤骨折，血瘀经闭，产后瘀阻腹痛，癥瘕痞块。

用法用量：3～10 g，煎服。

现代研究：在试管内用美蓝法曾测得土鳖虫浸膏（水煎后加醇沉淀）有抑制白血病患者白细胞的作用；但用瓦伯式呼吸器法，则为阴性结果。土鳖虫与全蝎、蜈蚣研末制成的"结核散"，在试管内对人型结核杆菌无抑菌作用。体外实验有抗癌活性，流浸膏在肿瘤组织培养液内对白血病细胞有抑制作用。

抗肿瘤临床应用：多用于肝癌、食管癌、胃癌等，还可用于黑色素瘤、白血病。有报道与水蛭配伍，更能增效。

使用注意：孕妇禁用。

毒副作用：临床应用本品可出现过敏反应，全身起小丘疹，自觉瘙痒，停药后 1～2 天皮疹可消失。但再服，又会出现同样皮损反应。可能是其所含的异性蛋白刺激所引起，对消化道有一定刺激性。亦有应用本品治疗量致窦性心率减慢反应的报告。中毒救治：出现过敏反应者，可用氯苯那敏、维生素 C 等对症治疗。

穿山甲

本品为鲮鲤科动物穿山甲 *Manis pentadactyla* Linnaeus 的鳞甲。

性味归经：咸，微寒。归肝、胃经。

功能主治：活血消癥，通经下乳，消肿排脓，搜风通络。用于经闭癥瘕，乳汁不通，痈肿疮毒，风湿痹痛，中风瘫痪，麻木拘挛。

用法用量：5～10 g，煎服。亦可研末吞服，每次 1～1.5 g。一般炮制后用，以研末吞服效果较好。

现代研究：本品含穿山甲碱。药理实验证明穿山甲可抗白血病细胞，抗乳头状癌细胞，升高白细胞，增强机体免疫力。

抗肿瘤临床应用：用于多种癌症的治疗，如乳腺癌、食管癌、肝癌、胃癌、宫颈癌、恶性淋巴瘤等。临床上治疗乳腺癌常与王不留行合用,食管癌常配伍急性子、威灵仙,肝癌常加三棱、莪术。穿山甲能提高白细胞的数量,增强免疫,可以作为化疗的扶正药。

使用注意:孕妇慎用。痈肿已溃者忌用。

蜈 蚣

本品为蜈蚣科动物少棘巨蜈蚣 *Scolopendra subspinipes mutilans* L. Koch 的干燥体。

性味归经:辛,温;有毒。归肝经。

功能主治:息风止痉,通络止痛,攻毒散结。用于肝风内动,痉挛抽搐,小儿惊风,中风口㖞,半身不遂,破伤风,风湿顽痹,偏正头痛,疮疡,瘰疬,蛇虫咬伤。

用法用量:3~5g。研末吞服,每次0.6~1g。外用适量,研末或油浸涂敷患处。

现代研究:本品含蜈蚣毒(组织胺样物质及溶血蛋白质)、酪胺酸、蚁酸及胆甾醇等。

药理实验证明其注射液对移植性小白鼠肉瘤 S-180、艾氏腹水癌、白血病 L_{160}、肝癌瘤体等的癌细胞均有抑制作用,对网状内皮细胞机能亦有增强作用。

抗肿瘤临床应用:常用于肝癌、脑部肿瘤。蜈蚣与僵蚕、全蝎、蝉衣配伍,即为"全虫散",其疗效似比单用为好。不必去头足,兼有解痉止抽搐作用。

使用注意:本品有毒,用量不可过大。孕妇禁用。

毒副作用:

用量过大:常规用量下部分病人会出现头昏、头胀、面红,剂量过大可导致中毒,可使心肌麻痹,还可抑制呼吸中枢。中毒表现为恶心、呕吐、腹痛、腹泻、全身无力、呼吸困难、昏迷、心跳减慢、血压下降,甚至死亡。中毒量为 15~30 g。长期服用对肝脏也有一定损害。应中病即止,不可久服。

过敏反应:临床上时常可以见到服用蜈蚣引起过敏者,表现为全身瘙痒、皮疹、发热,重者可出现休克。

全 蝎

本品为钳蝎科动物东亚钳蝎 *Buthus martensii* Karsch 的干燥体。

性味归经:辛,平;有毒。归肝经。

功能主治:息风镇痉,通络止痛,攻毒散结。用于肝风内动,痉挛抽搐,小儿惊风,中风口㖞,半身不遂,破伤风,风湿顽痹,偏正头痛,疮疡,瘰疬。

用法用量:3~6 g。研末吞服,每次 0.6~1 g。外用适量。

现代研究:本品含蝎毒素、三甲胺、甜菜碱、牛磺酸、胆甾醇、卵磷脂、软脂酸、硬脂酸、铵盐等。体外实验,全蝎的醇制剂能抑制人肝癌细胞呼吸。其水提取物和醇提取物用美兰法分别对结肠癌和人肝癌细胞有抑制作用。

抗肿瘤临床应用:多用于脑肿瘤、脑转移瘤、骨肉瘤、肝癌、乳腺癌等晚期癌症的疼痛。

使用注意:本品有毒,用量不可过大。血虚生风者慎用。孕妇禁用。

僵 蚕

本品为蚕蛾科昆虫家蚕 *Bombyx mori* Linnaeus 4~5 龄的幼虫感染(或人工接种)白僵菌 *Beauveria bassiana*(Bals.)Vuillant 而致

死的干燥体。

性味归经:咸、辛、平。归肝、肺、胃经。

功能主治:息风止痉,祛风止痛,化痰散结。用于肝风夹痰,惊痫抽搐,小儿急惊,破伤风,中风口喎,风热头痛,目赤咽痛,风疹瘙痒,发颐疟腮。

用法用量:5～10g。散风热宜生用,一般多炒制用。

现代研究:本品含有蛋白质、脂肪,并含有草酸铵、草酸钙等。家蚕的干燥粪便蚕沙含有维生素 A、B 及叶绿素等。药理实验表明,对接种小白鼠肉瘤 S－180 的小白鼠灌服 20% 和 50% 的水煎僵蛹液对肿瘤有抑制作用,但小白鼠体重有下降现象。亦有实验证实,僵蚕所含蛋白质有刺激肾上腺皮质的作用。此外,僵蚕、僵蛹中所含的草酸铵为对抗士的宁引起的小白鼠强直性惊厥的有效成分。

抗肿瘤临床应用:多用于脑及神经系统肿瘤、恶性淋巴瘤。兼有刺激肾上腺皮质的作用。

使用注意:心虚不宁、血虚生风者慎服。

毒副作用:小剂量僵蚕、僵蛹制剂经动物实验均未见毒性反应。动物实验僵蛹煎剂大剂量(35 g/kg)时,有一定毒性症状,表现为活动减少、伏地不动、紫绀等。服僵蚕后,少数患者有口干咽燥、食欲减少及困倦等反应。但食蚕蛹出现恶心、呕吐、四肢及眼球震颤、头痛、抽搐、尿失禁等中毒症状者临床有较多报道。

守 宫

本品为壁虎科动物无蹼壁虎 *Gekko suinhouna* Günther 或其他几种壁虎的干燥全体。

性味归经:咸,寒;有小毒。归肺、胃、脾、大肠、心、肝经。

功能主治:散结止痛,祛风定惊。用于瘰疬,痈疮,癌肿,风痹疼痛,瘫痪,破伤风,惊痫。

用法用量:内服,煎汤 2~5 g;研末吞服,每次 1~1.5 g。外用适量,研末调敷。

现代研究:本品主要含有蛋白质、脂肪、组织胺类,还含有与马蜂毒相似的有毒物质。尚含有甘氨酸、谷氨酸、脯氨酸等 14 种氨基酸,其中甘氨酸含量较高,占 6.6%。此外还含有多种微量元素,钠、磷、钙、钾、铁、镁等的含量较高,以钠为主,其次是钾、磷、钙等。

药理研究证明壁虎有抗肿瘤作用,体外实验发现其水溶液可抑制人体肝癌细胞的呼吸。日本学者对部分中药的水提物的抗癌活性进行初步筛选研究,用试管内(Hela)试验证实,壁虎对癌细胞生长抑制率 75% 以上。此外,本品对结核分枝杆菌及常见致病性真菌有抑制作用,并有抗惊厥及溶血作用等。

抗肿瘤临床应用:可用于肺癌、鼻咽癌、胃癌、食管癌等。治肿瘤量稍大,一般焙干研末 5~8 g,分 3 次服用,入煎剂每次 2~4 条。

使用注意:血虚气弱者不宜服用。

毒副作用:壁虎有小毒,多炙焙研末兑服或作散剂内服或外用。在一般用量下未见有明显毒副反应。

4. 理气消痰类药物

本类药物具有以下特点:其一,一般而言,灭癌抑癌活性不如清热解毒、软坚散结类药物作用强;其二,癌症患者常有精神忧郁、食欲不振等,能改善症状;其三,中晚期癌症患者的疼痛是治疗中非常棘手的问题,而本类药物大部分具有间接或直接的止痛作用,可达到标本兼治的目的;其四,是兼治癌性淋巴转移、淋巴结肿的主药之一;其五,消痰既可消有形之痰,又可消无形之痰。

柴 胡

本品为伞形科植物柴胡 *Bupleurum chinense* DC. 或狭叶柴胡 *Bupleurum scorzonerifolium* Willd. 的干燥根。

性味归经:苦、辛,微寒。归肝、胆、肺经。

功能主治:疏散退热,疏肝解郁,升举阳气。用于感冒发热,寒热往来,胸胁胀痛,月经不调,子宫脱垂,脱肛。

用法用量: 3 ~ 10 g。和解退热宜生用,疏散肝郁宜醋炙,骨蒸劳热当用鳖血拌炒。

现代研究:本品主要含皂苷、甾醇、挥发油、脂肪油和多糖等。此外尚含生物碱、氨基酸、葡萄糖等。茎叶尚含黄酮类和山柰苷等。柴胡多糖能促进机体的免疫功能,能明显增加巨噬细胞、自然杀伤细胞(NK)的功能,提高淋巴细胞的转化率,对非特异性和特异性免疫功能有促进作用。还能增强胸腺细胞中 DNA 合成的速度,加速胸腺细胞向外周释放,从而增强机体的抗病能力,有利于减轻辐射损伤。柴胡能使过氧化物歧化酶的活性降低,并有一定的抗肿瘤作用。据报道,292 例肝硬化患者分为投药及对照两组,对前者每日经口服给小柴胡汤 7.5 g,经 20 个月的观察,结果投药组发生肝癌 2 例,而对照组为 8 例,差异显著,而且对照组甲胎蛋白明显上升,认为是小柴胡汤通过免疫机制而抑制了微小肝癌的发展。伊藤氏实验证明小柴胡汤的抗肿瘤作用是由于激活巨噬细胞而增强免疫所致。另外,研究发现柴胡还具有抗菌、抗病毒、抗炎、镇静、镇咳、镇痛、保肝、利胆、降血脂、调节胃肠道和子宫机能等活性。

抗肿瘤临床应用:主要用于治疗肝癌、胆管癌、胰腺癌,常与郁金、姜黄、大黄、茵陈、枳壳等配伍应用。临床以大剂量柴胡

(30~60 g)配伍甘草名为"柴甘汤"治疗肝癌,特别是巨块型肝癌已有 30 多年历史,对延长患者生存期,提高生活质量有作用。

使用注意:本品性能升发,故真阴亏损、肝阳上升之证忌用。

毒副作用:本品毒性小。口服较大剂量可出现嗜睡及工作效率显著降低,并出现深睡现象。还可出现食欲减退、腹胀等现象。有资料报道柴胡注射液肌注可引起过敏反应,严重者可引起过敏性休克,应予注意。

瓜 蒌

本品为葫芦科植物栝楼 *Trichosanthes kirilowii* Maxim. 或双边栝楼 *Trichosanthes rosthornii* Harms 的干燥成熟果实。

性味归经:甘、微苦,寒。归肺、胃、大肠经。

功能主治:清热涤痰,宽胸散结,润燥滑肠。用于肺热咳嗽,痰浊黄稠,胸痹心痛,结胸痞满,乳痈,肺痈,肠痈,大便秘结。

用法用量:9~15 g。

现代研究:本品含三萜皂苷、有机酸及其盐类、树脂、糖类、色素。瓜蒌仁含脂肪油,油中含多种固醇。瓜蒌皮含多种氨基酸及类生物碱类物质等。动物试验表明,瓜蒌对肉瘤有一定的抑制作用,1∶5瓜蒌煎剂在体外(玻片法)能杀死小白鼠腹水癌细胞。瓜蒌皮的体外抗癌效果比瓜蒌仁好,且以 60% 乙醇提取物作用最强。自瓜蒌皮的醚浸出液中得到的类白色非晶体性粉末也有体外抗癌作用。醇制剂对直肠癌、结肠癌、绒毛膜上皮癌等的癌细胞,均有抗肿瘤作用。

抗肿瘤临床应用:广谱抗癌药,多用于早期肺癌、食管癌、胃癌、肝癌、乳腺癌、宫颈癌等。与天花粉配伍对绒毛膜上皮癌尤为相宜,对肺癌亦较为适宜,兼能改善咳嗽多痰、胸闷、便秘等症状。

使用注意:不宜与川乌、制川乌、草乌、制草乌、附子、乌头同用。

毒副作用:内服过量瓜蒌仁可引起胃部不适、恶心呕吐和腹痛泄泻。瓜蒌霜的这些反应较轻。瓜蒌片可使个别病人月经过多。瓜蒌注射液给413例患者静滴,有7例发生副反应,表现症状有胸闷、血压下降、下腹疼痛、畏寒、低热、头晕等。但所有肌注者无不良反应。

天南星

本品为天南星科植物天南星 *Arisaema erubescens*（Wall.）Schott、异叶天南星 *Arisaema heterophyllum* Bl. 或东北天南星 *Arisaema amurense* Maxim. 的干燥块茎。

性味归经:苦、辛,温;有毒。归肺、肝、脾经。

功能主治:燥湿化痰,祛风止痉,散结消肿。用于顽痰咳嗽,风痰眩晕,中风痰壅,口眼㖞斜,半身不遂,癫痫,惊风,破伤风;外用治痈肿,蛇虫咬伤。

用法用量:3~9g。内服一般用炮制品。外用生品适量,研末以醋或酒调敷患处。

现代研究:本品含三萜皂苷、淀粉、安息香酸、氨基酸等。药理实验证明鲜品水提取液能抑制人体宫颈癌分离培养稳定细胞株 Hela 细胞的生长,并使之凝固,破坏;水煎剂于肿瘤组织培养液内对直肠癌、结肠癌、绒毛膜癌组织的癌细胞,均有抗癌作用。水提取液对移植性小白鼠肉瘤 S-180、宫颈鳞癌 U14、实体型肝癌 HCA,均有明显的抑制作用。

抗肿瘤临床应用:广谱抗癌药,多用于颅内肿瘤、软组织肿瘤、宫颈癌、食管癌等。生南星抗癌作用明显,兼有较为确切的止痛、解痉、祛痰的作用,常与生半夏同用,特别适用于神经系统肿瘤,剂量以 15～20 g 为宜。

使用注意:孕妇慎用。生南星一般不作内服。

毒副作用:南星中毒主要由误食、过量、皮肤接触等所致。表现症状有咽喉烧灼感,口舌麻木,口腔糜烂,继则出现头昏心慌,四肢麻木,甚至昏迷、窒息、呼吸停止。据报道,4 例成人因食天南星一口而引起舌麻、不能言语等中毒症状,经口服生姜汁 5 ml,每 3～4 小时 1 次,2～3 天后症状消失。

半　夏

本品为天南星科植物半夏 *Pinellia ternata*（Thunb.）Breit. 的干燥块茎。

性味归经:辛、温,有毒。归脾、胃、肺经。

功能主治:燥湿化痰,降逆止呕,消痞散结。用于湿痰寒痰,咳喘痰多,痰饮眩悸,风痰眩晕,痰厥头痛,呕吐反胃,胸脘痞闷,梅核气;外治痈肿痰核。

用法用量:内服一般炮制后使用,3～9 g。外用适量,磨汁涂或研末以酒调敷患处。

现代研究:本品主要含 β-谷甾醇、胡萝卜苷、葡萄糖醛酸、3,4-二羟基苯甲醛葡萄糖苷、甲硫氨酸、甘氨酸以及 β- 和 γ-氨基丁酸等多种氨基酸、L-麻黄碱、胡芦巴碱、半夏蛋白等。从掌叶半夏块茎生物碱中提取分得 1-乙酸基-β 咔啉、烟酰胺等 9 个化合物。近年来又分出掌叶半夏碱甲、乙、丙和胡萝卜素苷。

药理实验表明,半夏的稀醇或水浸出液,对动物实验性肿瘤 S-180、HCA、U14 和 Hela 细胞都具有明显的抑制作用,从水溶部分得的胡芦巴碱,对小白鼠肝癌（HCA）亦有明显抑制作用。其所

含的 β - 谷甾醇及类似物也有抑癌作用。并能明显促使癌细胞逐渐脱落而使癌体缩小或消失。对宫颈癌有效,且局部清洁作用明显。

抗肿瘤临床应用:生半夏经煎煮至不麻口舌,有毒成分被破坏,不会中毒,疗效较法半夏、京半夏好,常与生南星配伍应用,化痰止吐作用确切,并可外敷,主治消化系统肿瘤和肺癌。半夏提取物水溶性部分的片剂口服或用栓剂贴敷宫颈,栓剂塞入宫颈管,治疗宫颈癌有效。用胡芦巴碱 100 mg 的栓剂治疗宫颈癌,用药 1 个月后,宫颈光滑,刮片无癌细胞。对皮肤癌也有一定疗效。此外,半夏还可用于治疗甲状腺肿瘤及食管、贲门癌性梗阻。

使用注意:因其性温燥,对阴亏燥咳、血证、热痰等证,当忌用或慎用;不宜与川乌、制川乌、草乌、制草乌、附子、乌头同用;生品内服宜慎。

毒副作用:半夏药用剂量过大,生品内服或误服,可产生中毒,中毒表现为对口腔、咽喉、胃肠道黏膜及对神经系统的毒性,如口干舌麻,胃部不适,口腔、咽喉及舌有烧灼感及疼痛、肿胀,流涎,恶心,胸前有压迫感,音嘶或失音,呼吸困难,痉挛甚至窒息,最终因麻痹而死。有报道,误食生半夏 0.1 ~ 2.4 g 可引起中毒,中毒时可服稀醋、浓茶或蛋清等解救。半夏炮制方法不同,其毒性亦异。生半夏毒性最大,法半夏、姜半夏、蒸半夏次之,而白矾半夏毒性最小。

桔　梗

本品为桔梗科植物桔梗 *Platycodon grandiflorum*（Jacq.）A. DC. 的干燥根。

性味归经:苦、辛,平。归肺经。

功能主治:宣肺,利咽,祛痰,排脓。用于咳嗽痰多,胸闷不畅,咽痛音哑,肺痈吐脓。

用法用量: 3~10 g,煎服。

现代研究:本品含桔梗皂苷、α-菠菜甾醇-β-d-葡萄糖苷、桔梗聚糖、菊糖、三萜烯类物质、多种氨基酸及微量元素等。药理实验证明多聚葡萄糖具有显著的抗癌活性,主要以d-葡萄糖通过β-1-3苷键互相缩合所成。用量2~15 mg/kg 体重时,在鼠体内就能发挥抗肉瘤 S-180 的作用。此外桔梗还具有抗炎、祛痰、镇咳、镇静、镇痛、解热、抗胃溃疡、降血糖和降血脂等活性。

抗肿瘤临床应用:多用于呼吸道肿瘤,如喉癌、肺癌等。使用剂量宜大,可用 30~60 g。

使用注意:气机上逆,呕吐,呛咳,阴虚火旺咳血者慎用。

毒副作用:桔梗皂苷有很强的溶血作用,故不可注射给药。口服时则在消化道内分解破坏,不产生溶血作用。大剂量口服时,可引起恶心、呕吐,系由于反射性兴奋呕吐中枢所致。

诃 子

本品为使君子科植物诃子 *Terminalia chebula* Retz. 或绒毛诃子 *Terminalia chebula* Retz. var. *tomentella* Kurt. 的干燥成熟果实。

性味归经:苦、酸、涩,平。归肺、大肠经。

功能主治:涩肠止泻,敛肺止咳,降火利咽。用于久泻久痢,便血脱肛,肺虚喘咳,久嗽不止,咽痛音哑。

用法用量: 3~10 g,煎服。

现代研究:本品含大量鞣质(可达20%~40%),其主要成分为诃子酸、原诃子酸等。诃子所含鞣质有收敛、止泻作用。

药理实验,经诃子水煎液处理后的白小白鼠恶性肿瘤(梭形细胞肉瘤)细胞,接种于小白鼠体内,丧失其生活能力。分别接种艾氏腹水癌、中国小白鼠腹水肉瘤、梭形细胞肉瘤的小白鼠经口服诃子煎液后,其所产生的腹水量或肿瘤的重量均较对照组少。诃子对小白鼠艾氏腹水癌、中国小白鼠腹水肉瘤、梭形细胞肉瘤的生长具有抑制作用。对 S – 180 有抑制作用。

抗肿瘤临床应用:用于肺癌久咳不止及肠癌久泻不止,均有良效。亦可用于咽喉癌。对直肠癌除止泻外还可改善肛门下垂症状。

使用注意:凡外有表邪、内有湿热积滞者忌用。

5. 温经散寒类药物

本类药物多用于虚寒型癌症晚期或癌性疼痛患者,与扶正固本类药物配伍可以增效。其灭癌抑癌活性强弱不是选用的主要条件,主要用其温经镇痛作用,以延缓或减少吗啡等阿片类镇痛药的使用,尽可能提高癌症患者的生存质量,延长其生存期。

威灵仙

本品为毛茛科植物威灵仙 *Clematis chinensis* Osbeck、棉团铁线莲 *Clematis hexapetala* Pall. 或东北铁线莲 *Clematis manshurica* Rupr. 的干燥根和根茎。

性味归经:辛、咸,温。归膀胱经。

功能主治:祛风湿,通经络,止痹痛,治骨鲠。用于风湿痹痛,肢体麻木,筋脉拘挛,屈伸不利,诸骨鲠喉。

用法用量: 6～10 g,煎服。

现代研究:本品含白头翁素、白头翁醇、甾醇、皂苷等。动物实验对 S – 180 有抑制作用。

抗肿瘤临床应用：多用于食管癌、喉癌、骨肉瘤。《本草图解》有"破坚疾"的记载。

使用注意：本品辛散走窜，气血虚者慎服。

毒副作用：服用本品偶有过敏反应。误食过量则引起呕吐、腰痛、剧烈腹泻等症状。亦有服用本品过量引起胃出血的报告。

徐长卿

本品为萝藦科植物徐长卿 *Cynanchum paniculatum*（Bge.）Kitag. 的干燥根及根茎。

性味归经：辛，温。归肝、胃经。

功能主治：祛风，化湿，止痛，止痒。用于风湿痹痛，胃痛胀满，牙痛，腰痛，跌扑伤痛，风疹，湿疹。

用法用量：3～12 g，后下。

现代研究：徐长卿根的主要成分是丹皮酚（牡丹酚）、黄酮苷、氨基酸、糖类，并含微量生物碱。药理研究能抑制癌细胞的生长。

抗肿瘤临床应用：多用于胃癌、肝癌、皮肤癌等。

使用注意：体弱者慎服。

毒副作用：丹皮酚溶于花生油中制成的注射液，以每次50～100 mg，每日200 mg 的剂量用于治疗各种疼痛时，患者除自觉周身有热感外，其他未发现毒性反应，反复使用无成瘾性。

6. 软坚散结类药物

"五因"当以"五法"谨守病机确立治则，何谓有"六法"？因软坚散结为本病本法故也。散结抑癌乃至消灭癌肿是治疗的主要目的，散结之法有清解、化瘀、理气、化痰、温经等，均已分别列入上述"五法"中论述，本书把性味多为咸寒，前人经验认为是咸寒软坚散结之品,又经药效学研究表明确有抑癌灭癌活性的药物归为"软坚散结"类。

海　藻

本品为马尾藻科植物海蒿子 *Sargassum pallidum*（Turn.） C. Ag. 或羊栖菜 *Sargassum fusiforme*（Harv.）Setch. 的干燥藻体。

性味归经：苦、咸,寒。归肝、胃、肾经。

功能主治：消痰软坚散结,利水消肿。用于瘿瘤,瘰疬,睾丸肿痛,痰饮水肿。

用法用量：6～12 g,煎服。

现代研究：本品含藻胶酸、粗蛋白、甘露醇、钾、碘等。药理实验证明海藻的粗提取物对 S－180、U14、淋巴肉瘤腹水型（L1）均有抑制作用。

抗肿瘤临床应用：主要用于甲状腺癌、乳腺癌。也可用于肺癌、胃癌、睾丸肿瘤以及子宫肌瘤等。为广谱抗肿瘤药物,既可抗癌又可消良性包块。常与昆布配伍使用。传统认为反甘草,但临床上二者合用消肿瘤取得较好疗效。

昆　布

本品为海带科植物海带 *Laminaria japonica* Aresch. 或翅藻科植物昆布 *Ecklonia kurome* Okam. 的干燥叶状体。

性味归经：咸,寒。归肝、胃、肾经。

功能主治：消痰软坚散结,利水消肿。用于瘿瘤,瘰疬,睾丸肿痛,痰饮水肿。

用法用量：6～12 g,煎服。

现代研究：本品含有藻胶酸、甘露醇、粗蛋白、钾、碘、铁等。药理实验证明昆布的热水提取物对 S‒180 有明显的抑制作用。昆布所含的藻胶酸能与鼠体内的放射性物质锶、镉结合为不溶解的化合物，当锶未被肠壁吸收以前，服用藻胶酸有预防白血病的作用。此外，藻胶酸钠有提高细胞免疫功能的作用。

抗肿瘤临床应用：主要用于治疗甲状腺癌，还可用于头颈部及消化道肿瘤、白血病、恶性淋巴瘤等，多与海藻合用。昆布能清热软坚散结，亦常用于消良性包块。

牡　蛎

本品为牡蛎科动物长牡蛎 *Ostrea gigas* Thunberg、大连湾牡蛎 *Ostrea talienwhanensis* Crosse 或近江牡蛎 *Ostrea rivularis* Gould 的贝壳。

性味归经：咸，微寒。归肝、胆、肾经。

功能主治：重镇安神，潜阳补阴，软坚散结。用于惊悸失眠，眩晕耳鸣，瘰疬痰核，癥瘕痞块。煅牡蛎收敛固涩，制酸止痛。用于自汗盗汗，遗精滑精，崩漏带下，胃痛吞酸。

用法用量：9～30 g。宜打碎先煎。除收敛固涩煅用外，余皆生用。

现代研究：含 80%～95% 的碳酸钙、磷酸钙、硫酸钙，还含有镁、铝、硅、钡、氧化铁、牛磺酸、右旋葡萄糖、左旋岩藻糖、介壳精等。药理试验对肿瘤细胞有抑制作用。牡蛎的粗提物对 S‒180 有抑制作用。牡蛎肉中含有一种鲍灵成分，对一些瘤株和动物肿瘤有细胞毒和抑制其生长的作用。

抗肿瘤临床应用：广谱抗癌药，尤其适用于神经系统肿瘤。牡蛎能软坚散结，可用于治疗甲状腺、乳腺等良性包块。

第六章　癌瘤治疗常用中成药

　　抗肿瘤中成药在临床应用中占有得天独厚的优势,它注重整体调节,攻补兼施,剂量便于控制,疗效稳定,毒副作用小,服用方便,越来越受到广泛关注和重视,其独特的临床疗效也逐渐被医学界和患者认可。现代制药技术的应用为传统中成药的发展注入了强大的动力,抗肿瘤中成药品种及剂型不断增加,不仅丰富了中医肿瘤治疗手段,而且使临床疗效得到进一步提高。目前国内抗肿瘤中成药已有80余种,剂型包括注射剂、口服制剂和外用制剂,口服制剂包括片剂、胶囊剂、丸剂、口服液、颗粒剂等。据统计,最近几年全国各大医院临床广泛应用的抗肿瘤中成药中,口服制剂有30余种,注射剂有10余种,根据功效用途可以大致分为抗肿瘤用药和抗肿瘤辅助用药。由于中药化学成分复杂,存在"一药多效"的问题,成方制剂就更复杂,所以不能像化学药那样明确划分抗肿瘤药和抗肿瘤辅助用药,因此,笔者将选取癌瘤治疗常用中成药口服药33种、注射剂10种,为临床医生在中医肿瘤治疗中辨证选药、准确合理用药提供参考,也可以帮助广大读者增强防癌、抗癌的药学知识。

1. 口服制剂

　　平消片、消癌平片、紫龙金片、安多霖胶囊、安康欣胶囊、安替可胶囊、博尔宁胶囊、慈丹胶囊、复方斑蝥胶囊、复方红豆杉胶囊、肝复乐胶囊、金龙胶囊、金水宝胶囊、康莱特软胶囊、康力欣胶囊、莲芪胶囊、芦笋胶囊、螺旋藻胶囊、灵芝胶囊、参丹散结胶囊、参莲

胶囊、威麦宁胶囊、益血生胶囊、养正消积胶囊、至灵胶囊、贞芪扶
正胶囊、复方皂矾丸、槐耳颗粒、健脾益肾颗粒、生血宝合剂、回生
口服液、金复康口服液、鸦胆子油口服乳液。

平消片

【药品名称】平消片。

【成　　分】郁金、仙鹤草、马钱子粉、五灵脂、白矾、硝石、干
漆(制)、枳壳(麸炒)。

【功能主治】活血化瘀,散结消肿,解毒止痛。对毒瘀内结所
致的肿瘤患者具有缓解症状,缩小瘤体,提高机体免疫力,延长患
者生存时间的作用。

【规　　格】每片重 0.23 g。

【用法用量】口服。单独用于各种肿瘤的治疗,每日 3 次,每
次 4~8 片;作为放化疗的辅助用药或间歇期的维持用药,每日 3
次,每次 4~8 片;用于乳腺疾病以及良性实体瘤的治疗,每日 3
次,每次 3~5 片。

【不良反应】少见恶心、药疹,偶见头晕、腹泻。停药后上述症
状可自行消失。

【注意事项】孕妇禁用;本品不可过量、久服;用药过程中饮食
宜清淡,忌食辛辣刺激及油腻之品。

【药理作用】

1. 动物实验显示使用平消片后瘤块体积明显缩小。

2. 平消片与化疗药物合用可发挥协同抗肿瘤作用。

3. 对抗放射所引起的不良反应,而且可提高肿瘤细胞对射线
的敏感性。

4. 提高患者的细胞免疫和体液免疫水平,并抑制各种刺激所

致的疼痛反应,具有镇痛抗炎作用,有利于肿瘤病人的对症治疗,及改善晚期患者的生存质量。

5.明显增加肿瘤坏死因子(TNF)水平。

6.平消片改善微循环,降低全血比黏度、血浆黏度和血小板黏附率,具有活血化瘀的作用,这可能是平消片抗肿瘤作用的药理学基础之一。

7.对肝癌、肺癌、食道癌、胃癌等多种肿瘤具有一定的缓解症状、缩小瘤体作用。

8.对妇科良性瘤(子宫肌瘤、乳腺瘤)、乳腺增生、乳腺囊肿等疗效显著。

消癌平片

【药品名称】消癌平片。

【成　　分】乌骨藤(通关藤)。

【功能主治】抗癌,消炎,平喘。用于食道癌、胃癌、肺癌,对大肠癌、宫颈癌、白血病等多种恶性肿瘤亦有一定疗效,亦可配合放疗、化疗及手术后治疗。并用于治疗慢性气管炎和支气管哮喘。

【规　　格】每片重0.32g。

【用法用量】口服,一次8~10片,一日3次。

【药理作用】试验证明本品能阻断癌细胞有丝分裂,抑制癌细胞扩散,防止转移和复发,同时具有镇痛抗炎、增效减毒、增强免疫作用。中国医学科学院、上海医科大学第二医院、北京西苑医院、广州中山大学附属医院等十余家医院通过对7000多例早、中、晚期肿瘤患者进行临床治疗发现,消癌平片可控制病灶发展,杀灭肿瘤细胞,能有效减轻放、化疗药物的毒副作用,控制肿瘤细胞生长、扩散、复制与转移。其中98.9%的患者效果明显,81.3%

患者没再出现扩散、转移,57.6%的患者生存期可达到5年以上,31%的患者肿瘤逐渐消失,具有较好的疗效。

紫龙金片

【药品名称】紫龙金片。

【成　　分】黄芪、当归、白英、龙葵、丹参、半枝莲、蛇莓、郁金。

【功能主治】益气养血,清热解毒,理气化瘀。用于气血两虚型原发性肺癌化疗后,症见神疲乏力,少气懒言,头昏眼花,食欲不振,气短自汗,咳嗽、疼痛。本品为肺癌气血两虚兼瘀热症患者化疗的辅助用药,具有一定的改善临床症状和体力状况评分的作用,对免疫指标 NK 细胞、CD$_4$ 细胞等有改善作用,可减少化疗所致的外周血象降低、肝肾功能损害及恶心呕吐、脱发等临床反应。

【规　　格】每片重 0.65 g。

【用法用量】口服,一次4片,一日3次,与化疗同时使用。每4周为1周期,2个周期为1疗程。

【药理作用】药理试验表明,本品对小白鼠移植性肝癌(Heps)、Lewis 肺癌及 LA795 肺癌有一定的抑制作用。具有增强小白鼠迟发型超敏反应的作用,并能诱导活化人淋巴细胞杀伤肿瘤细胞。可提高 T 淋巴细胞的增殖能力,减轻顺铂、环磷酰胺等化疗药物的部分毒性作用。

安多霖胶囊

【药品名称】安多霖胶囊。

【成　　分】略（国家保密方）。

【功能主治】益气补血,扶正解毒。主治气血两虚证,适用于

186

放、化疗引起的白细胞下降、免疫功能低下、食欲不振、神疲乏力、头晕气短等症。对肿瘤放射治疗中因辐射损伤造成的淋巴细胞微核率增高等有改善作用,可用于辐射损伤。

【规　　格】每粒装 0.32 g。

【用法用量】口服,一次 4 粒,一日 3 次。

【药理作用】药理实验表明,本品对常用化疗药和^{60}Coγ射线辐射引起的小白鼠白细胞减少有升高作用,对接种 U$_{14}$ 和 U$_{180}$ 肿瘤的小白鼠的瘤重有抑制作用,能明显延长肝癌腹水型小白鼠的生存时间,具有一定的抗癌作用,与放化疗合用有增效、减毒作用。

安康欣胶囊

【药品名称】安康欣胶囊。

【成　　分】半枝莲、山豆根、夏枯草、蒲公英、鱼腥草、石上柏、枸杞子、穿破石、人参、黄芪、鸡血藤、灵芝、黄精、白术、党参、淫羊藿、菟丝子、丹参。

【功能主治】活血化瘀,软坚散结,清热解毒,扶正固本。适用于肺癌、胃癌、肝癌、食管癌、直肠癌、鼻咽癌、乳腺癌、子宫颈癌、恶性淋巴瘤、淋巴细胞性白血病、膀胱癌、颅内肿瘤(脑膜瘤、脑胶质细胞瘤)等。

【规　　格】每粒装 0.5 g。

【用法用量】口服,一日 3 次,一次 4～6 粒,饭后温开水送服。疗程 30 天。

【禁　　忌】孕妇慎用或遵医嘱服用。

【注意事项】请注意掌握剂量,勿超剂量使用。

【药理作用】

1. 抗癌:本品有广谱抗肿瘤作用,对鼻咽癌、脑瘤等多种癌症疗效显著。对艾氏实体瘤(EC)、Lewis 的肺癌、黑色素瘤 B16 有显著的抑瘤作用,抑瘤率可达 60% 以上。体外试验对人体癌细胞(KB)生长也有明显抑制作用。对小白鼠肝癌细胞(H22)延寿率可达 60%,对小白鼠白血病(L1210)延寿率可达 33.8% 以上。

2. 增强机体的免疫能力:促进抗体(Ab)生成和淋巴细胞增殖,增强体液与细胞免疫功能。增强非特异性免疫功能,如促进 WBC 和巨噬细胞之吞噬能力。能显著增加生物膜的流动性,减少 LPO 堆积,同时能增强 SOD 的活性,具有抗氧自由基的作用,能有效防衰老、抗损伤。

3. 增效减毒升白细胞:本品与化疗药伍用,可使化疗作用显著增效($P < 0.01$),故使用时能相应减少化疗药的用量。对化疗药引起的 WBC 减少有一定保护作用,尤其对 X 射线引起的 WBC 减少有显著的保护作用,具有一定的抗辐射作用。

安替可胶囊

【药品名称】安替可胶囊。

【成   分】蟾皮、当归。

【功能主治】软坚散结,解毒定痛,养血活血。用于食管癌瘀毒证,与放疗合用可增强对食管癌的疗效;用于晚期原发性肝癌瘀毒证,对不宜手术及放化疗者有一定抑制肿瘤生长作用,可改善生存质量;用于中晚期胃癌瘀毒证的化疗辅助治疗,配合 5 - FU - DDP 方案,可改善临床症状,提高生存质量。

【规   格】每粒装 0.22 g。

【用法用量】口服,一次 2 粒,一日 3 次。饭后服用,6 周为一疗程。

【不良反应】少数患者使用后可出现恶心、血象降低。过量、连续久服可致心慌。

【注意事项】心脏病患者慎用,孕妇忌服,注意观察血象,注意掌握服用剂量。

【药理作用】实验研究表明,本品具有明显抑制肿瘤细胞的作用。对喉癌、胃癌、宫颈癌细胞均有明显杀伤作用;对小白鼠肉瘤、肝癌和乳腺癌移植瘤均有抑制作用。可单独使用,与放、化疗同用可增效。

博尔宁胶囊

【药品名称】博尔宁胶囊。

【成　　分】黄芪、女贞子、光慈姑、重楼、龙葵、紫苏子、僵蚕、大黄、冰片。

【功能主治】扶正祛邪,益气活血,软坚散结,消肿止痛。本品为癌症辅助治疗药物,可配合化疗使用,有一定减毒、增效作用。

【规　　格】每粒装 0.15 g。

【用法用量】口服,一日 3 次,一次 4 粒,或遵医嘱。

【不良反应】个别病例用药后有轻度恶心、腹泻。

【禁　　忌】孕妇、哺乳期妇女忌用。

【药理作用】现代研究发现,本品能够通过激活吞噬细胞,升高白细胞、γ-干扰素、白细胞介素-2 的水平,促进 T 细胞转化,提高患者免疫力。能抑制肿瘤细胞生长,并杀伤肿瘤细胞。临床使用表明本品具有抑制肿瘤生长,稳定病灶,使瘤体缩小或消失;减轻患者的癌性疼痛;明显提高患者机体免疫力,改善临床症状,增加患者食欲及体重,提高生存质量等作用。

慈丹胶囊

【药品名称】慈丹胶囊。

【成　　分】莪术、山慈姑、马钱子粉、蜂房、鸦胆子、人工牛黄、僵蚕、丹参、黄芪、当归、冰片。

【功能主治】化瘀解毒,消肿散结,益气养血。用于原发性肝癌等恶性肿瘤或经手术、放化疗后患者的辅助治疗。

【规　　格】每粒装 0.27 g。

【用法用量】口服,一次 5 粒,一日 4 次,一个月为一个疗程。

【不良反应】服药后偶见恶心。

【禁　　忌】孕妇禁用。

【注意事项】

1. 运动员慎用。

2. 本品含马钱子、鸦胆子等,不可超量服用。

【药理作用】动物抑瘤试验表明:本品对小白鼠肉瘤 S - 180、子宫颈癌 U_{14}、Lewis 肺癌及黑色素瘤均有抑制作用。体外试验表明:本品对人的胃癌 FGC85、肝癌 SMMC7721、白血病 K562 及 HL60 细胞株具有一定的直接抑制作用。本品不抑制荷瘤大鼠的免疫功能。与西药抗癌剂(化疗)联合应用时,亦可改善免疫抑制和白细胞减少症。

复方斑蝥胶囊

【药品名称】复方斑蝥胶囊。

【成　　分】斑蝥、人参、黄芪、刺五加、三棱、莪术、半枝莲、女贞子、山茱萸、熊胆粉、甘草。

【功能主治】破血消瘀,攻毒蚀疮。用于原发性肝癌、肺癌、直肠癌、恶性淋巴瘤、妇科恶性肿瘤等。

【规　　格】每粒装 0.25 g。

【用法用量】口服,一次 3 粒,一日 2 次。

【药理作用】经实验证实,本品既可提高患者免疫能力,激活抑癌基因,又能杀死癌细胞,具有显著的抗癌作用。复方斑蝥胶囊中的 S – CSF 能迅速直达病灶,抑制癌细胞的 DNA 和 RNA 的生物合成,直接杀死癌细胞,活化机体效应细胞和细胞因子,激活抑癌基因,增强机体毒杀肿瘤的能力,抑制肿瘤细胞的生长和增殖,并保护正常细胞,减少肿瘤的恶化转移,促使细胞的分化成熟,使之逆转为正常的细胞,对放、化疗有协同和辅助作用,修复受损细胞,提高放化疗的效果,在减轻肿瘤引起的症状,增强机体免疫功能同时,可抑制病灶血管的形成,使其缺乏营养无法生存,最终自然死亡。

复方红豆杉胶囊

【药品名称】复方红豆杉胶囊。

【成　　分】红豆杉皮、红参、甘草、二氧化硅。

【功能主治】祛邪散结。用于气虚痰瘀所致中晚期肺癌化疗的辅助治疗。

【规　　格】每粒装 0.3 g。

【用法用量】口服。一次 2 粒,一日 3 次,21 天为一疗程。

【不良反应】患者服药可出现轻度的胃肠道反应,主要表现为恶心、呕吐及轻度的白细胞降低;偶见肌肉酸痛。

【注意事项】白细胞低于 2.5×10^9/L 时,慎用。

【药理作用】复方红豆杉胶囊主要抗肿瘤活性成分为紫杉醇

（Taxol）。紫杉醇是国内外近年来抗癌药物研究的热点。1992年末,美国FDA首次批准它用于其他化疗药难治的转移性卵巢癌,后又批准用于铂类药物化疗无效的晚期转移性乳腺癌。目前已在美国、英国、加拿大、瑞典、奥地利等40多个国家上市。紫杉醇通过抑制微管聚合物解聚,从而达到抑制肿瘤的作用,人参皂苷和甘草甜素可明显提高机体免疫能力,甘草甜素还可降低药物毒副作用。复方红豆杉胶囊是化疗药物紫杉醇的复合制剂,具有与化疗等同的治疗效果,同时经过复方配伍,无化疗副作用,是肺癌以及乳腺癌、宫颈癌等妇科肿瘤的化疗替代治疗药物。

肝复乐胶囊

【药品名称】肝复乐胶囊。

【成　　分】党参、鳖甲(醋制)、重楼、白术(炒)、黄芪、陈皮、土鳖虫、大黄、桃仁、半枝莲、败酱草、茯苓、薏苡仁、郁金、苏木、牡蛎、茵陈、木通、香附(制)、沉香、柴胡。

【功能主治】健脾理气,化瘀软坚,清热解毒。用于以肝郁脾虚为主证的原发性肝癌,症见上腹肿块,胁肋疼痛,神疲乏力,食少纳呆,脘腹胀满,心烦易怒,口苦咽干等。对于有上述证候的乙型肝炎肝硬化患者的肝功能及肝纤维化血清学指标有改善作用。

【规　　格】每粒装0.5g。

【用法用量】口服,一次6片,一日3次。Ⅱ期原发性肝癌2个月为一疗程;Ⅲ期原发性肝癌1个月为一疗程,乙型肝炎肝硬化3个月为一疗程。或遵医嘱。

【注意事项】有明显出血倾向患者慎服。少数患者开始服药后出现腹泻,一般不影响继续治疗,多可自行缓解。

【药理作用】

1. 抗肿瘤作用:直接杀伤肿瘤细胞,肝复乐胶囊通过阻断癌细胞 DNA 合成,对实体型肝癌细胞有显著的杀伤作用。

2. 免疫调节作用:肝复乐对体内的天然杀伤细胞(NK)、干扰素(IFN)、淋巴因子(IL－2)、巨噬细胞(Mf)、激活的淋巴细胞(LAK)等均有明显促进作用。通过激活宿主免疫功能发挥抗肿瘤作用。

3. 护肝作用:肝复乐对对乙酰氨基酚和四氯化碳所致小白鼠急性肝损伤有非常显著的保护作用。

金龙胶囊

【药品名称】金龙胶囊。

【成　　分】鲜守宫、鲜金钱白花蛇、鲜蕲蛇。

【功能主治】破瘀散结,解郁通络。用于原发性肝癌血瘀郁结证,症见右胁下积块,胸胁疼痛,神疲乏力,腹胀,纳差等。

【规　　格】每粒装 0.25 g。

【用法用量】口服,一次 4 粒,一日 3 次。

【注意事项】服药期间出现过敏者,应及时停药并采取相应的治疗措施。妊娠及哺乳期妇女禁用。

【药理作用】

1. 抑制肿瘤生长:北京市临床药物研究所药理室郝仙娣教授等进行的抑瘤实验结果显示,使用 0.75 g/kg 体重金龙胶囊对小白鼠肝癌 H22 抑瘤率为 31.8%;小白鼠肉瘤 S－180 抑瘤率为 36.8%;大鼠肉瘤 Walker256(W256)抑瘤率为 39.1%。

2. 抑制术后局部复发和远处转移:中国医学科学院基础研究所刘玉琴博士等利用具有淋巴道和血道双向转移的小白鼠子宫颈癌 U14 模型,在小白鼠的爪垫下移植后,待原发瘤生长到一定大小时,手术切除原发瘤后再以金龙胶囊制剂进行治疗,观察其对术后局部复发和远处转移的治疗作用。实验结果表明,金龙胶囊对手术后局部肿瘤复发的抑制率为54%~66%,对转移抑制率为50%~54%。

3.调节机体免疫:北京市临床药物研究所药理室郝仙娣教授等应用 Laca 小白鼠研究金龙胶囊(分为9g/kg、18g/kg 和37g/kg 三个剂量组)对荷瘤小白鼠免疫功能的影响结果表明,三个剂量的金龙胶囊均可以明显增强正常小白鼠和荷瘤小白鼠 DNFB(2,4-二硝基氟苯)诱导的迟发型过敏反应;三个剂量的金龙胶囊均增强正常小白鼠和荷瘤小白鼠抗体分泌细胞的功能;大剂量金龙胶囊使荷瘤小白鼠 T、B 淋巴细胞增殖能力明显增强;三个剂量的金龙胶囊均可增强小白鼠腹腔巨噬细胞(Mφ)产生肿瘤坏死因子的能力。

4.辅助放疗化疗:北京市临床药物研究所药理室郝仙娣教授进行的"金龙胶囊抑瘤及配合化疗减毒作用的观察"结果表明金龙胶囊对肿瘤有明显的抑制作用;对环磷酰胺(CTX)引起的肝脏损伤、骨髓抑制等毒性反应有明显的缓解作用。

金水宝胶囊

【药品名称】金水宝胶囊。

【成　　分】发酵虫草菌粉(Cs-4)。

【功能主治】补益肺肾,秘精益气。用于肺肾两虚,精气不足,久咳虚喘,神疲乏力,不寐健忘,腰膝酸软,月经不调,阳痿早泄;慢性支气管炎、慢性肾功能不全、高脂血症、肝硬化见上述证候者。作为肿瘤辅助用药,主要用于器官移植抗排异、肾功能衰竭及肺纤维化。

【规　　格】每粒装 0.33 g。

【用法用量】口服,一次 3 粒,一日 3 次;用于慢性肾功能不全者,一次 6 粒,一日 3 次。

【药理作用】药理实验证实,本品具有抗炎、止咳、祛痰、镇静、促性腺作用;能降低血清胆固醇、甘油三酯和脂质过氧化物,增加心肌与脑的供血,具有轻度降血压、抑制血小板聚集、延长缺氧时动物生存时间等作用,对心脑组织有保护作用。其主要药理作用与青海天然虫草相似。

康莱特软胶囊

【药品名称】康莱特软胶囊。

【成　　分】薏苡仁油、甘油三酯。

【功能主治】益气养阴,消癥散结。适用于手术前及不宜手术的脾虚痰湿型、气阴两虚型原发性非小细胞肺癌。

【规　　格】每粒装 0.45 g。

【用法用量】口服,一次 6 粒,一日 4 次。宜联合放、化疗使用。

【禁　　忌】孕妇忌服。

【药理作用】动物实验结果提示:本品对移植 B16 黑色素瘤小白鼠肺转移、小白鼠 HAC 肝癌、Lewis 肺癌、S－180 肉瘤、裸鼠人体肝癌有一定的抑瘤作用。

康力欣胶囊

【药品名称】康力欣胶囊。

【成　　分】阿魏、九香虫、大黄、姜黄、诃子、木香、丁香、冬虫夏草。

【功能主治】扶正祛邪,软坚散结。用于消化道恶性肿瘤,乳腺恶性肿瘤,肺恶性肿瘤属于气血瘀阻证者。

【规　　格】每粒装 0.5 g。

【用法用量】口服,一日 3 次,每次 2~3 粒,或遵医嘱。

【禁　　忌】孕妇禁服。

【药理作用】动物实验和体外实验表明,康力欣可通过诱生体内干扰素,激活自然杀伤细胞,攻击肿瘤细胞,使其坏死、缩小,而实现杀灭癌细胞的作用。在迅速杀灭恶性肿瘤细胞的同时,迅速提高机体免疫力。除此之外,康力欣对白血病、淋巴系统恶性肿瘤、成骨肉瘤、多发性骨髓瘤、恶性黑色素瘤等恶性肿瘤皆有较好的抑制作用,这种作用在与其他抗癌生物制剂联合应用时疗效最为显著。

莲芪胶囊

【药品名称】莲芪胶囊。

【成　　分】半枝莲、败酱草、莪术、三棱、浙贝母、白术、薏苡仁、水蛭、黄芪、人参、当归、女贞子、甘草。

【功能主治】解毒化瘀,扶正祛邪。作为肺癌、肝癌、食道癌属毒蕴血瘀兼正虚证患者的放、化疗时的合并药,可以减轻放、化疗引起的免疫功能低下及白细胞降低,并对放、化疗具有一定的增效作用。

【规　　格】每粒装 0.25 g。

【用法用量】口服,一次 3 粒,一日 3 次。

【注意事项】有出血倾向者慎用。

【药理作用】经大量实验研究及临床观察表明,莲芪胶囊具有抑制肿瘤细胞生长和提高免疫功能的双重作用。对原发性肝癌、肺癌、食道癌、胃癌等有较好的疗效,在肿瘤的中、晚期服用,可使病灶局限,有效控制肿瘤生长、转移和扩散,促肿瘤细胞凋亡同时引导肿瘤细胞向正常细胞分化,调动机体自身免疫功能杀伤肿瘤,稳定病情,改善晚期肿瘤病人的恶病质状态,提高生存质量,延长生存期。

芦笋胶囊

【药品名称】芦笋胶囊。

【成　　分】鲜芦笋提取物。

【功能主治】益气生津。用于肺癌、肝癌、食道癌、胃癌、乳腺癌、结肠癌、鼻咽癌、恶性淋巴瘤、黑色素瘤等癌症的辅助治疗及手术、放疗、化疗后口干舌燥、食欲不振、精神萎靡、全身倦怠患者。

【规　　格】每粒装 0.3 g。

【用法用量】口服,一次 3 粒,一日 3 次。因吞咽困难者,可去掉胶囊外壳,将胶囊中药物调蜜含服。

【药理作用】

1. 增强免疫功能:芦笋可促进外周血 T 淋巴细胞转化增殖,提高外周血自然杀伤细胞(NK)和淋巴因子活化的杀伤细胞(LAK)的活性,激活巨噬细胞吞噬功能,增加免疫器官重量等。

2. 减轻放、化疗的毒副作用:芦笋对 $^{60}Co\gamma$ 射线和环磷酰胺所致的骨髓抑制有明显保护作用,可使放、化疗后外周血白、红细胞数量明显回升,骨髓有核细胞增殖活跃。

3. 其他:芦笋胶囊还具有促进唾液分泌、增强食欲、抗疲劳、耐缺氧、保肝解毒等作用。

螺旋藻胶囊

【药品名称】螺旋藻胶囊。

【成　　分】螺旋藻粉。

【功能主治】益气养血,化痰降浊。用于气血亏虚,痰浊内蕴,面色萎黄,头晕头昏,四肢倦怠,食欲不振;病后体虚,贫血,营养不良等证候者。

【规　　格】每粒装0.35g。

【用法用量】口服。一日3次,一次2~4粒。

【注意事项】本品宜饭前服用,忌油腻食物,按照用法用量服用,服药两周或服药期间症状无改善,或症状加重,或出现新的严重症状,应立即停药并去医院就诊;对本品过敏者禁用,过敏体质者慎用。

【药理作用】

1.促进造血和铁的吸收:螺旋藻中的螺旋藻多糖(SPP)和螺旋藻藻蓝蛋白(PC)可以增强骨髓系统自身的造血功能,刺激红系细胞集落生成,同时增加铁的吸收利用。

2.调节免疫功能:螺旋藻中所含的螺旋藻多糖(SPP)、藻蓝蛋白(PC)、β-胡萝卜素、维生素E以及有机硒、超氧化物歧化酶(SOD)等抗过氧化微营养素可全面调节机体免疫功能,减轻或消除环磷酰胺对机体免疫系统的抑制;可增强骨髓细胞的增殖活力,有利于巨噬细胞、T细胞和B细胞等免疫效应细胞的形成;明显提高机体核酸内切酶的活性,增强机体DNA的修复合成作用,从而调节机体的非特异性免疫、体液免疫和细胞免疫功能。

3.抑制肿瘤细胞生长与复制:螺旋藻中的SPP、PC及有机硒等,通过增强机体免疫和抗氧化能力,从而加强机体自身杀伤肿瘤细胞的能力。PC 有明显的光敏特性,可提高肿瘤细胞对光的敏感性,从而提高激光对肿瘤细胞的杀伤效力。硒可以刺激机体免疫系统,激活天然杀伤细胞和巨噬细胞产生大量肿瘤坏死因子,加速肿瘤细胞的坏死和逆转,抑制癌细胞的转录和蛋白质合成,限制其新陈代谢。

4. 抗辐射作用:螺旋藻中的 SPP 属多价醇,能使低浓度的修复酶的空间构象保持稳定,从而保护酶的活性。PC 具有显著的抗辐射、抗突变的效应。螺旋藻的抗辐射作用还基于 SPP 存在一套较完整的 DNA 修复系统,能明显提高机体核酸内切酶的活性和加强受损细胞的 DNA 修复作用,从而保护骨髓细胞免受辐射损伤。

5. 调节血脂:螺旋藻中富含 γ - 亚麻酸、亚油酸等优秀的不饱和脂肪酸,γ - 亚麻酸可以结合、转运血中的胆固醇,防止其在血管中堆积;必需脂肪酸还可以促进高密度脂蛋白的合成,同时它们又是合成前列腺素的前体,高密度脂蛋白和前列腺素可以进一步参与机体的血脂调节。

灵芝胶囊

【药品名称】灵芝胶囊。

【成　　分】灵芝。

【功能主治】宁心安神,健脾和胃。用于失眠健忘,身体虚弱,神经衰弱。

【规　　格】每粒装 0.27 g。

【用法用量】口服,一次 2 粒,一日 3 次。

【禁忌证】外感发热患者忌服。

【注意事项】本品宜餐后服;对本品过敏者禁用,过敏体质者慎用;服本品一周后症状未见改善,或症状加重者,应立即停药并去医院就诊。

【药理作用】经试验证实,本品具有镇静、镇痛、镇咳、化痰、降血糖、降谷丙转氨酶、保护小白鼠肝脏作用。还能使小白鼠的耐寒及耐缺氧气能力增加,使家兔的血压缓慢、持久下降。

参丹散结胶囊

【药品名称】参丹散结胶囊。

【成　　分】人参、黄芪、白术(麸炒)、鸡内金、瓜蒌、半夏(清)、厚朴、枳壳(炒)、郁金、丹参、全蝎、蜈蚣。

【功能主治】益气健脾,理气化痰,活血祛瘀。合并化疗具有改善原发性非小细胞肺癌、胃肠癌、乳腺癌中医脾虚痰瘀证所致的气短、面色苍白、胸痛、纳谷少馨、胸胁胀满等症状的作用,可提高患者化疗期间的生活质量。对原发性非小细胞肺癌合并 NP(NVB、PDD)及 MVP(MMC、VDS、PDD)方案化疗时,在抑制肿瘤方面具有一定的辅助治疗作用。

【规　　格】每粒装0.4 g。

【用法用量】口服,每次6粒,每日3次。

【禁　　忌】孕妇慎用或遵医嘱服用。

【注意事项】请注意掌握剂量,勿超剂量使用。

【药理作用】

1.直接抑杀肿瘤细胞,明显缩小瘤体。本品能直接进入肿瘤细胞内部,破坏癌细胞的线粒体,促使癌细胞的凋亡,抑杀肿瘤效果显著;配合肿瘤化疗,促进化疗药物进入肿瘤细胞,提高肿瘤细胞内药物浓度,协同发挥疗效。

2.阻断肿瘤细胞的血氧供应,防止肿瘤细胞的扩散转移。本品能抑制瘤体新生血管形成,阻断肿瘤细胞的血氧供应,从而抑制肿瘤生长及向周围组织扩散;放疗、化疗手术后应用,遏止肿瘤复发转移,巩固治疗效果。

3. 含有多种止痛有效成分,有效对抗癌性疼痛。用于癌症晚期患者,不仅可以直接抑杀肿瘤细胞,延长生命,且止痛效果显著,从而改善患者生存质量。

4. 提高 NK 细胞活性。本品具有提高 CD_3、CD_4、CD_4/CD_8 比值的作用,能减少化疗后 CD_4、CD_4/CD_8 比值的降低,提高化疗后 NK 细胞活性,对化疗中的白细胞降低有保护作用。

参莲胶囊

【药品名称】参莲胶囊。

【成　　分】苦参、山豆根、半枝莲、防己、三棱、莪术、丹参、补骨脂、苦杏仁、乌梅、白扁豆。

【功能主治】清热解毒,活血化瘀,软坚散结。用于由气血瘀滞、热毒内阻而致的中晚期肺癌、胃癌患者。

【规　　格】每粒装 0.5 g。

【用法用量】口服,每次 6 粒,一日 3 次。

【不良反应】少数患者服药后出现恶心,不影响继续用药。

【注意事项】请勿过量使用本品。

【药理作用】经动物实验证明,本品具有抑制动物肿瘤生长的作用和延长载瘤动物生存的时间。对艾氏实体瘤、Lewis 肺癌、黑色素 B_{16}、肝 H_{22} 均有明显抑制作用。临床用于 310 例肺癌、胃癌,有效率 82% ~ 90%,可改善症状,提高免疫功能,提高生存质量,且无明显毒副作用。

威麦宁胶囊

【药品名称】威麦宁胶囊。

【成　　分】威麦宁。

【功能主治】活血化瘀,清热解毒,祛邪扶正。配合放、化疗治疗肿瘤有增效、减毒作用,单独使用可用于不适宜放、化疗的肺癌患者的治疗。

【规　　格】每粒装0.4g。

【用法用量】饭后口服,一次6~8粒,一日3次,或遵医嘱。

【不良反应】偶有恶心等消化道症状。

【药理作用】本品对动物移植性肿瘤有一定抑制作用,对实验性免疫指标有一定增强作用。

益血生胶囊

【药品名称】益血生胶囊。

【成　　分】阿胶、龟甲胶、鹿角胶、鹿血、牛髓、紫河车、鹿茸、茯苓、黄芪(蜜制)、白芍、当归、党参、熟地黄、白术(麸炒)、制何首乌、大枣、山楂(炒)、麦芽(炒)、鸡内金(炒)、知母(盐制)、大黄(酒制)、花生衣。

【功能主治】健脾补肾,生血填精。用于脾肾两虚、精血不足所致的面色无华、眩晕气短、体倦乏力、腰膝痠软;缺铁性贫血、慢性再生障碍性贫血等。

【规　　格】每粒装0.25g。

【用法用量】口服。一次4粒,一日3次,儿童酌减。

【注意事项】外感或虚热者慎用;凡脾胃虚弱、呕吐泄泻、腹胀便溏、咳嗽痰多者慎用;哺乳期妇女及过敏体质者慎用;本品宜饭前服用,服药期间忌油腻食物。

【药理作用】药效学研究表明,益血生胶囊能促进缺铁性贫血鼠血红蛋白的升高。对药物和放射所致的骨髓造血抑制亦有一定的刺激作用,可增加外周血白细胞、血小板及血红蛋白的含量,促进骨髓有核细胞的增殖。

养正消积胶囊

【药品名称】养正消积胶囊。

【成　　分】黄芪、女贞子、人参、莪术、灵芝、绞股蓝、炒白术、半枝莲、白花蛇舌草、茯苓、土鳖虫、鸡内金、蛇莓、白英、茵陈(绵茵陈)、徐长卿。

【功能主治】健脾益肾、化瘀解毒。用于不宜手术的脾肾两虚、瘀毒内阻型原发性肝癌的辅助治疗,与肝内动脉介入灌注加栓塞化疗合用,有助于提高介入化疗疗效,减轻化疗对白细胞、肝功能、血红蛋白的毒性作用,改善患者生存质量,改善脘腹胀满、纳呆食少、神疲乏力、腰膝酸软、溲赤便溏、疼痛等症状。

【规　　格】每粒装 0.39 g。

【用法用量】口服。一次 4 粒,一日 3 次。

【药理作用】主要药效学试验表明,本品对小白鼠移植性肿瘤 S - 180、肝癌 HAC 实体瘤、Lewis 肺癌有抑制作用;对移植于裸鼠的人体肝癌 SMMC7721 有抑制作用;本品与小剂量化疗药合用对小白鼠肉瘤 S - 180 生长的抑制作用显示一定的增效作用;对荷瘤小白鼠脾淋巴细胞增殖、NK 细胞活性及 IL - 2 的生成有一定的促进作用。对环磷酰胺引起的小白鼠白细胞降低有一定升高作用。

至灵胶囊

【药品名称】至灵胶囊。

【成　　分】本品为由冬虫夏草幼虫分离的孢霉属真菌(Mortierella SP)经人工培养发酵的菌丝体加工制成的胶囊。

【功能主治】补肺益肾。用于肺肾两虚所致咳喘、浮肿等症,亦可用于各类肾病、慢性支气管哮喘、慢性肝炎及肿瘤的辅助治疗。

【规　　格】每粒装 0.25 g。

【用法用量】口服,一次 2~3 粒,一日 2~3 次,或遵医嘱。

【药理作用】研究表明,本品具有以下作用:

1. 具有补肺益肾功能。

2. 具有雄激素样作用:能提高性腺功能,对命门火衰、精气虚损所致的阳痿滑精有明显改善作用,使滑精次数减少,阳痿消除,性欲恢复。对原发性不孕症也有较好效果。

3. 提高肿瘤放、化疗病人的细胞免疫功能:改善机体迟发性变态反应,防止肿瘤病人在放、化疗期间的白细胞下降并对白细胞下降者有提升作用。改善病人眠食减少、乏力出汗等虚弱症状。

4. 补虚损、益肾保精的功效:有助于填补脏腑阴常不足、调节失调的阴阳,故对慢性肾功能衰竭、慢性肾炎有明显疗效。对高血压、动脉粥样硬化(冠状动脉硬化和肾动脉硬化)症,可使肾功能、血脂、尿蛋白得到改善,胆固醇降低,浮肿、心悸气短、腹胀、尿少等症明显好转。

5. 扩张支气管作用:通过舒张支气管平滑肌和提高免疫机能,消除痰、咳、喘症,故对劳咳痰血、肺结核及慢性支气管炎有较好疗效。

6.对男女更年期出现的神经及内分泌功能紊乱等综合征有良好作用,使疲乏、面部潮红、心悸失眠、头晕头痛、腰膝酸痛、面部和下肢浮肿、性欲减退等症明显改善。

7.有效地抑制单胺氧化酶活性:因单胺氧化酶活性随年龄增长而加强,造成机体的生物化学损害,也是造成衰老的原因之一。本品可改善中老年人单胺氧化酶系统,调节机体功能,同时,丰富的微量元素能改善骨质疏松及智力、记忆力衰退症状,延缓衰老,增加寿龄。

贞芪扶正胶囊

【药品名称】贞芪扶正胶囊。

【成　　分】黄芪、女贞子。

【功能主治】补气养阴,用于久病虚损,气阴不足。配合手术、放射治疗、化学治疗,促进机体正常功能的恢复。

【规格】每6粒相当于原生药12.5 g。

【用法用量】口服,一次6粒,一日2次。

【药理作用】

1.提高机体免疫功能:本品能明显提高机体 Tc、Th 及 CD$_3$、CD$_4$ 水平,去除过量的 T 抑制(Ts)细胞活性,诱导干扰素产生,抗氧化、抗衰老,提高机体的细胞免疫和体液免疫功能,抑制肿瘤的发展,促进机体恢复。

2.升高血细胞,保护骨髓:临床研究表明,本品能明显提高外周血 WBC(白细胞)和 Hb(血红蛋白),对肿瘤放、化疗过程和慢性虚损疾病引起的骨髓造血功能抑制、血细胞减少均有提升作用。

3.保护和促进肾上腺皮质功能:研究发现,本品对下丘脑 – 垂体 – 肾上腺系统有兴奋作用,从而增强机体适应能力及非特异性抵抗力。

复方皂矾丸

【药品名称】复方皂矾丸。

【成　　分】皂矾、西洋参、海马、肉桂、大枣(去核)、核桃仁。

【功能主治】温肾健髓,益气养阴,生血止血。用于再生障碍性贫血、白细胞减少症、血小板减少症、骨髓增生异常综合征及放疗和化疗引起的骨髓损伤、白细胞减少属肾阳不足、气血两虚证者。

【规　　格】每丸重0.2g。

【用法用量】口服,一次7～9丸,一日3次,饭后即服。

【不良反应】少数病例初服本品有轻微消化道反应,减量服用数日,即可耐受。

【注意事项】忌茶水。

【药理作用】实验研究证明:

1.本品对动物再障模型等骨髓造血功能障碍或紊乱有良好的治疗作用,对实验小白鼠造血组织损伤及造血障碍有明显的作用,表现在外周血细胞的提升和加快恢复,对全身射线照射的小白鼠粒单系(GM – CFU)和红系(CFU – E)集落的生成有明显的促进作用。

2.本品对射线和环磷酰胺对骨髓的损害有良好的保护作用,提前服用本品的小白鼠,外周白细胞不降低或仅有轻微降低,对白细胞下降者,本品有显著的治疗作用。给动物8Gy致死量全身照射后加用本品的动物,其活动活跃,毛色光泽,未见有脱毛及死亡现象,说明本品还有显著的抗放射线损害作用。

3. 本品能明显改善和提高机体体液免疫和细胞免疫功能。

槐耳颗粒

【药品名称】槐耳颗粒。

【成　　分】多孔菌科槐耳菌(*Trametes robiniophila* Murr.)的菌质。

【功能主治】扶正固本,活血消癥。适用于正气虚弱,瘀血阻滞。对原发性肝癌不宜手术和化疗者辅助治疗用药,有改善肝区疼痛、腹胀、乏力等症状的作用。在标准的化学药品抗癌治疗的基础上,可用于肺癌、胃肠癌、乳腺癌所致的神疲乏力、少气懒言、脘腹疼痛或胀闷、纳谷少馨、大便干结或溏泄,或气促、咳嗽、多痰、面色㿠白、胸胁不适等症,改善患者生活质量。

【规　　格】每袋装 20 g。

【用法用量】口服,一次 20 g,一日 3 次。一个月为一个疗程,或遵医嘱。

【不良反应】偶见恶心、呕吐;偶见白细胞下降,目前未有证实与使用本品有关。

【药理作用】本品对荷 S-180(实体及腹水型)瘤株小白鼠有一定的抑瘤作用,并能改善一些免疫学指标。研究证实槐耳清膏有直接和明显的抑瘤作用,能显著增强机体免疫调节功能,抑制肿瘤组织的血管生成,促进耐化疗药的肿瘤株抗药性发生逆转,适合于联合化疗、放疗、手术前后用药及其他治疗方法,增强化、放疗效果同时可降低化、放疗过程中的毒副反应。

健脾益肾颗粒

【药品名称】健脾益肾颗粒。

【成　　分】党参、枸杞子、女贞子、菟丝子、白术、补骨脂（盐炙）。

【功能主治】健脾益肾。用于减轻肿瘤病人术后放、化疗副反应，提高机体免疫功能以及脾肾虚弱所引起的疾病。

【规　　格】每袋30g。

【用法用量】开水冲服，一次30g，一日2次 。

【不良反应】个别患者皮损处出现潮红，停药后自行消失。

【注意事项】

1. 服药期间忌辛辣、生冷、油腻食物；

2. 本品为补益之剂，外感表证及内有湿热证时慎用。

3. 本品宜饭后服用。

【药理作用】

1. 抑瘤增效作用：健脾益肾颗粒组对小白鼠前胃癌FC瘤重抑制率为14.6%，环磷酰胺2mg组抑瘤率为26.8%，健脾益肾颗粒伍用环磷酰胺组抑瘤率为51.2%（$P<0.05$）。

2. 对癌细胞转移的抑制作用：健脾益肾颗粒对Lewis肺癌血行转移有明显抑制作用，并可预防术后转移。健脾益肾颗粒组肺转移灶数为10.5 ± 3.5，对照组42.7 ± 13.5（$P<0.05$），术后健脾益肾颗粒组为6.7 ± 2.0，对照组23.3 ± 4.9（$P<0.01$）。健脾益肾颗粒对宫颈癌淋巴转移有一定抑制作用，健脾益肾颗粒组淋巴结转移率为25%，对照组为55%。

3. 对化疗药的减毒作用：荷瘤小白鼠每次给予环磷酰胺4mg时，小白鼠死亡率为50%，加用健脾益肾颗粒组死亡率则为12.

5%（$P < 0.05$）。

4. 炭末廓清实验结果表明:健脾益肾颗粒有激活健康小白鼠巨噬细胞吞噬作用,激活高峰在给药两周时。对荷瘤小白鼠有保护巨噬细胞功能的作用,与对照组相比,健脾益肾颗粒伍用环磷酰胺组比单用环磷酰胺组吞噬指数明显增高（$P < 0.02$ 和 $P < 0.001$）。

生血宝合剂

【药品名称】生血宝合剂。

【成　　分】墨旱莲、女贞子、桑椹、黄芪,何首乌（制）、白芍、狗脊。

【功能主治】滋补肝肾,益气生血。用于恶性肿瘤放化疗所致白细胞减少及神疲乏力,腰膝酸软,头晕耳鸣,心悸,气短,失眠、咽干,纳差食少等。

【规　　格】每瓶装 100ml。

【用法用量】口服,一次 15ml,一日 3 次。

【药理作用】

1. 提高干细胞分化池中干细胞的增殖能力,从而促进血细胞生成。

2. 减少外周血细胞破坏的程度,减少细胞破坏,消耗过多。

3. 调节循环池及边缘池的比例,进而调节细胞分布紊乱。

回生口服液

【药品名称】回生口服液。

【成　　分】益母草、红花、花椒（炭）、水蛭（制）、当归、苏木、三棱(醋炙)、两头尖、川芎、降香、香附(醋炙)、人参、高良姜、姜黄、没药(醋炙)、苦杏仁(炒)、大黄、紫苏子、小茴香(盐炒)、桃仁、五灵脂(醋炙)、虻虫、鳖甲、丁香、延胡索(醋炙)、白芍、蒲黄(炭)、乳香(醋炙)、干漆(煅)、吴茱萸(甘草水炙)、阿魏、肉桂、艾叶(炙)、熟地黄。

【功能主治】消癥化瘀,用于原发性肝癌、肺癌、食管癌、乳腺癌、胃癌、卵巢癌、宫颈癌、结肠癌等癌症。

【规　　格】每支装 10ml。

【用法用量】口服,一次 10ml,一日 3 次;或遵医嘱。

【禁　　忌】孕妇禁用。

【注意事项】过敏体质者慎服。

【药理作用】大量药理实验证实回生口服液可明显干预癌细胞 DNA 合成,具有不可逆性,属癌细胞 DNA 模板损伤型;同时还可影响癌细胞增殖周期,诱导癌细胞凋亡。临床使用发现,回生口服液不但具有明确抗癌作用,还具有明显地缓解疼痛、改善便秘、改善血液高凝状态等特点。长期服用回生口服液,可明显提高癌症患者生活质量,延长患者生存时间;与放化疗同时应用,可降低放化疗毒副作用,保护骨髓及肝脏等重要脏器,增强机体对放化疗的敏感性,达到增效减毒的作用。

金复康口服液

【药品名称】金复康口服液。

【成　　分】黄芪、北沙参、麦冬、女贞子(酒制)、山茱萸、绞股蓝、淫羊藿、胡芦巴(盐水炒)、石上柏、石见穿、重楼、天冬。

【功能主治】益气养阴,清热解毒。用于治疗原发性非小细胞肺癌气阴两虚证不适合手术、放疗、化疗的患者,或与化疗并用,有提高化疗效果,改善免疫功能,减轻化疗引起的白细胞下降等作用。

【规　　格】每支装 10ml。

【用法用量】口服,每次 30ml,每日 3 次,30 天为一疗程,可连续使用 2 个疗程,或遵医嘱。

【不良反应】个别患者服药后可出现轻度恶心、呕吐或便秘。

【药理作用】

1. 抗癌作用:体内试验表明,"金复康"体内对小白鼠EC实体瘤、S – 180 实体瘤和 Lewis 肺癌无论是口服还是腹腔注射均显中度抑制作用。另外,对小白鼠黑色素瘤 B16 细胞的肺转移口服也显示一定的抑制作用。

2. 直接杀灭癌细胞:"金复康"体外对小白鼠白血病细胞株P388,小白鼠黑色素瘤细胞株 B16 以及对人体小细胞肺癌细胞株SPC,人体肺腺癌细胞株 LAX 均在原液以 800 倍至数千倍液稀释的情况下,仍有很强的抑制作用。

3. 增强机体免疫功能:"金复康"对小白鼠巨噬细胞吞噬功能、自然杀伤细胞(NK)活性、脾淋巴细胞增殖及小白鼠产生白介素Ⅱ(IL – 2)等均有明显的促进作用。

4. 联合化疗增效减毒作用:实验证明"金复康"合并小剂量化疗药环磷酰胺(CTX)、丝裂霉素 C(MMC)和氨甲蝶呤(MTX)后,对小白鼠 S – 180 实体瘤的抑制率分别从原来单用化疗时的29.03%、15.48%、25.08%提高到61.29%、66.45%和60%,有明显的协同作用,并且对它们所致白细胞下降等也有良好的保护作用。

鸦胆子油口服乳液

【药品名称】鸦胆子油口服乳液。

【成　　分】鸦胆子油、豆磷脂。

【功能主治】抗癌药。用于肺癌、肺癌脑转移、消化道肿瘤及肝癌的辅助治疗。

【规格】10ml。

【用法用量】口服，一次 20ml，一日 2～3 次，30 天为一个疗程。

【不良反应】本品无明显毒副作用，但少数患者偶有油腻感、恶心、厌食等消化道不适反应。

【注意事项】请在医生指导下使用本药，饭后服用为宜，如有分层应停止使用。

【药理作用】鸦胆子油的主要成分为不饱和脂肪酸，能抑制癌细胞 DNA 的生物合成及生长，阻断癌细胞的增殖。该油加入乳化剂制成直径小于 15 μm 的油乳后，能与肿瘤细胞形成较强的亲和力，有很强的淋巴系统靶向性，并能透过血脑屏障。鸦胆子油对于艾氏腹水癌、肝癌细胞和 Hela 细胞均出现抑癌的阳性结果。与癌细胞有较好的亲和力，在癌细胞周围黏附时间较长，这有助于药物与癌细胞的接触，增加抗癌剂向癌组织内渗入的机会，产生杀灭或抑制癌细胞的良好效果。大剂量给药未见肝、肾功能、血象及其他实质性器官的明显变化，可减轻化疗、放疗的毒副作用。

2. 注射剂

艾迪注射液、复方苦参注射液、华蟾素注射液、黄芪注射液、康艾注射液、康莱特注射液、参芪扶正注射液、消癌平注射液、鸦胆子油乳注射液、猪苓多糖注射注。

艾迪注射液

【药品名称】艾迪注射液。

【成　　分】斑蝥、人参、黄芪、刺五加；辅料为甘油（供注射用）。

【功能主治】清热解毒，消瘀散结。用于原发性肝癌、肺癌、直肠癌、恶性淋巴瘤、妇科恶性肿瘤等。可与化疗药物配合使用，减少化疗药物用量，提高疗效，减少毒副作用。

【规　　格】10ml。

【用法用量】成人一次 50～100ml，加入 0.9% 氯化钠注射液或 5% 葡萄糖注射液 400～450ml 中静脉滴注，一日 1 次；与放、化疗合用时，疗程与放化疗同步；手术前后使用本品 10 天为一疗程；介入治疗 10 天为一疗程；单独使用 15 天为一周期，间隔 3 天，2 周期为一疗程；晚期恶病质病人，连用 30 天为一疗程，或视病情而定。

【不良反应】首次应用本品，偶有患者出现面红、荨麻疹、发热等反应，极个别患者有心悸、胸闷、恶心等反应。

【注意事项】首次用药应在医师指导下，给药速度开始 15 滴/分，30 分钟后如无不良反应，给药速度控制在 50 滴/分；如有不良反应发生应停药并作相应处理。

【药理作用】

1. 抗癌作用：本品对癌细胞有直接杀伤和抑制作用。对小白鼠 S‐180、H22、EAC 实体瘤有明显的抑制作用。影响癌细胞的 DNA 和 RNA 的生物合成，诱导癌细胞凋亡，影响癌基因表达，抗癌细胞侵袭及转移。

2. 提高免疫功能：能增强机体的非特异性和特异性免疫功

能,提高机体的应激能力。诱导体内产生白介素、干扰素等,诱生肿瘤坏死因子,增强 LAK 细胞、NK 细胞活性。

3.升白细胞作用:刺激骨髓中造血干细胞的不断增殖和分化,加速边缘池粒细胞的释放。和抗癌药 5 – Fu、CTX 联合应用及与放疗同步治疗有协同增效作用,能使白细胞和血小板保持在正常范围。

复方苦参注射液

【药品名称】复方苦参注射液。

【成   分】苦参、白土苓。

【功能主治】清热利湿,凉血解毒,散结止痛。用于癌肿疼痛、出血。对于各种实体瘤有显著的抑制作用,对失去手术、放疗、化疗时机的晚期癌症患者,采用本品治疗,能缓解疼痛症状,改善患者的生存质量。

【规   格】每支 ①2ml;②5ml。

【用法与用量】肌肉注射,一次 2 ~ 4ml,一日 2 次;或静脉滴注,一次 12ml,用氯化钠注射液 200ml 稀释后应用,一日一次,儿童酌减,全身用药总量 200ml 为一个疗程,一般可连续使用 2 ~ 3 个疗程。

【不良反应】本品无明显全身毒副反应,局部使用有轻度刺激,但吸收良好。

【禁   忌】严重心肾功能不全者慎用。

【注意事项】在医师指导下使用。使用前若发现药液混浊、沉淀、安瓿破裂等现象时,请勿使用。常温下保存,忌冷冻及高温。

【药理作用】实验证实本品具有抗肿瘤、提高免疫功能和止血止痛作用,与放化疗同用可减毒增效。可诱导人前列腺癌 PC – 3

细胞凋亡,改变细胞周期分布,从而抑制细胞增殖。抑制巨噬细胞内 NF - kB 的活化而起到抗炎症作用。对肺癌 LAC 细胞体外生长具有抑制作用;对实体瘤 Lewis 肺癌、H_{22} 肿瘤的生长均能产生明显的抑制作用;对 Hep 肝腹水癌细胞的生长亦有一定的抑制作用。

华蟾素注射液

【药品名称】华蟾素注射液。

【成　　分】干蟾皮提取物。辅料:氯化钠。

【功能主治】解毒,消肿,止痛。用于中、晚期肿瘤(原发性肝癌、胃癌、结肠癌等消化系统肿瘤及肺癌、乳腺癌、宫颈癌等),慢性乙型肝炎等。

【规　　格】5ml。

【用法用量】肌内注射,一次 2 ~ 4ml,一日 2 次;静脉滴注,一日 1 次,一次 10 ~ 20ml(2 ~ 4 支),用 5% 葡萄糖注射液 500ml 稀释后缓缓滴注,用药 7 天,休息 1 ~ 2 天,4 周为一疗程。

【不良反应】个别病人如用量过大或两次用药间隔不足 6 ~ 8 小时,用药后 30 分钟左右,可能出现发冷发热现象;少数患者长期静滴后有局部刺激感或静脉炎,致使滴速减慢,极个别病人还可能出现荨麻疹、皮炎等。

【禁　　忌】避免与剧烈兴奋心脏药物配伍。

【注意事项】个别病人出现不良反应时,应停止用药并对症治疗,待反应消失后仍可正常用药。

【药理作用】

1. 抗肿瘤作用:直接杀伤肿瘤细胞 DNA,导致肿瘤细胞死亡。也可使 cAMP 含量升高,从而抑制癌细胞生长与增殖。

2. 与抗肿瘤药物合用有协同作用:体外药物试验及临床资料均表明华蟾素与 5 – FU、CTX、MTX、VCR 联合应用具有协同作用,化疗与华蟾素联合应用的疗效比单独用药治疗有所提高,并能减轻放疗辐射与化疗的毒副作用。

3. 免疫促进作用:试验资料表明华蟾素具有增强体液免疫和细胞免疫的功能,对 CTX 所致的白细胞减少症有防治作用,能提高小白鼠淋巴细胞比率,也可提高小白鼠血清中 IgG、IgA、IgM 的含量。

4. 抗病毒作用:试验证明有明显的抑制乙肝病毒复制作用。

黄芪注射液

【药品名称】黄芪注射液。

【成　　分】黄芪。辅料为聚山梨酯80。

【功能主治】益气养元,扶正祛邪,养心通脉,健脾利湿。用于心气虚损、血脉瘀阻之病毒性心肌炎、心功能不全及脾虚湿困之肝炎。治疗细胞免疫功能低下的慢性肝炎和慢性活动性肝炎,效果良好,也可用于治疗白细胞减少症及血小板减少性紫癜以及慢性肾炎、肾病综合征和糖尿病肾病等。

【规　　格】每支装 10ml(相当于原药材 20 g)。

【用法用量】肌内注射,一次 2 ~ 4ml,一日 1 ~ 2 次;静脉滴注,一次 10 ~ 20ml,一日 1 次或遵医嘱。

【不良反应】偶见过敏反应。有文献报道黄芪注射液致过敏性休克、发热、药疹。

【禁　　忌】对本品有严重不良反应或过敏反应病史者禁用。

【注意事项】

1. 孕妇及过敏体质者慎用。

2.严格控制给药剂量及速度。

3.本品不宜在同一容器中与其他药物混用。

4.本品为中药制剂,保存不当可能影响产品质量,若发现药液出现浑浊、沉淀、变色、漏气等现象时不能使用。

【药理作用】研究表明使用黄芪注射液后,对心脏有正性肌力作用,可增强心肌收缩力,增加冠状血管血流量,保护心肌细胞,改善心血管功能。动物实验结果显示黄芪注射液可减轻高浓度葡萄糖腹透液对大鼠间皮细胞的损伤,提高 aqp-1 在腹膜间皮细胞的表达,改善透析液留腹早期跨细胞水转运功能,从而提高腹膜对水的清除,增加透析超滤量。显著降低肝损伤小白鼠的血清丙氨酸氨基转移酶(ALT)、天门冬氨酸氨基转移酶(AST)的含量和脾脏系数,具有预防保护免疫性肝损伤的作用。能够明显减轻慢性脑缺血后的脑白质病理损伤程度,显著改善慢性脑缺血大鼠认知功能障碍,抑制 GFAP 和 β-APP 阳性细胞在各时间点的过度表达,具有保护慢性脑缺血脑白质损伤的作用。黄芪注射液还可以通过上调抗凋亡蛋白 BcL—XL 表达减轻骨髓有核细胞的凋亡,并促进红系、巨核造血,改善对放、化疗因素所致骨髓抑制性贫血小白鼠造血的影响。

康艾注射液

【药品名称】康艾注射液。

【成　　分】黄芪、人参、苦参素。

【功能主治】益气扶正,增强机体免疫功能。用于原发性肝癌、肺癌、直肠癌、恶性淋巴瘤、妇科恶性肿瘤;各种原因引起的白细胞低下及减少症;慢性乙型肝炎。

【规　　格】每支装 20ml。

【用法用量】缓慢静脉注射或滴注,一日 1～2 次,每日 40～60ml,用 5% 葡萄糖液或 0.9% 生理盐水 250～500ml 稀释后使用。30 天为一疗程或遵医嘱。

【不良反应】本品不良反应十分罕见,在临床使用过程中罕见有过敏反应的报道。

【禁　　忌】禁止和含有藜芦的制剂配伍使用。

【注意事项】

1. 对过敏体质的患者,用药应慎重,并随时进行观察。

2. 临床使用应辨证用药,严格按照药品说明书规定的功能主治使用。

3. 医护人员应严格按照说明书规定用法用量使用。

4. 输液速度:滴速勿快,老人、儿童以 20～40 滴/分为宜,成年人以 40～60 滴/分为宜。

5. 加强用药监护。用药过程中,应密切观察用药反应,特别是开始 30 分钟,发现异常,立即停药,并采取积极救治措施。

【药理作用】实验证实本品能直接杀死癌细胞(缩小肿块);可切断癌细胞 NDA 分子链的合成,抑制癌细胞生长(控制和稳定病情);增强体质,提高对癌细胞侵蚀的免疫力;具有止痛、止吐、止泻作用,以及快速升高白细胞效果。

康莱特注射液

【药品名称】康莱特注射液。

【成　　分】注射用薏苡仁油。辅料为注射用大豆磷脂、注射用甘油。

【功能主治】益气养阴,消癥散结。适用于不宜手术的气阴两虚、脾虚湿困型原发性非小细胞肺癌及原发性肝癌。配合放、化疗有一定的增效作用。对中晚期肿瘤患者具有一定的抗恶病质和止痛作用。

【规　　格】100ml∶10 g。

【用法用量】缓慢静脉滴注 200ml,每日 1 次,21 天为 1 疗程,间隔 3~5 天,可进行下一疗程。联合放、化疗时,可酌减剂量。首次使用,滴注速度应缓慢,开始 10 分钟滴速应为 20 滴/分,20 分钟后可持续增加,30 分钟后可控制在 40~60 滴/分。

【不良反应】临床偶见脂过敏现象,如体温上升,轻度恶心,寒战,使用 3~5 天后此症状大多可自然消失而适应。偶见有轻度静脉炎。

【禁忌证】在脂肪代谢严重失调时(如严重肝硬化、急性休克、急性胰腺炎、病理性高脂血症、脂性肾病等患者)禁用。

【注意事项】

1. 偶有患者出现严重脂过敏现象时可对症处理,并酌情停止使用。

2. 本品不宜加入其他药物混合使用。

3. 静脉滴注时应小心,防止药液渗漏到血管外而引起刺激疼痛;冬季可用 30℃温水预热,以免除物理性刺激。

4. 使用本品应采用一次性输液器(带终端滤器)。

5. 如发现本品出现油、水分层(乳析)现象,严禁静脉使用。

6. 如有轻度静脉炎出现,可在注射本品前和后适量(50~100ml)输注 0.9%氯化纳注射液或 5%葡萄糖注射液。

【药理作用】药效学试验结果表明:

1. 本品对小白鼠 Lewis 肺癌、B16 黑色素瘤肺转移、大鼠 W256 癌肉瘤、裸鼠移植性人体肝癌 QCY 有一定抑制作用。

2. 本品合并小剂量环磷酰胺可提高对大鼠移植性瓦克癌肉瘤 W256 的抑制作用;对 5-氟尿嘧啶、环磷酰胺或顺铂引起的小白鼠白细胞下降、ALT 升高,以及顺铂引起的小白鼠 BUN 升高有抑制作用。

3. 本品能促进荷瘤小白鼠的脾淋巴细胞增殖,提高 NK 细胞的活性,促进巨噬细胞吞噬功能;对荷瘤和正常小白鼠的常压乃至缺氧存活时间、游泳时间有延长作用。

4. 本品可抑制醋酸所致小白鼠疼痛反应,使扭体次数减少。

参芪扶正注射液

【药品名称】参芪扶正注射液。

【成　　分】党参、黄芪。

【功能主治】益气扶正。用于肺、脾气虚引起的神疲乏力,少气懒言,自汗眩晕;肺癌、胃癌见上述症候者的辅助治疗。与化疗药物合用有助于提高疗效,保护外周血细胞。可提高气虚患者免疫功能,改善气虚症状及生存质量。

【规　　格】每瓶装 250ml。

【用法用量】静脉滴注,一次 250ml,一日 1 次,疗程 21 天;与化疗药合用,在化疗前 3 天开始使用,疗程可与化疗同步结束。

【不良反应】

1. 非气虚证患者用药后可能发生轻度出血。

2. 少数患者用药后,可能出现低热、口腔炎、嗜睡。

3. 偶有皮疹、注射部位疼痛、恶寒、寒战、高热、呕吐、胸闷、心慌等。

【禁　　忌】有内热者忌用,以免助热动血。

【注意事项】

1. 本品应认真辨证,仅用于气虚证者。

2. 有出血倾向者慎用。

3.本品不得与化疗药同瓶滴注。

4.临床应用时滴注不宜过快,成年人以每分钟40～60滴为宜,年老体弱者以每分钟40滴为宜。

5.静滴初始30分钟内应加强监护,如发现不良反应及时停药,处理遵医嘱。

【药理作用】小白鼠炭粒廓清实验表明,本品可增强单核巨噬细胞的吞噬功能,与环磷酰胺合用,对小白鼠 S－180 肉瘤的生长有一定的抑制作用。

消癌平注射液

【药品名称】消癌平注射液。

【成　　分】通关藤。辅料为聚山梨酯80。

【功能主治】清热解毒,化痰软坚。用于食道癌、胃癌、肺癌、肝癌,并可配合放疗、化疗的辅助治疗。

【规格】每支装①2ml(肌内注射);②20ml(静脉注射)。

【用法用量】肌内注射:一次 2～4ml,一日 1～2 次;或遵医嘱。静脉滴注:用 5% 或 10% 葡萄糖注射液稀释后滴注,一次 20～100ml,一日一次;或遵医嘱。

【不良反应】偶见低热、皮疹、多汗、游走性肌肉关节疼痛、注射局部刺激痛等不适。

【注意事项】个别患者在用药期间有低热、多汗、游走性肌肉、关节疼痛等不适,一般不需特殊处理。

【药理作用】本品是中药通关藤的灭菌水溶剂,内含多种生物活性碱、高分子多糖和皂苷等有效成分。通关藤独有成分具有诱导和促使微管(肿瘤细胞赖以分裂、扩散的载体)蛋白聚合、微管装配与微管稳定的独特作用机制,从而抑制肿瘤细胞的有丝分裂,达到抑癌、治癌的目的。通关藤为萝藦科植物通关藤的干燥藤茎。据《中药大辞典》记载:通关藤性微寒,味苦,入肺经。体内及体外研究发现消癌平对人肝癌 Bel – 7404 细胞、人胃癌 SGC –7901 细胞有明显的抑制作用,使癌细胞向正常方向分化;对人胃癌(SGC – 7901)细胞的抑制作用靶点为细胞周期 G_1。消癌平使肿瘤细胞 DNA 形成可断裂的蛋白复合物,抑制 DNA 聚合酶、抑制 DNA 酶模板活性,从而干扰肿瘤细胞周期动力学,达到抗癌目的。该药可把癌细胞阻断在 G_2 期及 M 期,故与放化疗配合可达到增效的目的。

鸦胆子油乳注射液

【药品名称】鸦胆子油乳注射液。

【成　　分】精制鸦胆子油 、精制豆磷脂 、甘油。

【功能主治】抗癌药。用于肺癌、肺癌脑转移及消化道肿瘤。

【规　　格】每支 10ml。

【用法用量】静脉滴注,一次 10 ~ 30ml,一日一次(本品须加灭菌生理盐水 250ml,稀释后立即使用)。

【不良反应】本品主要为恶心、呕吐、消化道反应、静脉炎、头晕、潮红,偶见有药物性肝损害、过敏性休克,严重时心律失常死亡。

【注意事项】

1.本品有毒,易损害肝肾功能,应在医生指导下使用,不可过量,孕妇忌用。

2.过敏体质者慎用。服药期间出现过敏者,应及时停药,并采取相应的治疗措施。

3.用药过程中有少数患者有油腻感、恶心、厌食等消化道不适的反应,脾胃虚寒者慎用。

4.本品不宜与其他药物同时滴注,以免发生不良反应。

5.如有分层,应停止使用。

【药理作用】鸦胆子油乳注射液是以鸦胆子石油醚提取物为原料,以精制大豆磷脂为乳化剂制成的水包油型乳剂,能够抑制癌细胞 DNA 合成,破坏肿瘤细胞的生物膜,增强细胞的免疫功能。鸦胆子系苦木科鸦胆子属植物 *Bmcea avanlea* 的成熟果实。1973 年 Kupchan 等报道了鸦胆子的醇提取物鸦胆亭(Brucantin)对多种动物瘤株有明显的抑制作用,具有显著的抗癌活性,其中抗癌成分为油酸,系抗代谢性抗癌剂,其乳剂制剂又名鸦胆子油乳剂。该制剂对癌细胞的 S、G_2、G_0 期均有损伤或抑制作用,故属细胞周期性非特异性药物,其内所含的鸦胆亭、鸦胆子苦酸以及其他苦素都对癌细胞的 RNA、DNA 及蛋白质合成有显著抑制作用,干扰肽腱的形成,在肿瘤治疗领域已显示出广泛的应用前景。以后相继从该科 30 多种植物中分离出一系列抗癌活性成分,目前已提取鸦胆子油,制成鸦胆子油乳注射液并应用于临床。临床上静脉输注鸦胆子油乳抗癌应用广泛,胸腔内注射治疗恶性胸腔积液在临床已有报道。鸦胆子油乳注射液因具有破坏肿瘤细胞、增强机体免疫功能、协同化疗药物作用、逆转多药耐药(MDR)、抑制耐药肿瘤细胞株等作用,受到广泛重视和应用。配合化疗意义重大。

猪苓多糖注射液

【药品名称】猪苓多糖注射液。

【成　　分】猪苓多糖。

【功能主治】本品能调节机体免疫功能,对慢性肝炎、肿瘤有一定疗效。与抗肿瘤化疗药物合用,可增强疗效,减轻毒副作用。

【规　　格】每支装 2ml(含猪苓多糖 20 mg)。

【用法用量】肌内注射,一次 2~4ml,一日 1 次,小儿酌减或遵医嘱。

【不良反应】本品引起的不良反应涉及皮肤及其附件、肌肉与骨骼、淋巴、胃肠、神经、免疫、血液等多个器官系统,主要症状包括皮肤红肿、皮疹、关节痛、关节炎、过敏性休克、血管神经性水肿、过敏性紫癜、系统性红斑狼疮、阴道出血、脘腹不适、恶心呕吐。伴随症状有淋巴结肿大、发热、结膜充血、一过性耳鸣、荨麻疹、疱疹。不良反应以变态反应为主,以损害皮肤及肌肉骨骼系统为主要临床表现,共占 40.9%。

【注意事项】本品不可供静脉注射。

【药理作用】主要有提高机体的免疫机能、抗肿瘤、保肝以及抗衰老作用等。

1. 提高机体的免疫功能:猪苓多糖提取物能使带瘤动物单核吞噬细胞系统吞噬活性维持在正常水平。溶血空斑实验表明,猪苓提取物对正常小白鼠无作用,但能使带瘤小白鼠 IgM 抗体产生明显增多,有促进抗体形成作用;能显著提高带瘤小白鼠腹腔巨噬细胞的吞噬活力,与 5-FU 合用,可以明显改善化疗所致之免疫低下现象,使吞噬活力回升。猪苓提取物对正常和荷瘤第 4日、第 9 日小白鼠骨髓细胞有保护或促进增殖的倾向,能使荷瘤20~25 日小白鼠脾细胞对瘤细胞的杀伤作用提高。

2. 抗肿瘤:腹腔注射不同剂量(0.1~100 mg/kg)猪苓提取物对小白鼠 S-180 有较明显的抑制作用,瘤体抑制率达 50%~70%,瘤重抑制率达 30% 以上。经提取物治疗的带瘤小白鼠中,有 6%~7% 肿瘤完全消退,而对照组未见自然消退;对肿瘤完全消退的小白鼠,在一个月和一年后再次接种肿瘤细胞,经过一个月的观察,均不生长肿瘤。

3. 保肝:猪苓多糖能够减轻四氯化碳对小白鼠肝脏的损伤,表现为肝组织病理损伤减轻;能降低小白鼠四氯化碳中毒性肝炎血清谷丙转氨酶活性,对 d - 半乳糖胺诱发的小白鼠肝损伤也有防治作用。猪苓多糖能够增加正常小白鼠腹腔巨噬细胞数并使释放 H_2O_2 的能力回升,从而纠正肝中毒的损伤,保护机体,提高机体的免疫功能。本品还对荷瘤小白鼠肝糖元的消耗有保护作用。

4. 抗衰老:每日腹腔注射猪苓多糖 0.2,0.4 mg/只,连续 10日,能增加衰老模型小白鼠体重,使其接近正常,还能降低衰老模型小白鼠肝中过氧化脂质的含量,提高红细胞数量以及超氧化物歧化酶、过氧化氢酶的活力,均使其趋于正常水平。

附录 郭志雄主任医师中医药防治肺癌学术经验的继承整理

全国第三批老中医药专家学术经验继承工作学术继承人 谢刚

摘 要

　　郭志雄主任医师是四川省名中医、四川省中医肿瘤重点专科学科带头人、享受国务院特殊津贴专家、全国第三批老中医药专家学术经验继承工作指导老师,长期从事中医药防治恶性肿瘤的临床及科研工作,在肿瘤防治方面积累了丰富的临床经验。笔者有幸作为全国第三批老中医药专家学术经验继承工作学术继承人跟师学习,现将郭老师中医药治疗肺癌的经验总结于此。

　　肺癌的发病近年来呈上升趋势,在癌症发病中占重要的地位,近年来中医药治疗在改善症状、提高生存质量、稳定病灶、延长生存期、配合放化疗中的减毒、增效作用等方面显示了疗效。郭老师认为中医药治疗恶性肿瘤的优势在于:肿瘤手术切除后长期中医药治疗抗转移、抗复发作用;配合放化疗的减毒、增效作用;缓解临床症状、控制并发症作用;提高机体免疫功能作用;延长晚期肿瘤病人生存期、提高生活质量作用。治疗的特色是"带癌生存"。中医药治疗在肺癌的治疗中占有越来越重要的作用。

　　肺癌主要临床表现为咳嗽、咯血、胸痛、发热、气紧、乏力、消瘦等,祖国医学将肺癌归属于肺积、息贲、咳嗽、咯血等范畴。现在中医诊断使用"肺癌"病名。肺癌的发病,不外乎内因、外因两方面:外感六淫、饮食不节等邪毒积郁;内伤脏腑、经络功能失调,阴阳气血亏损,全身正气虚弱。"正气不足,而后邪气踞之""邪积胸中,阻塞气道,气不得通,为痰……为血,皆邪正相搏,邪既胜,正不得制之,遂结成形而有块。"说明正气虚弱,邪气乘袭,蕴结于肺,肺气郁结,气机受阻,血行不畅,痰瘀交阻,形成痞块,乃至肺癌。"邪之所凑,其气必虚""正气存内,邪不可干""壮人无积,虚人则有之""脾胃怯弱,气血两衰,四时有感,皆能成积"等病因论述表明正气虚弱是肺癌发病的关键。郭老师认为肺癌发病往往是多种原因(正气内亏、风火热相搏、气滞血瘀、气痰瘀滞、寒凝成积)综合作用而非单一病因的结果,但肺气不足、正气内亏是根本原因。

郭老师临床治疗肺癌强调中医药治疗的辨证原则:辨证与辨病相结合原则,扶正与祛邪相结合原则,调整阴阳平衡原则。临床提倡综合治疗,即中医综合治疗方案:中药辨证处方汤药＋中药静脉注射液＋口服中成药,合理选择2～3种组成一个治疗方案,按疗程应用。郭老师指导我们在临床上要根据患者的病情合理选用治疗方案,合理安排治疗方法,合理制定治疗周期,治疗与护理相结合,充分发挥中医药的优势与特色,注意保护脾胃功能。关于中医药介入的时机与力度,郭老师教导我们:应充分与病员及其家属沟通,阐述中医药治疗肺癌的优势与特色,中医药与其他疗法的配合使用之利弊为病人选择合理有效的治疗方案。

郭老师临床治疗肺癌,强调辨证论治、扶正祛邪、调节平衡。首先根据肺癌的病机,按照中医的辨证分型特点,临床上把肺癌分为肺郁痰瘀、气虚痰湿、阴虚痰热、气阴两虚四个常见的证型,辨证处方用药,随证加减;其次根据肿瘤的发病部位和肿瘤的细胞特性,选择法半夏、土贝母、制南星、龙葵、生薏苡仁、鱼腥草、紫菀、杏仁、无花果、金荞麦、干蟾皮等有较强抑制肺癌细胞活性的中草药配伍在辨证中药复方中,同时辨证选用西黄丸、小金丸、六神丸、平消胶囊、回生口服液、医院抗肿瘤系列制剂、鸦胆子乳剂、华蟾素注射液、康莱特注射液、艾迪注射液等对肺癌治疗作用较好的中成药;最后注重调节平衡,要根据患者正气、邪气盛衰情况,在辨证辨病处方用药时正确应用扶正祛邪法则:一般而言,肺癌早期,正盛邪实,多无明显症状,宜攻邪祛毒为主;肺癌中期,邪正相争,机体虚像已露,宜攻补兼施,或攻多补少;肺癌晚期,邪毒盛正气衰,宜扶正培本为主,治疗目的是减轻症状,带瘤生存。由于正邪相争贯穿于肺癌的整个过程,故扶正祛邪法也贯穿于肺癌的治疗过程,临床治疗时需权衡扶正与祛邪之轻重缓急,协调整体与局部的关系,根据具体情况,分清标本、缓急,急则治其标,缓则治其本,合理选择扶正与祛邪法,辨证与辨病相结合,调整气血、津液、阴阳平衡,才能达到较好的治疗效果。中药的使用与患者正接受的其他手段相结合,包括手术后、放疗期、化疗期(骨髓抑制、消化道反应、肝脏损害、心脏损害)、生物治疗期的配合治疗以及出现骨转移、脑转移、肝转移的分类辨证治疗。

大霸微补,活血调气顾兼证。肺癌患者,特别是晚期肺癌患者,往往出现胸腔积液、肺部感染、咯血、疼痛等兼发症。针对晚期肺癌的兼发症,使用常规内科治疗方药临床效果不佳,为此郭老师提出了"大霸微补,活血调气"的肿瘤治疗学术观点。"大"是指大剂量,甚至超剂量用药(有时数倍于药典剂量)以消灭、抑制癌细胞;"霸"即"霸药",是指力量峻猛或有毒性的药物;"大霸"是大剂量应用力量峻猛或有毒性的药物;"微补"是指适当的扶正用药,以扶助人体正气;"活血调气"是活血祛瘀,调畅气机,目的是使气血畅通,恢复人体正常机能。关于"霸药"的使用,因其使用量远超出常规剂量,使用时需霸而不蛮,辨证准确,切中病机,方能万无一失,兴利除弊。"大霸微补,活血调气"其实是辨证论治,扶正祛邪的临床具体应用,在治疗肺癌合并兼证中被广泛运用,效果较好。

正 文

郭志雄主任医师是四川省名中医、四川省中医肿瘤重点专科学科带头人、享受国务院特殊津贴专家、全国第三批老中医药专家学术经验继承工作指导老师,长期从事中医药防治恶性肿瘤的临床及科研工作,在肿瘤防治方面积累了丰富的临床经验。笔者有幸作为全国第三批老中医药专家学术经验继承工作学术继承人跟师学习,整理、继承、总结郭老师中医药治疗恶性肿瘤的学术思想和临床诊疗经验,并专题总结老师中医药治疗肺癌的经验,现将郭老师中医药治疗肺癌的经验总结如下。

肺癌概述

全世界每年新发癌症约 635 万例,上消化道、呼吸道肿瘤发病率占 1/3,全世界肺癌发病率每年大约上升 0.5%。20 世纪初,肺癌在全球是罕见的肿瘤,由于吸烟,近 50 多年来,先是发达国家,以后在发展中国家,肺癌的发病率和病死率迅速上升,肺癌的病死率以每 10 年增加一倍的速度在迅速上升,特别是西方工业发达的英国、美国、法国、荷兰、瑞典、德国等 24 个国家和地区,肺癌的死亡率居恶性肿瘤的首位。美国从 20 世纪 40 年代到 80 年代,男性肺癌发生率由 27/10 万人口上升到 89/10 万人口,几乎每年增高 3%;自 1987 年以来,美国女性死于肺癌的人数超过乳腺癌,占肿瘤死亡率的首位。但在 1990 年以后,由于开展戒烟运动,男性发病率已经不再上升,在 1990~1995 年间每年平均下降

2.3%,同期女性肺癌由 7/10 万人上升到 35/10 万人,直到 1995
年开始稳定。目前在多数发达国家,肺癌在男性常见恶性肿瘤中
发病率占首位,在女性常见恶性肿瘤中发病率占第二位或第三
位,是严重威胁人类健康和生命安全的一号杀手。

我国癌症发病率总体仍呈上升趋势,也逐渐成为中国居民的
主要死亡原因,居死亡原因的第二位。近 30 年来男性肿瘤病例
中,肺癌发病率增多,居第一位,其发病率在城市与农村有明显差
异,上海、北京、东北和沿海几个大城市的死亡率最高。在云南有
两个突出的高发区—宣威和个旧,个旧市肺癌死亡率为 41.9/10
万人,占全部恶性肿瘤的 48.28%,居全国首位;宣威地区肺癌死
亡率为 23.14/10 万人,占 46.40%,是农村地区最高的。全国肺
癌死亡回顾调查表明:肺癌死亡占男性常见肿瘤的第 4 位,占女
性常见肿瘤的第五位。调查表明,男性由 20 世纪 70 年代死亡率
9.94/10 万人提高到 2003 年 21.96/10 万人,增加120.93%;女性
由 4.59/10 万人提高到 8.74/10 万人,增加90.41%,在肿瘤死亡
调查中城市由第四位上升为第一位。

国内外肺癌的流行病学特点相似,都表明肺癌的发病近年来
呈上升趋势,在癌症发病中占重要的地位,肺癌的治疗也成为恶
性肿瘤治疗最重要的组成部分。肺癌约 86% 的患者确诊时已属
于晚期,失去了手术切除的机会,临床治疗效果不理想,中位生存
期 6～9 月,约 80% 的病人在诊断后 1 年内死亡,5 年生存率为
5%～10%。近年来中医药在肺癌治疗中显示了在改善症状、提
高生存质量、稳定病灶、延长生存期等方面的疗效,同时在配合放
疗、化疗治疗中的减毒、增效作用也越来越明显。目前公认中医
药治疗恶性肿瘤的优势在于:肿瘤手术切除后长期中医药治疗抗
转移、抗复发作用;配合放化疗的减毒、增效作用;缓解临床症状,
控制并发症作用;提高机体免疫功能作用;延长晚期肿瘤生存期,

提高生活质量作用。治疗的特色是"带癌生存",中医药治疗在肺癌的治疗中占有越来越重要的作用。

祖国医学对"肺癌"的认识

祖国医学没有明确提出"肺癌"病名,但中医文献描述的肺积、息贲,与肺癌的临床表现有相似之处,并在历代文献中有关于其症状体征、病因病机、病理、诊治,用药的论述,可以说我国古代医家对肺癌的认识是相当深刻的。

一、关于症状体征

《素问》"肺咳之状,咳而喘息,其至唾血……而面浮气逆。"《灵枢》"大骨枯槁,大肉陷下,胸中气满,喘息不便,肉痛引肩颈,身热脱形破酤。"类似肺癌晚期恶病质;《难经》"肺之积,名曰息贲,在右胁下,覆大如杯,久不已,令人洒淅寒热,喘咳,发肺壅。"此与肺癌纵隔转移症状相似;宋·《圣济总录》"肺积息贲胀满咳嗽,涕唾脓血。"《济生方》论述"息贲之状,在右胁下,覆大如杯,喘息奔溢是为肺积;诊其脉浮而毛,其色白,其病气逆,背痛少气,喜忘目瞑,肤寒,皮中时痛,或如虱缘,或如针刺。"明·张景岳说:"劳咳,声哑,声不能出或喘息气促者,此肺脏疾也,必死。"与晚期肺癌纵隔转移压迫喉返神经致声音嘶哑表现相同,并指出预后不良(必死)。

二、关于病因

《诸病源候论》谓"积聚者,由阴阳不和,脏腑虚弱,受于风邪,搏于脏腑之气所为也。"肺癌的发病不外乎内因、外因两方面,外感六淫、饮食等邪毒积郁,内伤脏腑、经络功能失调,阴阳气血亏损,全身正气虚弱。"正气不足,而后邪气踞之",《杂病源流犀烛》解释说"邪积胸中,阻塞气道,气不得通,为痰……为血,皆邪正相搏,邪既胜,正不得制之,遂结成形而有块。"说明正气虚弱,邪气乘袭,蕴结于肺,肺气郁结,气机受阻,血行不畅,痰瘀交阻,形成痞块,即为肺癌。

"邪之所凑,其气必虚""正气存内,邪不可干""壮人无积,虚人则有之""脾胃怯弱,气血两衰,四时有感,皆能成积"(《活法机要》),都充分说明正气虚弱是肺癌发病的关键。祖国医学关于肺癌发病也是从整体观念来认识:肺癌是一个全身性疾病,肺部肿瘤是一个局部表现,全身属虚,局部属实。

三、关于病机

肺癌发病病位在肺,肺之生理功能为"主气,司呼吸""肺为娇脏,喜润而恶燥",其发病与气滞、血瘀、瘀阻、邪毒内侵密切相关。《灵枢·九针论》指出:"四时八风之邪客于经络之中,为瘤病者也。"《灵枢·刺节真邪》谓:"虚邪之入于身也深,寒与热相搏,久客而肉著……邪气居其间而不反,发为瘤。"《灵枢·百病始生》:"积之始生,得寒乃生,厥乃邪积也。"清·王清任《医林改错》也说:"无论何处,皆有气血……结块者,必有形之血也。血受寒则凝结成块,血受热则煎熬成块。"说明气滞血瘀为积为病。清·赵濂《医门补要》云:"毒邪遏伏于肺,失于宣散,并嗜烟酒,火毒上薰,久郁热炽,烁腐肺叶,则出秽气,如臭蛋逼人。虽迁延,终不治。"表明肺癌的发病过程。李东垣《兰室秘藏》指出"推其百病之源,皆因饮食劳倦而胃气元气散解,不能滋荣百脉,灌溉脏腑,卫护周身之所致也。"认为其发病与脾胃功能密切相关。

四、关于病理

《内经》:"肺统筋而藏血……肺主气而司腠理……若怒动肺

火,血涸而筋挛者,名曰筋瘤……若劳伤肺气,腠理不密,外邪所搏而壅肿者,名曰气瘤。"

汉·刘熙《释名》:"瘤,流也,血流聚所生瘤肿也。"

汉·华佗《难经·五十难》:"病有积,有聚,何以别之?然,积者阴气也,聚者阳气也。故阴沉而伏,阳浮而动。气之所积名曰积,气之所聚名曰聚。故积者,五脏所生;聚者,六腑所成也。积者,阴气也,始发有常处也,其痛不离其部,上下有所终始,左右有所穷处;聚者,阳气也,其始发无根本,上下无所留止,其痛无常处,谓之聚。"

《圣济总录·瘿瘤门》:"瘤之为义,留滞而不去也。气血流行不失其常,则形体和平,无或余赘,及郁结壅塞,则乘虚投隙,瘤所生也。"

清·叶天士《临证指南医案》:"夫癥者征也。血食凝阻,有形可征,一定而不移。瘕者假也,脏气结聚,无形成假,推之可动。共有七癥八瘕之说,终属强分名目,不若有形无形之辨明也。二症病在肺脾,而胃与八脉亦有责。"

清·程国彭《医学心悟》:"积者,推之不移,成于五脏,多属血病。聚者,推之则移,成于六腑,多属气病。"

清·何梦瑶《医碥》:"古分积属脏在血分,聚居六腑在气分,即阴阳之义耳,不必泥也。"

清·喻嘉言《医门法律》:"金匮治法,非不彰明,然混在肺痈一门,况难辨其精意,大要缓而图之,生胃津,润肺燥,下逆气,开积痿,目浊唾,补真气以逆肺之小管,散火热以复肺之清肃……肺痈属有形之血,血结宜骤攻。肺痿属在无形之气,气伤宜徐理。肺痈为实,误以肺痿治之,是为实实。肺痿为虚,误以肺痈治之,是为虚虚。此病辨证用药之大略也。"

五、关于肺癌诊治与用药

《内经》提出诊治疾病的大原则："治病必求其本……急则治其标,缓则治其本……结者散之,坚者削之,留者攻之。"亦为肺癌治疗大法。

汉·张仲景《金匮要略》:上气血浮肿,肩息,其脉浮大,不治,又加利尤甚。……喘而上气,喉中水鸡声,射干麻黄汤主之。咳逆上气,时时唾浊,但坐不得眠,皂荚丸主之。咳而脉浮者,厚朴麻黄汤主之;脉沉者,泽漆汤主之。火逆上气,咽喉不利,止逆下气者,麦门冬汤主之(麦门冬 七升 法半夏 一升 人参 甘草 各二两 粳米 三合 大枣 十二枚 水煎分六服,日三夜一服)。

金·张元素《活法机要》:"若遂以磨坚破结之药治之,疾虽去而人已衰。干漆、硇砂、三棱、大黄、牵牛之类,用时则暂快,药过则依然,气愈消,疾愈大,竟何益哉! 故治积者,当先养正则积自除。"

元·朱震亨《丹溪心法》:"凡积病不可用下药,徒损真气,病亦不去,当用消积药使之融化,则根除矣。"

明·张景岳《景岳全书》:"攻补之宜,当于孰缓孰急中辨之。凡积聚未久而元气未损者,治不宜缓,盖缓之则养成其势,反以难治,以其所急在速攻乎也。若积聚渐久,元气日衰,此而攻之,则积气本远,攻不易及,胃气切近,先受其伤,越攻越虚,则不死于积而死于攻矣。"

明·李中梓《医宗必读》:"正气与邪气势不两立,若低昂然,一胜则一负,邪气日昌,正气日削,不攻去之,丧之从及矣! 然攻之太急,正气转伤,初、中、末之三法不可不讲也。初者病邪初起,正气尚强,邪气尚浅,则任受攻;中者受病渐久,邪气较深,正气较弱,任受且攻且补;末者病势经久,邪气侵凌,正气消残,则任受补。盖积之为义,日积月累,非一朝夕,所以去之,亦当有渐,太亟则伤正气,正气伤则不能运化,而邪反固矣。”

郭老师在临床应用抑癌扶正汤以攻为主,扶正抑癌汤则以补为主,针对性较强,医院制剂强尔系列胶囊又攻又补,攻守平衡.与此理论相符。

明·李梴《医学入门》:“肺积右胁下曰息贲,言喘息奔而上行也,令人咳嗽肺痈……诸积勿轻吐下,徒损真气,积亦不去。五积古有五方,今增损五积方丸更妙。积初为寒,宜辛温消导,大七气汤、乌白丸、大温中丸、退黄丸、阿魏撞气丸、消块丸、通用纂气丹、生气膏。久则为热,宜辛寒推荡,木香槟榔丸、通玄二八丹之类。又阳虚有积易治,惟阴虚难以峻补,痞积又忌滞药,止宜早服滋补药中加鳖甲、龟板、秋石丹,午服枳术丸、大安丸或醋鳖丸,善消融化为妙。”

清·张璐《张氏医通》:“肺花痿,难治,桔梗汤送都气丸,切勿用冰片吹点。症剧不胜汤药者,日用鸡子生调米饮冲服,稍缓其痛。终亦必死而已。”

犀黄丸(清·王洪绪)用犀黄、麝香、乳香、没药、研末,黄米饭捣烂为丸,忌火烘,晒干,陈酒送下。现临床常用的中成药西黄丸是在此基础上略有加减而成,广泛用于各种肿瘤,亦可研末用开水或醋调外敷治疗取效。

肺癌的临床治疗

我院郁文骏老中医于20世纪70年代提出了癌的“五因六法”学术思想,郭老师教导说:“五因六法”学术思想之五因是病症发生的五条原因,六法是根据五因对应提出的治则治法。具体到肺癌发病之“五因”概括为:正气亏虚;毒根深藏,风火热相搏;气滞血瘀;气痰瘀滞;寒凝成积。"六法"为:扶正固本、清热解毒、活血化瘀、理气消痰、温经散寒、软坚散结。

1. 正气不足,主要是肺气不足,可涉及脾、肾两脏正气不足,在治疗中宜补肺、脾、肾,立足于补气养血、益气生津、健脾益胃、滋阴补肾,药选人参、黄芪、当归、五味子、白术、冬虫夏草等药以扶正固本。

2. 毒根深藏,风火热相搏,浸淫肺脏,导致脏腑功能失司、肺气壅郁,血行受阻,气滞血瘀,日久成积,故在扶正的同时注重祛邪,当以清热解毒为主,药选喜树果、北豆根、半枝莲、鸦胆子、黄连、仙鹤草、郁金等药。

3. 上述病理过程中出现的气滞血瘀证,气机不畅,血行不利,肺之升降功能失常,影响肺之气化功能,聚湿生痰,故宜理气化痰,恢复肺之气化功能,药选柴胡、香附、半夏、全瓜蒌、杏仁、天花粉、川贝母、莱菔子、桔梗等。

4. 血瘀气滞,血行不利,不能助心主治节,故宜活血化瘀,药选三棱、莪术、桃仁、红花、赤芍、川芎、大黄、蛰虫等。

5. 积之所生,得寒乃生,寒凝在肺癌的发病中占有重要的地位,故治宜温经散寒止痛,药选雪上一枝蒿、蟾蜍、补骨脂、威灵仙、防己等。

6. 此外因肺癌为积,软坚散结当不可少,可选用海藻、昆布、海蛤壳、珍珠母、浙贝、瓦楞子、苦荞头等药物有助于包块的控制与缩小。

以上治法在组成复方后主要需体现扶正、祛邪两大原则,组方后可以扶正为主,或祛邪为主,或扶正祛邪并重,只要辨证得当,可获良效。注意在治疗过程中并非每个病例均要六法齐全,但扶正祛邪、清热解毒当贯穿始终,其他当分析病机,辨证用药。听老师的教诲,对老师治疗肺癌的学术思想有一个大体体会:审证求因,正气亏虚是根本;辨证论治,扶正祛邪调平衡;大霸微补,活血调气顾兼证。

一、审证求因,正气不足是肺癌发病的根本原因

中医药治疗肺癌重在辨证,辨证之首辨病因。肺癌的发病,不外乎内因、外因两方面的原因:外感六淫、饮食不节等邪毒积郁;内伤脏腑、经络功能失调,阴阳气血亏损,全身正气虚弱。"正气不足,而后邪气踞之",《杂病源流犀烛》解释说"邪积胸中,阻塞气道,气不得通,为痰……为血,皆邪正相搏,邪既胜,正不得制之,遂结成形而有块。"说明正气虚弱,邪气乘袭,蕴结于肺,肺气郁结,气机受阻,血行不畅,痰瘀交阻,形成痞块,即肺癌。"邪之所凑,其气必虚""正气存内,邪不可干""壮人无积,虚人则有之""脾胃怯弱,气血两衰,四时有感,皆能成积"(《活法机要》),从以上病因论述来看正气虚弱是肺癌发病的关键。

郭老师认为肺癌发病往往是多种原因[正气内亏、毒极深藏(风火热相搏)、气滞血瘀、气痰瘀滞、寒凝成积]综合作用而非单一病因的结果,但肺气不足、正气内亏是根本原因。

肺之生理功能主气,司呼吸,主宣发肃降。肺气舒畅能辅助心脏贯血脉而通达全身,肺气肃降可以通畅水道;"肺气壅浊,则周身之气易横逆而犯上",肺气滞则肺失肃降上逆为喘咳;肺热灼伤肺阴则可出现痰热内结或气滞血瘀;肺损及脾,脾失健运,蕴湿化痰而致痰郁瘀肺;肺损及肾,肾水不能上濡肺阴而致肺之气阴两虚,久而久病致肺癌。从中医整体观看肺癌是一个全身性疾病,肺部肿瘤是一个局部表现,全身属虚,局部属实,其病本在肺,涉及脾、肾两脏,属本虚标实证,病理因素有气滞、血瘀、热毒、痰结、正气虚等。肺癌的发生发展是一个由轻到重,正气渐衰,邪气渐长的过程,在其不同的时期,病机略有不同,各期有偏重:早中

期,症在肺脏,或肺脾同病,正气尚可,邪毒尚不强大;晚期正气衰弱,邪毒日盛,形成恶病质之象。从病机来看正气亏虚是肺癌发病根本原因。

肺癌的临床症状初期主要表现为肺气虚,进展期主要表现为气阴两虚,晚期正气欲绝,出现"大骨枯槁,大肉陷下"之象,审证求因,正气亏虚是肺癌发病的根本原因。

二、辨证论治,扶正祛邪调平衡

(一)肺癌的辨证原则

郭老师在临床工作中多次强调中医药治疗肺癌的辨证原则,即把握并灵活运用辨证与辨病相结合、扶正与祛邪相结合、调整阴阳平衡的辨证原则,才能取得好的临床疗效。

辨证与辨病相结合:现代中医治疗疾病除根据症状变化、脉象、舌苔变化等进行辨证治疗外,还要结合该病的具体生理、病理变化进行辨病治疗,综合起来即辨证与辨病相结合治疗。例如徐振华、刘嘉湘治疗肺癌经验为"重舌苔论治肺癌,证型变化必先观察其舌质变化,其中,苔净舌质红必用养阴法,舌质淡胖有齿印必补益肺气。"郭老师在肺癌治疗过程中体现辨证与辨病相结合,即在辨证复方的基础上用清热解毒、软坚散结类中药如七叶一枝花、蜂房、干蟾皮、山豆根、苦参、夏枯草、海藻、生牡蛎、山慈姑、蛇六谷等;伴有气滞血瘀的加理气散结、活血消肿的中药如八月桂、郁金、莪术、丹参、地鳖虫、蜈蚣等。辨证与辨病相结合,辨证施治与抗癌相结合是治疗肺癌最基本的方法。

扶正与祛邪相结合:肺癌是一个全身性疾病,而其肺部肿瘤是全身性疾病的局部表现,全身属虚,局部属实。肺癌是因虚而发病、因虚而致实,虚是病之根,实为病之标;虚是全身性的,实为

238

局部性的。中医理论认为扶正可以祛邪，祛邪可以匡扶正气。对肺癌患者运用扶正方法可以调动人的正气，调节人体阴阳、气血、脏腑、经络以提高机体免疫力及抗病能力，进而达到抑制邪毒之气的目的。扶正有益气健脾、养阴补肾、益精温阳等治法。益气健脾中药常用人参、生黄芪、党参、太子参、白术、茯苓；养阴益精中药常用北沙参、南沙参、天冬、麦冬、百合、生地、玄参、黄精、山萸肉、女贞子、灵芝等；温阳中药常用仙灵脾、仙茅、补骨脂、肉苁蓉、胡芦巴、骨碎补、菟丝子等。祛邪就是利用清热解毒、软坚化痰、理气散结、活血化瘀的方法来直接抑制肺癌患者体内的邪毒之气(肿瘤细胞)。

调整阴阳平衡：《内经》云："阴平阳秘，精神乃治。"中医学认为疾病是由于人体阴阳失衡而产生的，而疾病的发展、逆转或治愈，是由于原有的阴阳平衡状态发生了变化的结果。患肺癌以后，人体内在的气血、津液紊乱，阴阳失衡，在经过一段时期合理、有效的中医药治疗后，机体的气血、津液复原，具体表现在肺癌患者气短、乏力、咳嗽、口干、唇燥、畏寒怕冷、肢体酸软等症状明显好转，舌质红、红绛等转变为淡红色的正常舌苔，达到新的阴阳平衡状态，肺癌病灶得到有效的控制，甚至缩小，少数病人病灶消失。曾有学者报道112例生存1年以上的晚期癌症(肺癌)患者，认为恰当适时地调整阴阳，是治疗恶性肿瘤的关键。郭老师在临床工作中认为调整阴阳至平衡状态是中医药治疗肺癌的重要原则。古代医家李景认为"温之、和之、调之、养之、皆补也"，这说明调整阴阳平衡，还包括温化、调整气机等治法。如肺癌患者出现胸闷气胀，烦躁易怒，咯血咳血，大小便失禁等症状，应用疏肝理气、和胃降逆、升提收涩等治法治疗后症状亦可改善和消失，也称为调整阴阳平衡。阴阳平衡法实际上是对辨证与辨病相结合，扶正与祛邪相结合治则的高度概括，是扶正法治疗肺癌的深化和延伸。

现代医学对疾病的发生与疾病的治疗有"内环境稳定"学说。中医阴阳平衡学说与西医"内环境稳定"学说有相同之处。研究表明,平衡阴阳,从中医宏观上看是肺癌患者的症状、脉象、舌象得以改善好转,从微观上看可能与机体免疫、癌基因和抑癌基因的调节、肿瘤细胞凋亡的变化等很多复杂的机制有关,具体机理当进一步深入研究。

在祖国医学的辨证体系中,辨阴阳是辨证总则,调阴阳是治疗总则,整体的阴阳、局部的阴阳、气血的阴阳、脏腑的阴阳、津液的阴阳通过辨证、调节,达到阴阳平衡状态。某些病人,特别是晚期肺癌病人通过治疗达到一种新的带瘤状态的阴阳平衡,可提高患者的生存质量,延长生存期,即"精神乃治"。

(二)肺癌的治疗原则

目前肺癌的治疗提倡综合治疗(中西医综合治疗),其中中医治疗亦提倡综合治疗,常用的有中药疗法、外治法、针灸疗法、气功疗法、心理疗法、膳食疗法等。郭老师指导我们在临床上要根据患者的病情合理选用上述方法进行综合治疗,达到调节全身功能、抑制或杀灭癌细胞,降低复发或转移可能性,提高远期治愈率,提高治疗效果和生活质量,延长生存期的目的。在临床跟师过程中我体会到中医综合治疗要遵循以下原则:

合理安排治疗方法:作为临床医师要认识各种中医治疗方法的适应证和局限性,明确该治疗方法在肺癌治疗、康复中的作用,具体分析疾病过程中各阶段的主、次矛盾,根据患者肿瘤类型、病灶部位、分期以及患者的症状、体质情况、标本缓急,制订科学合理的综合治疗方案。

1. 保护机体抗病能力、重视病人生活质量。吾师在临床中针对晚期肿瘤病人,特别提出要"保护机体抗病能力,重视病人生活质量"。目前多数晚期肺癌患者不能承受大剂量放疗、大剂量化疗,放化疗表现出的明显的毒副作用,使患者不能坚持完成治疗疗程,严重地影响病人的生活质量。因此联合应用中医药治疗可减轻或防治放、化疗毒副作用,保护机体抗病能力,明显改善和提高患者的生活质量。

2.扶正与祛邪相结合。肺癌是一个全身性疾病,而其肺部肿瘤是全身性疾病在肺部的一个局部表现,全身属虚,局部属实。肺癌是因虚而发病、因虚而致实,虚是病之本,实为病之标;虚是全身性的,实为局部性的。中医理论认为扶正可以祛邪,祛邪可以匡扶正气。对肺癌患者运用扶正方法可以调动人的正气,调节人体阴阳、气血、脏腑、经络以提高机体免疫力及抗病能力,进而达到抑制邪毒之气的目的。

3.扶正即益气健脾、养阴补肾、益精温阳等治法;祛邪就是利用清热解毒、软坚化痰、理气散结、活血化瘀的方法来直接抑制肺癌患者体内的邪毒之气(肿瘤细胞)。

合理制订治疗周期:肺癌的治疗是一个长期的过程,这就需要根据患者的情况制订一个长期治疗计划,在肿瘤发展的不同阶段,分别实施相应的综合治疗措施。长期是相对而言,手术切除的早期肺癌患者,5~10年的定期复查,不能手术的晚期肺癌患者1~2年的中西医结合治疗方案。短期是指目前具体的治疗时期:放疗期、化疗期以减毒、增效为主;放、化疗间歇期以扶正培本为主;观察期以扶正祛邪、抗肺癌复发、抗转移相结合为主。

治疗与护理相结合:肺癌病人单纯靠治疗是不够的,在综合治疗的基础上还要配合心理、生活、饮食等方面的护理。俗话说"三分治疗七分护理",肺癌病人术后、放疗、化疗的护理和饮食,巩固阶段的生活和锻炼安排:恢复期进行适当的户外锻炼,饮食有节,起居有常,动静结合;正确对待疾病,认识疾病,精神愉快,乐观向上;顺四时,避风寒,预防外感时邪,维护脏腑功能。治疗与护理有机结合才能提高患者远期生存率。

充分发挥中医药的优势与特色:中医药治疗是肺癌综合治疗的重要组成部分,中医药的治疗也提倡综合治疗,提倡合理应用。目前比较一致的看法是:中医药综合治疗是在肺癌的治疗中以中医药理论为指导,辨证论治,与现代医学技术有机结合,有计划合理应用各种治疗手段,最大限度地发挥中医整体治疗优势,争取中医在肺癌中全程治疗,维持机体的动态平衡,提高放疗和化疗的敏感性,降低毒副作用,减少肿瘤转移和复发概率,提高晚期肺癌病人的生存质量,延长生存期。如肺癌根治手术后的肺癌病人,放、化疗期间以中医药综合治疗辅助放疗和化疗,提高放、化疗的耐受性及敏感性,以扶正为主,改善患者临床不适症状,可应用中药复方汤剂、中成药、中药注射液静脉滴注;放疗、化疗结束后,应用中医药抗转移、抗复发治疗,扶正与祛邪并举,长期服用,用药期3~5年,主要用中药复方汤剂和中成药。肺癌姑息手术后的肺癌病人,放、化疗期间中医药治疗辅助放疗和化疗,提高放、化疗的耐受性及敏感性,改善临床症状,可应用中药复方汤剂、中成药、中药注射液静脉滴注,配合祛邪;放疗和化疗后,中医药扶正与祛邪并举,延长带瘤生存期,提高生活质量。ⅢB、Ⅳ期以上病人,体能状况好,卡氏评分>60分,同时体重下降<5%者,属正盛邪实,中西医结合治疗,尽可能选择放疗或化疗,同时配合中医药综合治疗提高放、化疗的耐受性和放感性,以扶正为主;对于体能情况较差,卡氏评分<60分,同时体重减轻>5%者,属正衰邪实,患者不能承受放疗或化疗,以中医综合治疗为主,扶正与祛邪并举,提高机体免疫功能,改善生存质量,延长生存期,争取带瘤生存。

临床治疗中对胃气尚存,能进食者,中医药治疗以中药复方汤剂、中成药加中药注射液综合运用;胃气不足或衰败不能进食者,以中药注射液加静脉营养支持治疗为主。关于中医药介入的时机与力度,郭老师教导我们:应充分与病员及家属沟通,阐述中医药治疗肺癌的优势与特色,中医药与其他疗法配合使用之利弊,为病人选择合理有效的治疗方案。郭老师特别提醒我们,对小细胞肺癌,单纯的中医治疗无效,中医药仅作为辅助治疗。

(三)肺癌的辨证治疗

由于辨证的认识的差异,现代医家对肺癌的辨证分型略有不同,如余桂清等把肺癌分为脾肺气虚型、肺阴虚型、气阴两虚型、痰湿郁阻型;刘嘉湘认为正气虚为根本,正气虚,气血津液不能正常运行,湿聚为痰,血滞为瘀,邪毒痰瘀互结;张代钊等认为重在痰热瘀毒互阻;郁存仁则认为气虚与血瘀普遍存在,在气滞血瘀的基础上出现兼证。在长期临床工作中郭老师将肺癌辨证分为肺郁痰瘀型、肺虚痰湿型、阴虚痰热型、气阴两虚型四型,并在临床选方时注意把握扶正与祛邪的力度,辨证用药。具体辨证、治则、主方、用药如下:

肺郁痰瘀型　主证:咳嗽不畅,咯痰不爽,胸闷气急或胸胁背痛,痰中带血,大便秘结,舌质暗红,苔白,脉弦。治则:清肺理气,化瘀,除痰散结,主方苇茎汤加减,药用鱼腥草、生薏苡仁、冬瓜仁、仙鹤草、浙贝、冬花、桔梗、桃仁、苇茎等。若痰郁化热,加金银花、连翘、黄芩;胸胁痛,加瓜蒌、制乳香、制没药、延胡索。

肺虚痰湿型　主证:咳嗽痰多,胸闷,纳呆,神疲乏力,短气,腹胀,大便溏,舌质淡胖,有齿印,苔白腻,脉缓。治则:健脾化湿,宣肺散结,主方参苓白术散加减,药用猫爪草、瓜蒌、生薏苡仁、党参(太子参)、茯苓、白术、生半夏等药。若气虚喘咳,加西洋参、冬虫夏草;若痰热壅肺加半枝莲、白花蛇舌草。

阴虚痰热型　主证:咳嗽痰少,或干咳无痰,痰中带血,胸闷,气促,心烦失眠,口干,大便秘结,潮热盗汗,舌质红苔少或黄,脉细数。治则:滋阴清肺,化痰散结,主方沙参麦冬汤加减,药物用沙参、麦冬、天冬、生苡仁、鳖甲、仙鹤草、浙贝、生地、桔梗等。若咯血不止,加白茅根、白及、田七粉;自汗气短,加人参、冬虫夏草、五味子;便秘加黑芝麻、大黄等。

气阴两虚型　主证:咳嗽少痰,咳声低微,痰中带血,气促,咳痰乏力,纳少短气,口干不欲多饮,动则气促,喘息,舌质红,苔薄,脉细弱。治则:益气养阴,化痰散结,主方生脉散加减,药物用党参、仙鹤草、麦冬、五味子、西洋参、浙贝、黄芪、百合、杏仁、山药等。若痰中带血,加白及、三七;胸背痛加延胡索、郁金:高热加水牛角、白薇、紫雪丹等。

(四)肺癌的辨病治疗

一些新的抗肿瘤针剂、口服液、冲剂及胶囊治疗药物或辅助药物不断问世,这些新药有的是从单味中药中提炼出来的,有的是小复方,有的是大复方,充分体现了中医的特色,将中医中药治疗肺癌推进到一个新的阶段。目前临床常用的有康莱特注射液、华蟾素注射液、艾迪注射液、榄香烯注射液、参芪扶正注射液、参脉注射液、金复康口服液、平消胶囊、回生口服液、灵芝胶囊、螺旋藻胶囊、冬凌草片、小金丸、西黄丸、谷参肠安胶囊、医院抗肿瘤系列制剂强尔胶囊等,临床可根据辨证合理选用。

在肺癌的治疗中合理应用中药、中成药,制订中医药综合治疗方案,特别是对晚期肺癌患者有明显的优势,郭老师提出的"中药化疗"的观点实际上是中医药综合治疗方案:中药辨证处方汤药＋中药静脉注射液＋口服中成药,合理选择2～3种组成一个治疗方案,按疗程应用,长期治疗,做到"带瘤生存"。

1. 肺癌外科治疗的中医药配合治疗

随着外科理论和技术不断发展、更新,以手术为基础的综合治疗肺癌的方法在临床上广泛应用,手术效果也得到了相应的提高。肺癌的外科手术方式主要有两类:根治性手术和姑息性手术。临床实践表明,手术后的中医药配合治疗,对于患者手术后恢复、抗复发、抗转移优势明显。临床辨证大体把肺癌分为肺郁痰热、气虚痰湿、阴虚痰热、气阴两虚4个常见的临床证型。其辨证要点和施治方法如下:

肺郁痰热型　症见咳嗽不畅,痰中带血,胸胁痛或胸闷气促,唇燥口干,大便秘结,舌质红或暗红、苔黄,脉弦或弦细。本证为肺气贲郁,血瘀痰壅。治宜宣肺理气,化瘀除痰。方用千金苇茎汤加味。处方:苇茎30 g,桃仁、生薏苡仁、茯苓、冬瓜仁各15 g,浙贝母20 g,桑叶、三七各10 g,守宫5 g,法半夏12 g,陈皮、甘草各6 g。

气虚痰湿型　症见咳嗽痰多,胸闷短气,少气懒言,纳呆消瘦,腹胀便溏,舌质淡黯或淡红,边有齿印,苔白腻,脉濡或滑。证属肺气虚弱,子病及母,脾失健运,痰湿内阻。治宜补气健脾,除痰散结。方用参苓白术散加减。处方:党参、生薏苡仁各20 g,茯苓、白术、浙贝母、白扁豆、炒穿山甲(先煎)各15 g,山药25 g,桔梗、砂仁(后下)各10 g,陈皮、甘草各6 g。

阴虚痰热型　症见咳嗽少痰,或干咳,咽干不适,或咯痰带血丝,胸满气急,潮热盗汗,头晕耳鸣,心烦口干,小便黄,大便干结,舌质红绛,苔光剥或舌光无苔,脉弦数无力。本证为肺肾阴虚,痰热互结,治宜滋肾清肺,除痰清热。方用泻白散加味。处方:桑白皮、生地黄、知母、沙参、麦冬、浙贝母、鳖甲(先煎)、生薏苡仁、鱼腥草15 g,甘草6 g。

气阴两虚型　症见干咳痰少,咳声低微,或痰少带血,消瘦神倦,口干短气,目瞑失寐,烦躁心悸,纳差体乏,舌红干或嫩红、苔白干或无苔,脉沉细。证属肺脾两虚,肾阴枯竭。治宜益气养阴,扶正除积。方用生脉散合六味地黄汤加减。处方:党参、麦冬、五味子、茯苓、熟地黄、山茱萸、百合、浙贝母各15 g,山药25 g,桔梗10 g,冬虫夏草、甘草各6 g。

2. 肺癌放射治疗的中医药配合治疗

郭老师长期的临床实践经验表明,中医药配合放射治疗肺癌的优势在于减轻骨髓抑制和防治放射性肺炎、肺纤维化及放疗的增敏作用。

减轻骨髓抑制,调整免疫功能:中医认为,肾主骨生髓,肾精亏虚则髓海不充;脾为后天之本,为人体气血生化之源,脾胃虚弱或后天失养或受损则气血生化乏源。中医防治放射性损伤骨髓造血功能主要与肾、脾两脏关系密切,同时放射治疗中因射线热毒过盛,易消耗肺癌患者的阴液,因此中医药防治骨髓损伤主要分三型:精气亏损型、脾胃虚弱型和阴虚内热型,在临床根据不同的表现辨证治疗。

防治放射性肺炎、肺纤维化:放射治疗肺癌常易引起放射性肺炎,其发生与照射线大小、剂量大小、年龄、慢性肺部疾病有关,主要表现为发热、咳嗽、气紧气短等。多数病人在放射治疗12月后出现进行性不可逆的肺纤维化,属于中医“肺痿”范畴,《金匮要略心典·肺痿肺痈咳嗽上气篇》曰:“痿者萎也,如草木之枯萎而不荣,为津烁而肺焦也。”中医学认为肺为娇脏,喜润恶燥,以降为顺,热邪伤肺,肺阴不足,虚热内生,与体内瘀毒互结,灼耗津液,以致津灼肺焦,肺气不宣,清气不升,浊气不降。肺阴耗伤,毒瘀壅肺是病之本。中医药预防及治疗放射性肺炎均有较好的疗效,对减轻肺纤维化的程度亦有一定作用。临床上常分为肺燥型、肺阴虚型及瘀毒敛肺型三型辨证论治。正如《类证治裁》云:"肺为气之主,肾为气之根,肺主出气,肾主纳气,阴阳相变,呼吸乃和。"郭老师在临床上多用益气敛阴补肺之品配合活血化瘀法,少用耗伤肺气的药物治疗取得一定的疗效。目前研究证实,正常组织的微循环障碍是放疗毒副作用的主要机制之一,活血化瘀治疗能防止或减轻射线给机体带来的纤维化。

中医药对放疗的增敏作用,是通过减少乏氧细胞比例与改善肿瘤细胞的氧化程度从而增加放射治疗的效果。

3. 肺癌化疗的中医药配合治疗

中医药配合化疗郭老师经常采用以下几种形式:①中药辨证施治:辨证施治主要是针对患者临床症状,应用个性化原则,根据祖国医学理论辨证施治,随证加减,以中药复方汤剂为主,主要是解决患者在化疗过程中出现临床症状,能够减轻化疗的毒副作用,增强肿瘤细胞对化疗药物的敏感性,提高机体对化疗的耐受性,尤其是在延长中位生存期和提高生存率方面有良好的疗效。②中药验方的应用:郭老师常用的中药验方均是经过多年积累、总结整理出来的,临床应用时间较长,在患者心目中也有名气,以医院的医院制剂为代表,如临床采用的强尔Ⅰ号胶囊、强尔Ⅱ号胶囊、强尔Ⅲ号胶囊、强尔双仙胶囊、强尔鼻咽清毒颗粒等,在控制病灶,抑制肿瘤生长,延长生存期,改善生活质量等方面较单纯的化疗为好,中药验方增效作用明显。③中成药对化疗的增敏作用:随着中药现代化进程的加快,更多的抗癌中成药和辅助抗癌中成药研制成功,目前我们在临床上常用的中成药有:康莱特注射液、榄香烯乳剂、鸦胆子乳剂、华蟾素注射液、参麦注射液、平消胶囊、回生口服液、复方斑蝥胶囊、参一胶囊等,都表现出了明显的临床疗效。

从目前中药配合化疗治疗肺癌临床研究观察来看,中药配合化疗治疗非小细胞肺癌起到了增效、减毒作用,改善患者的生活质量,延长患者的生存期。但各研究选用的化疗方案不一致,缺少严格的随机对照,临床疗效报告参差不一,中医中药对化疗的增效作用尚需进一步观察;且目前中医药治疗肺癌的临床研究往往局限于一方一药一法,缺乏中医中药的综合方案的研究,也缺乏中医药治疗肺癌的标准化方案,临床医务工作者往往根据自己的习惯使用中医药治疗。因此,我们在注意更有效的化疗药物及中医中药制剂研究开发的同时,还要注意临床方案的研究,特别是中医药综合治疗方案的研究,以提高肺癌的临床综合治疗效果。

骨髓抑制:大多数肺癌化疗药物可引起不同程度的骨髓抑制,主要表现为外周血象中白细胞数下降,以中性粒细胞下降为主,临床表现有头晕、乏力、脸色苍白或黄、四肢酸楚、纳呆、心悸、失眠等症状,舌质红,脉沉。祖国医学认为本病属于中医的"虚劳""血劳"等范畴。中医认为"水谷之精也,生化于脾;若脾虚则生化无源","肾主骨、生髓""肾藏精,血为精所化"。若肾虚,则髓不能满,血不能化,所以骨髓抑制所造成的血细胞下降与脾、肾功能关系最为密切。临床上常分为三型:心脾两虚型,治以补益心脾,养血安神,方选八珍汤或归脾汤加减;脾肾阳虚型,治以温补脾肾,益气填精,方选右归丸加减;肝肾阴虚型,治以补益肝肾,滋阴填精,方选六味地黄丸加味治疗。查阅文献报道有学者运用"双黄升白冲剂"(生黄芩、黄精、女贞子、天花粉、骨碎补)、"健脾益肾方"(党参、白术、菟丝子、补骨脂、女贞子、枸杞子)、"黄精五味方"(黄精、黄芪、北沙参、女贞子等)等治疗肺癌化疗骨髓抑制,结果表明可以防治或减轻化疗的骨髓抑制作用。现代药理研究表明许多中药中含有的成分有提高血细胞和外周白细胞的作用,对放、化疗所致血细胞减少有升高作用,如黄芪、黄精、虫草、枸杞子、女贞子、五味子、紫河车、鸡矢藤等。但是目前中药减轻骨髓抑制的研究还存在一些不足之处：治疗方法比较固定、大多采用扶正之法；组方用药多见重复，且药味多在 10 味以上；临床多各自组方用药，相关的基础研究、药理研究较少，可重复性低，可推广性欠佳。但中医药的理论与疗效在防治骨髓抑制中显示了优势，可减轻患者的痛苦，提高化疗通过率，提高临床疗效，延长生存期。在今后的研究工作中应该通过多学科合作，精选有效方药，根据辨证论治理论开发系列中成药，形成综合的中医药治疗方案，为临床治疗方法的选择带来便利，如此，中医药的应用也将更加广泛，在肺癌的治疗中占据更重要的地位。

　　消化道副作用：肺癌化疗最常见的是消化道副作用，主要表现为恶心、呕吐、腹泻、腹痛、纳差等。在化疗过程中配合中医药治疗，可明显减轻或消除消化道副作用已被许多研究所证明。恶心、呕吐发生的病机是化疗药物影响胃黏膜，导致胃气上逆，一般在化疗后 1 小时内出现，根据患者表现可分为脾胃气虚型和肝胃郁热型。脾胃气虚型主要表现为恶心、呕吐或呕吐清水，口内多涎，嗳气，纳食少，恶寒，苔薄白，舌质淡，脉细弱；治以温胃、散寒，临床用丁香柿蒂汤加减，主要药物有党参、茯苓、姜半夏、陈皮、丁香、柿蒂、生姜、红枣、旋覆花、代赭石等。肝胃郁热型主要表现为呕吐酸水，喜寒恶热，口苦，苔黄腻，脉数而弦；治以清肝、和胃、止呕，临床选用左金丸合橘皮竹茹汤加减，药用陈皮、茯苓、竹茹、黄连、麦冬、枇杷叶、旋覆花等。化疗药物损伤胃肠道黏膜，使脾胃运化失司，湿浊内生，脾阳困遏或湿浊蕴而化热，气机不畅而腹痛、腹泻。根据临床表现可分为脾阳困遏型和湿热泄利型：脾阳困遏型主要表现为腹部疼痛，喜温喜按，大便稀薄或水样便，日行数次，肢冷畏寒，倦怠乏力，苔薄白，舌质淡，脉细弱；治以温阳健脾，利湿止泻，方用理中汤合参苓白术散加减，药用党参、白术、干姜、茯苓、扁豆、淮山药、陈皮、炒薏苡仁、补骨脂、菟丝子、煨木香、炙甘草等。湿热泄利型主要表现为腹痛隐隐,泻痢黏腻不畅,日行数次,口苦,苔黄或黄腻,脉数,治以清热利湿,理气止痛,方用葛根芩连汤加减,药用葛根、黄芩、黄连、茯苓、薏苡仁、白芍、白头翁、木香、陈皮、丹皮等。对于中医药减轻肺癌副作用的研究,有学者提出了三步周期疗法:化疗前益气养阴,扶正固本;化疗中降逆和胃、健脾调中;化疗后补气生血、温肾化瘀。也有学者用参麦注射液60ml静脉注射,每天一次,配合化疗药物使用获得较好的效果。

肝脏损害:中医药在防治肺癌化疗引起的肝脏损害方面有一定的优势。肺癌化疗引起肝脏损害,主要表现为肝功能的异常,大多起病快、病程短,停药后能较快恢复。轻度肝损害无明显症状,部分病人可出现恶心、食欲下降、腹胀、腹泻、肝区疼痛等症状,舌质紫暗,或有瘀斑,或黯红,脉多弦或弦细。其病机在于湿、毒、热等邪气损害肝脏,肝气失于疏泄;或气血运行不畅,瘀阻经脉;或肝木侮土,脾失健运,湿浊内蕴等。临床常见肝郁气滞、肝胆湿热、肝阴亏虚、肝郁脾虚四型。肝郁气滞型表现为乏力、食欲不振、肝区胀痛、苔薄、舌质淡红、脉弦细;治以疏肝、解郁、活血;方选柴胡疏肝散合四物汤加减;常用药物有柴胡、郁金、香附、黄芩、当归、白芍、延胡索、川楝子、生甘草、丹参等。肝胆湿热型表现为胁痛、纳食少、腹胀、呕恶或有黄疸,大便黏腻不畅,小便黄赤短少,舌质暗或有瘀斑,苔黄腻,脉滑而数;治以清热、利湿、退黄;方选龙胆泻肝汤合茵陈蒿汤加减;常用药物有龙胆草、黄芩、车前子、泽泻、木通、茵陈、柴胡、金钱草、大黄、当归、栀子、平地木等。肝阴亏虚型表现为右胁隐痛、入夜尤甚、胸闷气短、乏力、腰膝酸软,舌质红或偏红,苔薄、脉细弱;治以养阴柔肝;方选一贯煎加减,常用药物有生地、麦冬、沙参、枸杞子、女贞子、山萸肉、川楝子、延胡索、赤芍、白芍、当归、丹参、生龙骨、生牡蛎等。肝郁脾虚型表现为乏力、腹胀、腹泻、纳少、舌质黯或淡红,脉细沉;治以疏肝理气、健脾化湿,方选参苓白术散合柴胡疏肝散加减;常用药物有生黄芪、党参、白术、茯苓、陈皮、扁豆、山药、柴胡、枳壳、白芍、鸡内金、神曲、当归、甘草、川芎等。

心脏损害:肺癌化疗后出现的心脏损害常表现为心悸、胸闷、心律不齐,心电图可见期外收缩、ST－T 的变化。发病机理为化疗药物耗气伤阴,导致机体阴血不足,心失所养,出现心悸、胸闷、心律不齐等临床症状,根据病人体质及表现临床分为心脾两虚、气阴两虚、阴虚火旺、心阳亏虚四型。心脾两虚型的主要症状有心悸气短,动则尤甚,怔忡健忘,倦怠乏力,面色少华,舌质淡,脉细;治法以补益心脾,养血安神;方用归脾汤加减;常用药物有黄芪、人参、白术、茯神、龙眼肉、当归、首乌、红枣、酸枣仁、炙甘草等。气阴两虚型的主要症状有心悸不宁,气短,胸闷,面色苍白,心烦少寐,口咽干燥,自汗,盗汗,舌淡红,少津,脉细弱;治法以益气养阴,敛汗生津;方用生脉饮加味;常用药物有人参、麦冬、五味子、天冬、玄参、丹参、黄芪、浮小麦、煅龙骨、煅牡蛎等。阴虚火旺型的主要症状有心悸不安,心烦少寐,头晕目眩,手足心热,舌红少苔,脉细数;治法以滋阴清热,宁心安神;方用天王补心丹加减;常用药物有生地、玄参、天冬、麦冬、人参、丹参、当归、茯苓、远志、柏子仁、酸枣仁、五味子、桔梗等。心阳亏虚型的主要症状有心悸气短,动则尤甚,面色苍白,乏力,自汗,四肢不温,大便溏薄,舌质淡胖,苔薄,脉沉细,是由于化疗引起心肌受损,出现心功能不全的表现;治法为温振心阳,敛汗固脱;方用桂甘龙牡汤加味;常用药物有炙甘草、桂枝、白芍、熟附片、人参、煅牡蛎、煅龙骨、黄芪、大枣等。肺癌化疗后出现心脏损害不多,但是临床危害大,郭老师提醒要高度注意,及时纠正。

4. 肺癌生物治疗的中医药配合治疗

近年来生物治疗越来越多地参占到肺癌的临床治疗中,很多生物制品相继投到临床应用,如干扰素、白介素、肿瘤坏死因子、免疫活性细胞 IL－2/LAK 等,取得了较好的临床疗效。其主要的作用机理是增加机体本身免疫活性细胞,提高机体免疫力,提高人体对肿瘤细胞杀伤能力。其与中医中药治疗有类似之处:中医之"正气"类似于"免疫功能",正气在发病上具有主导作用,"正气存内,邪不可干""邪之所凑,其气必虚"。中医在疾病预防、早期治疗、临床康复方面积累了丰富的经验,许多研究表明中医中药有激活巨噬细胞、T 淋巴细胞、B 淋巴细胞;激活单核吞噬细胞系统和补体;诱生多种细胞因子,如促进干扰素的生成,促进白细胞介素的生成,诱生肿瘤坏死因子等。基于中医的特色及现代研究成果,结合目前临床治疗现状,中医中药治疗越来越多地应用于肿瘤治疗中,特别是在肺癌晚期治疗中。郭老师把用于肺癌治疗的中药分为如下几类:

扶正固本药:如人参、党参、五味子、灵芝、沙参、玉竹参、麦冬、何首乌、地黄等具有扶正固本、益气补肾的作用,它们都有增强机体免疫能力的功效。研究表明其含有的多糖类成分,如香菇多糖、猪苓多糖、黄芪多糖、人参多糖等对机体免疫反应都有较强的作用。目前有香菇多糖制剂、云芝多糖制剂等应用于临床。

清热解毒药:如白花蛇舌草、黄芩、苦参、龙胆草、蒲公英、山豆根、半枝莲、无花果、鱼腥草等,这类药的主要作用是增强免疫功能,提高机体单核巨噬细胞及外周血中白细胞的吞噬功能,提高血中淋巴细胞的转化率,促进抗体形成,提高抗癌药物的效果,对抗放疗、化疗的副作用。

活血化瘀药:如莪术、丹参、赤芍、红花、三七等药可以降低血小板凝聚性,降低血液黏度,减少肿瘤扩散转移灶形成,同时改善血液微循环,使放、化疗发挥更大作用。

国内外多篇文献报道了人参养荣汤、六味地黄丸和十全大补汤等在提高血象、调节免疫功能等方面的作用。补气益血类中药与生物制剂胸腺肽、干扰素、转移因子相比,作用速度及强度都稍差,但其作用持久、价格便宜、不出现发热等副作用,应该是比较好的治疗肿瘤的药物。

(五)肺癌转移的中医药治疗

晚期肺癌治疗效果不佳的一个重要原因就是发生转移,常见的转移方式有直接蔓延、淋巴道转移、血路转移、种植转移,常见的转移部位有胸膜、肺、骨、脑、肾上腺、肝脏、淋巴结。肺癌的复发转移,内虚(正气亏虚)是根本原因,瘀毒内阻是发病的重要条件,在肺内复发转移辨证处方用药与前面肺癌辨证治疗原则一致,但出现骨、脑、肾上腺、肝脏、淋巴结等器官转移时、临床辨证用药还是有所不同。

1. 肺癌骨转移

肺癌发生骨转移临床主要表现为疼痛,治疗以放射、手术、抗骨溶解药物、放射性核素、化学药物、止痛药物和高钙血症的治疗为主。中医理论认为"通则不痛,不通则痛""肾主骨,骨生髓",郭老师临床治疗肺癌骨转移,主要用活血通络和补肾两法,活血化瘀的药物常用蜈蚣、全蝎、地龙、王不留行、自然铜、乳香、没药等,通络止痛药物常用透骨草、徐长卿、防己、川乌、草乌、延胡索等,补肾药物常用生地、熟地、山萸肉、龟甲、菟丝子、仙灵脾、仙茅、补骨脂、骨碎补等。上述药物的选择需在辨证的基础上合理使用,需注意的是某些药物(主要为止痛药物)味苦涩难服,且易伤脾胃,在使用时需注意保护胃气。郭老师常用的"霸药"多为此类药,使用时需霸而不蛮,中病即止,否则易伤胃气、正气。另外外敷也是治疗肺癌骨转移止痛的有效方法,临床应用表明中药药膏止痛对于轻中度疼痛患者有效,用于重度癌病患者止痛效果不理想,使用久了也会出现皮肤发痒、破溃等副作用,临床应合理选用。肺癌骨转移发生疼痛是晚期癌症常见的一个症状,给患者带来的痛苦很大,临床治疗还应以病人为本,合理选择中西医结合方法,提高生存质量,延长生存期。

2. 肺癌颅内转移

肺癌颅内转移的常见症状为头痛、精神障碍、呕吐、癫痫样发作,有些出现神志、言语、视觉方面的异常表现,如果发生了颅内压增高会表现为头痛、呕吐、视觉障碍三联征。肺癌颅内转移诊断要依靠 CT、MRI 等确定,治疗可选择手术、立体定向放射治疗、化疗等。中医药治疗在肺癌颅内转移中占重要地位,临床实践中强调辨证与辨病、扶正与祛邪相结合。郭老师临床常把肺癌脑转移分四型(肾阴亏虚、肺肾阳虚、阴阳两虚、痰瘀蕴结)辨证处方用药;辨病治疗常用西黄丸、鸦胆子注射液、榄香烯注射液;扶正以补益肺气、滋补肾阴、温补肾阳为主,其理论依据为"肾主骨、生髓""脑为髓之海""补肾即补脑";祛邪以活血祛痰、化瘀通络为主。中医药治疗肺癌颅内转移,在化疗期间或化疗刚结束,或刚手术后,重在扶正调理,祛邪药物少用或不用,待患者正气恢复后加强祛邪作用。郭老师临床辨证及处方特点如下:肾阴亏虚主要表现为腰酸头晕、口干舌燥、盗汗烦热、头痛、脉细数,苔少,舌质淡红或红,治以滋阴生津、软坚化痰、祛瘀通络,常用药物有生地、熟地、山萸肉、穿山甲、鳖甲、夏枯草、天葵子、生南星、僵蚕、蜈蚣、知母、女贞子、杜仲。肺肾两虚主要表现为畏寒怕冷、腰腿酸软、夜尿多、神疲乏力、气短、头痛、肢体偏瘫、脉细弱、苔薄白、舌质淡或边有齿印,治以益气温阳、化瘀通络、软坚消肿,常用生黄芪、当归、地龙、川芎、薏苡仁、蜈蚣、僵蚕、山慈姑、天葵子、生南星、仙灵脾、仙茅、牛膝、益智仁等。阴阳两虚主要表现为口干、盗汗耳鸣、烦热、时畏寒怕冷、腰腿酸软、头痛头晕、脉细、舌质淡红苔少,治以滋阴温阳、消肿散结、软坚化痰,常用生地、山萸肉、知母等。痰瘀蕴结证表现为头痛剧烈,或伴有恶心呕吐、大便干结、食欲不佳、精神萎靡、脉涩、苔薄白、舌质淡黯或有瘀斑,治以祛瘀通络、化痰消肿,药用蛇六谷、天葵子、生南星等软坚散结、解毒消肿的中药,用量较大时效果较好。

3. 肺癌肝转移

中医治疗肺癌肝转移的重点是改善患者的症状,如发热、疼痛、纳差、腹胀等,且副反应较小,可提高生存质量,控制病情发展,延长生存期。临床辨证时注意转移初期以气滞、湿阻、血瘀、脾虚为主;中期主要是气滞、血瘀、湿热互结,病情进展迅速;晚期以气血亏虚、津液枯竭、脏气衰竭为主。临床根据病情的不同阶段,采用以攻为主、攻补兼施或以补为主的治疗方法。郭老师习惯将肺癌肝转移分四型:脾虚湿困型:为肝气横逆犯脾胃,脾胃失于健运,而致水湿内停,出现神疲乏力、纳差消瘦、腹胀腹泻、胁痛便溏、肢浮足肿,或有腹水,舌淡胖,苔白腻,脉弦滑,治宜益气、健脾、化湿,方选参苓白术散加减,其中神疲乏力明显者,加黄芪,小腹胀痛者加乌药、川楝子、延胡索,胸闷脘痞纳呆苔腻者加藿香、苍术。气滞血瘀型:为肝性喜条达、主疏泄,肝疏泄功能失常,可致肝气郁结;气为血帅,气行则血行,气滞则血凝,气滞日久必成血瘀,瘀血凝结而为积,症见两肋胀痛或刺痛、胸闷、纳呆、腹胀乏力和上腹能触及肿块,质硬不平,舌质黯,边有瘀斑,苔薄白或薄黄,脉弦细,治宜疏肝理气,活血化瘀,方选柴胡疏肝散合大黄䗪虫丸加减常用药物柴胡、香附、川楝子、延胡索、郁金、丹参、三棱、莪术、乳香、没药、穿山甲、王不留行、五灵脂、赤芍、半枝莲、白花蛇舌草、鳖甲等。肝胆湿热型:肝胆易感受外邪,如过食肥甘,蕴生湿热致使肝胆疏泄功能失常,发为黄疸,同时可伴有发热右胁疼痛、恶心纳差、口苦、口干、大便干燥、小便黄、舌质红或红绛,苔黄腻,脉弦或弦滑,治宜清利肝胆湿热,方选茵陈蒿汤加减,临床常用药物茵陈、栀子、大黄、金钱草、半边莲、黄芩、郁金、薏苡仁、赤芍、红藤、蒲公英等。肝肾阴虚型:肝体阴而用阳,肝阳、肝气的正常疏泄功能,属肝之用,肝阴、肝血为肝之体。"肝用常有余""肝体常不足"为肝病之特点,久病易致阴虚阳亢,症见烦热口干,低热盗汗,形体消瘦,腰酸脚软、舌红少苔或光剥有裂纹,脉细弦或细涩,治宜滋阴柔肝养血,方选滋水清肝饮加减,常用药物生地、山萸肉、茯苓、当归、山药、丹皮、泽泻、白芍、柴胡、地骨皮、栀子、龟甲、枸杞子、白花蛇舌草等。经云"见肝之病,知肝传脾,当先实脾",故在临床治疗中要注意固护脾胃,延缓疾病转变的过程,延长肺癌肝转移患者的生存期。

三、大霸微补,活血调气顾兼证

肺癌患者,特别是晚期肺癌患者,往往出现咯血、疼痛、胸腔积液等兼发症。针对晚期肺癌的兼发症,使用常规内科治疗方药临床效果不佳,为此郭老师提出了"大霸微补,活血调气"肿瘤治疗学术观点。"大"是指大剂量,甚至超剂量用药(有时数倍于药典剂量)以消灭抑制癌细胞;"霸"即"霸药",是指力量峻猛或有毒性的药物;"大霸"是大剂量应用"霸药";"微补"是指适当的扶正用药,以扶助人体正气;"活血调气"是活血祛瘀,调畅气机,目的是使气血畅通,恢复人体正常机能。关于"霸药"的使用,因其用量远超出常规剂量,使用时需霸而不蛮,辨证准确,切中病机,方能万无一失,兴利除弊。

1.肺癌并发胸腔积液

肺癌并发胸腔积液是临床治疗难题,其形成原因是淋巴系统回流受阻,淋巴液漏出;癌细胞浸润胸膜产生积液;晚期低蛋白血症漏出液增加。治疗多采用胸腔穿刺放液、腔内药物化疗等。中医认为肺癌胸腔积液属悬饮范畴。《素问·经脉别论篇》云:"饮入于胃,游溢精气,上输于脾,脾气散精,上归于肺,通调水道,下输膀胱,水精四布,五经并行。"人体水液之运行与肺、脾、肾三脏有关。水饮停聚胸胁,属阳衰阴盛、本虚标实证,饮证总属阳衰阴盛,本虚标实,水饮停积而致,在晚期肺癌多属虚实互见,治宜攻补兼施,或先补后攻,或先攻后补,若单纯扶正有助邪长,本着邪去正安的原则,采用急则治其标的方法,尽早解除癌症患者的痛苦。在辨证论治的基础上,郭老师常加用半边莲、泽漆、薏苡仁、龙葵等利水消肿,不但可消除恶性积水,而且具有抗癌作用。

肺癌并发胸腔积液临床辨证常分三型。

1. 阳虚湿困证

症见胸痛,咳嗽短促,甚则颜面微浮,下肢浮肿,精神困倦,怯寒懒动,小便少,舌淡苔白腻,脉缓。郭老师认为水为阴邪,其制在脾,所主在肾,肺癌晚期脾肾阳虚,阳不化水,水湿内阻,出现胸水,治疗上遵《金匮要略·痰饮咳嗽病》篇提出"病痰饮者,当以温药和之"的原则,治以温中健脾,化饮利水,以实脾饮(《济生方》)合五苓散(《伤寒论》)加减:白术、厚朴、茯苓、猪苓、泽泻、大腹皮健脾燥湿,淡渗利水,附子、干姜、桂枝温暖脾肾,助气化,散寒水,木瓜醒脾,助脾运化水湿,大枣补脾肺之气。诸药配伍,不但可消除恶性积水,而且能提高抗癌能力,增强机体免疫力。

2. 饮停胸胁

症见咳嗽引痛,心下坚,舌苔厚腻,脉沉弦,治以攻下逐水,方选甘遂半夏汤或己椒苈黄丸(《金匮要略》),前方攻守兼施,因势利导,甘遂、半夏逐水降逆,白芍、蜂蜜酸甘缓中,以防伤正,借甘遂、甘草相反相激驱逐水饮;后方苦辛宣泄,前分后消,大黄、葶苈泻下逐水,防己、椒目导饮利水。注意临床应用不能攻逐太过,损伤正气。

3.湿瘀互结证

症见胸胁刺痛,呼吸、转侧疼痛加重,唇青,胸腹络脉显露,舌黯,抽出液体多为血性。生理上津血同源,肺癌胸腔积液者多水湿与瘀同时出现,相互影响,故湿瘀互结是其不可忽视之病机。唐容川《血证论》云:"瘀血化水,亦发水肿,是血病而兼水也。""痰水之壅,由瘀血使然,但去瘀血,则痰水自消。"治以活血化瘀,行气利水,以调营汤(《证治准绳》)加减,方中当归、川芎、赤芍、莪术、大黄活血化瘀,瞿麦、大腹皮、葶苈子、茯苓、桑白皮行气利尿,辅以细辛、官桂、白芷等温阳化气,郭老师在临床应用中常加入泽兰、泽泻、泽漆、龙葵以加强活血利水。需特别提出的是郭老师在临床治疗肺癌胸腔积液时关于中药龙葵的使用,剂量比较大,每剂 50 ~ 60 g。

2.肺癌继发感染

肺癌继发感染在临床上很常见,也是导致肺癌病人死亡的重要原因之一。中医药治疗肺部感染有明显的效果。郭老师认为,中医药治疗肺癌并发感染时,需在辨证用药的基础上,适当加入部分现代药理研究证实具有较强抗菌、抑菌作用的中草药,会明显提高疗效。如黄芩对金黄色葡萄球菌和绿脓杆菌有抑制作用,板蓝根、大青叶可抑制金黄色葡萄球菌、甲型链球菌、肺炎双球菌;黄连能抑制大肠杆菌、变形杆菌、结核杆菌的生长。《内经》早就有"正气存内,邪不可干""邪之所凑,其气必虚"的论述,肺癌病人病久正气日衰,六淫及虚邪贼风乘虚而入,内伤外邪合而为病,继发感染,出现咳嗽、咯痰、喘息、胸闷、气促等症,因此保护正气、提高机体免疫能力也是防治感染发生的关键,在治疗肺癌并发感染时适当加入人参、黄芪等扶正、提高机体免疫功能的中草药是十分必要的。郭老师在临床上常把肺癌并发感染分为四型：

痰热蕴肺证：主要表现为咳嗽，痰色黄稠，难以咯出，甚或痰中带血，胸闷，口干口苦，咽痛，舌苔黄腻，脉滑数；甚或壮热不退，咳嗽气急，咯吐黄稠脓痰，气味腥臭，胸胁疼痛，舌质红苔黄腻，脉滑数。治以清热解毒，化痰止咳，方选清金化痰汤加减，常用药物：黄芩、栀子、桔梗、麦冬、桑皮、贝母、瓜蒌、茯苓、杏仁、麻黄、石膏、甘草。

肺阴亏虚证：主要表现为干咳无痰，或痰少不爽，口干舌燥，或咯痰带血，形体消瘦，甚则午后潮热，五心烦热，盗汗，舌红少津，脉细数。治以滋阴润肺，宁嗽止咳，方选二冬二母汤加减，常用药物天冬、麦冬、知母、贝母。临床上咳嗽重者加百部、紫菀、款冬花润肺止咳；咯血者加白芨、茜草、藕节、仙鹤草；潮热者加银柴胡、鳖甲；盗汗者加浮小麦、五味子、煅牡蛎、煅龙骨。

肺气不足证：主要表现为咳嗽，声低无力，痰多清稀，动则气短，神疲乏力，畏风怕冷，自汗，易于感冒，舌苔薄白，舌质淡，脉弱。治以补益肺气，化痰宁嗽，方选归芪四君子汤加减，常用药物人参、白术、茯苓、当归、黄芪，并随证加减。

脾肾阳虚证：主要表现为咳嗽反复发作，痰涎清稀，头晕目眩，心悸，畏寒，肢体酸重，或兼小便不利，舌苔白，脉沉滑。治以温阳散寒，化气行水，方选真武汤加减，常用药物附子、干姜、茯苓、白术、白芍。咳嗽重者加细辛、五味子，胸胁满闷者加白芥子、旋覆花，气短明显者加人参、黄芪补虚。

除辨证使用复方汤剂外，常使用近年来推出的中药清热解毒类注射液，如双黄连注射液、鱼腥草注射液、穿琥宁注射液、清开灵注射液等。

3.肺癌并发咯血

肺癌患者50%以上会发生咯血，许多患者是因为咯血就诊确诊为肺癌的。大多数病人表现为痰中带血,咯血量较少,中医药治疗效果较好。大咯血是肺癌急症,易发生窒息造成生命危险,需要中西医结合治疗。郭老师常教导我们,对于癌症的各种出血,不是单一方药就能奏效,对于各种大出血在中西药物保守治疗无效,有手术指征者当予以手术;对于持续性渗血或间歇性咯血、吐血、咳血、尿血、便血等一般以中草药加上西药止血效果往往很好,配合辨证论治可增强疗效。肺癌之咯血,根据中医理论其病机属热者为多。张仲景云:"动者多由火,火盛则迫血妄行。"所以咯血多为火热内迫所致,临床治疗按照急则治其标的原则,以凉血止血为主,郭老师在临床常用处方为:羚羊角粉、仙鹤草、白茅根、栀子、麦冬、赤芍、生地、丹皮、甘草。另外加服云南白药散或云南白药胶囊配合使用,止血效果较好。在治疗咯血同时,可选用具有抗癌活性的止血中草药,如仙鹤草、三七、小蓟、蚤休、龙葵、王不留行,体现标本兼治的治疗法则,也发挥中草药"一药多效"的优势与特色。

肺癌咯血还有一部分辨证属阴虚火旺者,除常选用一贯煎、左归丸、六味地黄丸外,郭老师习惯用"三才血立止方":天冬90 g,生地60 g,沙参30 g,古代以天冬、熟地、人参为三才,组成三才汤,此三才与古方不同,因肺癌阴虚内热出血,故易熟地为生地,弃人参选沙参以加强清热养阴之功效。注意临床使用比例为3:2:1,即90 g,60 g,30 g超常规剂量,但无须虑其滋腻之弊,有饮水自救之意,临床用于肺癌阴虚咯血,效果较好。

4.肺癌并发疼痛

肺癌发生疼痛的病因病机可概括为虚实两方面:属实证者多因各种病邪的侵袭与结聚,导致经络气血瘀阻不通,即"不通则痛";属虚证者则为阴阳气血不足,脏腑经络失去濡养或温煦,即"不荣则痛"。郭老师认为临床上肺癌疼痛病机多虚实兼杂。中医药治疗肺癌疼痛的经验表明,中药止痛作用缓慢而持久,无耐药性和成瘾性,与西药止痛剂(三阶梯止痛法选药)配合可减轻西药的副作用。中医药治疗肺癌疼痛,不是仅仅立足于局部的止痛,而是强调整体观念,注重病因病机,辨证施治,郭老师在临床上常用以下治法:

祛风散寒止痛:主要用于风寒侵袭所致疼痛,疼痛的特点为疼痛呈游走性,遇风寒而加重。常用方剂大追风丸,药用白花蛇舌草、蜈蚣、全蝎、僵蚕、地龙、桑寄生、威灵仙、川芎等。此类药物多为辛燥之品,阴血亏虚者慎用。

清热解毒止痛:主要用于火热蕴积,壅遏气机所致的疼痛,疼痛的特点是灼痛、胀痛、可伴有局部肿胀、大便秘结、发热口渴、出血。常用处方龙胆泻肝丸,药用半枝莲、白花蛇舌草、龙葵、山豆根、鱼腥草、连翘、苦参、黄芩、黄连、黄柏、大青叶、龙胆草、夏枯草等。此类药物多为苦寒之品,阳气亏虚者慎用。

化痰散结止痛:主要用于痰饮聚结,痹阻气化、壅遏血行而致疼痛,疼痛的特点是疼痛重,日轻夜重。常用方剂豁痰丸,药用半夏、南星、白芥子、葶苈子、橘红、贝母、瓜蒌、桔梗等。

理气止痛:主要用于气机郁结导致的疼痛,疼痛的特点为胀痛,痛处不固定,遇情志刺激而加重,常用处方金铃子散、枳实薤白桂枝汤,药用川楝子、延胡索、青皮、陈皮、木香、枳实、香附、姜黄、薤白、桂枝、厚朴、佛手等。此类药物多为辛燥之品,气虚、阴虚者慎用或与益气养阴药配合使用。

活血化瘀止痛:主要用于瘀血阻络导致的疼痛,疼痛的特点为痛如针刺,痛处不移,夜间痛甚,常用方剂通窍活血汤,药用桃仁、红花、丹参、赤芍、三七、当归、川芎、穿山甲、三棱、丹皮、乳香、没药、血竭等。此类药物多为活血破积之品,对伴有出血的患者慎用。

补气温阳止痛：主要用于阳气亏虚导致的疼痛，疼痛的特点为得温痛减，遇冷加重。常用药物党参、黄芪、补骨脂、杜仲、续断、人参、附子、干姜、仙灵脾等。

滋阴养血止痛：主要用于阴血亏虚导致的疼痛，疼痛的特点为绵绵而痛或灼痛，遇热痛甚。常用药物当归、鸡血藤、白芍、黄精、女贞子、鳖甲、生龙骨、生牡蛎等。

需要强调的是，上述病机在临床上往往合并发生，交互并见，虚实错杂，治疗上要兼顾才能取得好的效果。